高等职业院校课堂同步活页教材（供护理专业使用）

老年护理

主　审　梁　萍

主　编　李　瑾　赵　梦

中华医学电子音像出版社

CHINESE MEDICAL MULTIMEDIA PRESS

北　京

图书在版编目（CIP）数据

老年护理 / 李瑾，赵梦主编 . —北京：中华医学电子音像出版社，2023.7
ISBN 978-7-83005-395-6

Ⅰ．①老…　Ⅱ．①李…　②赵…　Ⅲ．①老年医学 - 护理学　Ⅳ．① R473

中国国家版本馆 CIP 数据核字（2023）第 084657 号

老年护理
LAONIAN HULI

主　　编：李　瑾　赵　梦
策划编辑：鲁　静
责任编辑：张　宇　刘　溪
校　　对：张　娟
责任印刷：李振坤
出版发行：中华医学电子音像出版社
通信地址：北京市西城区东河沿街 69 号中华医学会 610 室
邮　　编：100052
E - mail：cma-cmc@cma.org.cn
购书热线：010-51322635
经　　销：新华书店
印　　刷：廊坊市佳艺印务有限公司
开　　本：787 mm×1092 mm　1/16
印　　张：15.5
字　　数：308 千字
版　　次：2023 年 7 月第 1 版　　2023 年 7 月第 1 次印刷
定　　价：48.00 元

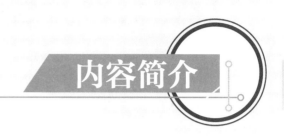

内容简介

　　本书由多位老年护理教育专家及老年护理临床专家共同编写完成，旨在帮助护生增强对老年护理学的认识，明确老年护理的原则和要点，提高对老年护理领域常见问题的分析能力及对有效护理方法的选择能力，从而对老年专业人才的培养提供支持。编写过程坚持"能力为重"的指导思想，以适应人口老龄化的社会需求为导向，以培养学生的老年护理实践能力为出发点，力求满足老年人的照护需求。本书在老龄化现状的基础上介绍了老年综合评估与照护计划、老年人日常生活护理、老年人心理慰藉、老年人用药管理与健康促进、老年人常见疾病的管理、老年人安全风险防控、老年人安宁疗护等内容，还重点介绍了常用的老年护理技术，有较好的指导性和实用性，适合护理专业的学生及从事临床工作的各科室护理人员阅读。

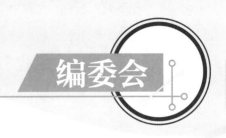

编委会

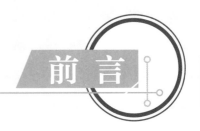

前　言

　　"健康老龄化"是国家应对日趋严重的人口老龄化问题的一项发展战略，培养高素质的老年护理专业人才是实现社会"健康老龄化"的重要人才保障。在这样的背景下，老年护理的教学在护理专业教学中的地位日益突出。老年护理学是以老年群体为研究对象和认知主体，帮助老年人解决和处理日常生活中遇到的和未来可能存在的健康问题的一门课程。该课程的目标设定以服务老年人为重点，以医疗护理为主要内容，以护理程序为理论基础，是护理学不可缺少的重要分支，同时也是护理专业的一门临床护理课程，属于核心课程。

　　本书由老年护理教育专家及老年护理临床专家共同编写完成，旨在通过产教深度融合，将老年临床护理的新理念和新技术融入学生的日常教学过程中。编写过程始终以专业人才培养为导向，以培养学生的职业技能为根本要求，以培养学生的人文关怀理念为素质培养目标，同时体现高等职业教育的特点，不仅按照护理程序组织了教材内容，而且从临床获取了大量真实案例，以期在丰富教学内容的同时做到理论与实践相结合，培养学生的实操能力，提高学生的综合素养。在编写内容方面突出老年护理的职业能力培养及"老年"特色，注重对学生情景模拟的训练，以案例分析的形式提高学生的学习积极性，将自主角色扮演融入教学过程，使学生能深入了解并掌握老年护理的服务理念和职业技巧。

　　希望通过医院与学校互动结合的学习模式，能培养真正适合临床的老年护理专业人才。在此，对参与本书编写的北京卫生职业学院老年护理教师团队及首都医科大学附属北京潞河医院护理部的各位老师表示诚挚的谢意，并对他们认真负责的工作态度及一丝不苟的职业精神致以崇高的敬意。同时，还要感谢其他兄弟院校及教学单位在老年护理课程融合教学大纲开发过程中提出的宝贵意见和建议。

　　医学理论与技术的发展日新月异，书中难免存在不足之处，望各位读者在阅读过程中提出宝贵的建议，毕竟不断完善才是保持教材长久生命力的关键。

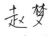

2023 年 3 月

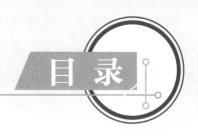

目　录

第一章 老年护理概述

第一节 老龄化现状及老年护理学

 任务 从老龄化现状及老年护理学的角度认识老年护理的发展

（一）任务导入

1. 任务描述 小赵，23岁，大学读的是老年护理专业，作为即将毕业的学生，同时也将步入社会，迈出实现自我人生价值的第一步。近期她了解到，北京市政府新出台的《北京市养老服务人才培养培训实施办法》提出，对毕业生进入养老服务机构可设置入职奖励。这一政策引起了小赵和班里很多同学的关注。小赵打算去找就业指导老师聊一聊为什么老年护理的发展如此受到国家的重视。

请结合所学知识，从我国老龄化现状及老年护理学的角度尝试帮小赵解释。

2. 任务目标

（1）知识目标：掌握老化、老龄化、老年护理学的概念，能够说出国内外人口老龄化的特征、现状及发展趋势，并能理解老年护理工作的目的及目标。

（2）技能目标：对我国老龄化现状和老龄产业有清晰的认知，能明确养老护理的发展理念。

（3）素质目标：提升自我职业技能水平，使自己成为一名出色的养老服务技能人才，满足老年人健康服务的需求，助力积极老龄化。

（二）任务分析

1. 老龄化现状

（1）老年人的年龄划分标准：1955年世界卫生组织（World Health Organization，WHO）规定，发达国家中≥65岁者为老年人，发展中国家中≥60岁者为老年人。另外，WHO还规定：44岁以下为青年人（the young people）；45～59岁为中年人（middle-aged）；60～74岁为年轻老人（the young old）；75～89岁为老老年人（the old old）；90岁以上为非常老的老年人（the very old）或长寿老年人。

我国关于年龄的划分界限自古说法不一。民间多用"三十而立、四十不惑、五十知天命、六十花甲、七十古稀、八十为耋、九十为耄"的说法。1996年，我国颁布的《中华人民共和国老年人权益保障法》第二条规定，老年人的年龄起点为60周岁。现阶段我国老年人按年龄的划分标准：45～59岁为老年前期，即中老年人；60～89岁为老年期，即老年人；90～99岁为长寿期；100岁以上为寿星，即长寿老人。

（2）人口老龄化的现状和特征：人口老龄化（aging of population），简称"人口老化"，是指社会人口年龄结构中老年人口占总人口比例不断上升的发展趋势。影响人口年龄结构变化的两个因素是出生率和死亡率。人口老龄化是人类生命科学的一种发展和进步，意味着出生率和死亡率的下降及平均寿命的延长。

老龄化社会的划分标准：发达国家65岁及以上人口达到或超过总人口的7%，发展中国家60岁及以上人口达到或超过总人口的10%时，该国家（或地区）即称为"老龄化国家（或地区）"，达到这个标准的社会即称为"老龄化社会"。

（3）老龄化的发展趋势

1）世界人口老龄化的特点和发展趋势：按WHO规定的标准，20世纪70～80年代，西方发达国家进入老龄化社会，2000年全球进入老龄化社会，预测到2025年，发展中国家将进入老龄化社会。目前从世界范围来看，人口老龄化表现出老龄化的速度加快、老年人口重心从发达国家向发展中国家转移、人口平均期望寿命不断延长、高龄（80岁以上）老年人数量增长速度快、女性老年人口比例增高等特点。

2）中国人口老龄化的特点和发展趋势：中国已于1999年进入老龄化社会，是较早进入老龄化社会的发展中国家之一。中国是世界上老年人口最多的国家。中国的人口老龄化不仅是国家自身的问题，而且关系到全球人口老龄化的进程，备受世界关注。

截至2018年底，中国60岁及以上人口达2.49亿，老年人口系数达17.9%。截至2020年底，60岁及以上人口已达2.6亿。预测到2025年底，60岁及以上人口将达3.4亿，老年人口系数将达25%；到2050年，60岁及以上人口将超过4.3亿，老年人口系数将达31%。中国人口老龄化呈现阶段性发展、老龄人口规模大、人口老龄化发展速度快、人口"未富先老"、慢性疾病发病率及失能人群比例高等特点。

（4）积极老龄化：1990年WHO在哥本哈根世界老龄大会上把"健康老龄化"作为应对人口老龄化的一项发展战略，旨在通过一系列积极措施来推迟人类的生物性老化和社会性老化。1999年WHO提出"积极老龄化"的口号。"积极老龄化"指老年人不仅能保持身体的活动能力，可以参加体力活动，而且可以不断参与社会、经济、文化、精神及公共事务，并尽可能获得最佳的健康水平、参与水平及保障水平的过程。

2. 老年护理学

（1）相关概念

1）老年学（gerontology）：老年学是一门研究老年及相关问题的学科，是包括自然科学和社会科学的新兴综合性交叉学科，是老年生物学、老年医学、老年社会学、老年心理学及老年护理学的总称。

2）老年医学（geriatrics）：老年医学是研究人类衰老的机制、人体老年性变化、老年人卫生保健及老年病防治的科学，是医学的一个分支学科，也是老年学的主要组成部分。它包括老年基础医学、老年临床医学、老年康复医学、老年流行病学、老年预防保健医学、老年社会医学等内容。

3）老年护理学（gerontological nursing）：老年护理学是研究、诊断和处理老年人对自身现存的和潜在的健康问题的反应的学科，是护理学的一个分支学科，与社会科学、自然科学相互渗透。

老年护理学是把专门关于老化和老年的护理知识及临床各科护理学知识综合运用于老年护理的专业领域，进而研究老年人群健康问题特殊性的学科。

老年护理学起源于现有的护理理论及社会学、生物学、心理学、健康管理学等学科理论。1987年美国护理学会提出用"老年护理学"（gerontological nursing）的概念代替"老年病护理"（geriatric nursing）的概念，因为老年护理学涉及的护理范畴更广泛，包括评估老年人的健康和功能状态、制订护理计划、提供有效护理和其他卫生保健服务及评价照顾效果等内容。老年护理学强调的是保持、恢复、促进健康，预防和控制由急、慢性疾病引起的残疾，发挥老年人的日常生活能力，实现老年机体的最佳功能，保持人生的尊严和舒适生活直至死亡。

（2）老年护理学的理念：老年护理学的理念是以老年人为主体，从老年人的身心、社会、文化的需求出发，以护理程序为框架，考虑其健康问题及护理措施，让老年人及其照顾者共同参与护理活动，解决老年人的实际需求。研究表明，绝大多数老年患者（非卧床者）表示不需要护士提供更多的生活护理。因此，老年护理应重视强化个体自我照顾能力，适时给予全补偿或部分补偿的护理服务。

（3）老年护理的现状及发展

1）国外老年护理的现状及发展：世界各国老年护理发展状况各有特点。1870年荷兰成立了第一支家居护理组织，之后家居护理在荷兰各地相继建立起来。德国的老年护理始于18世纪。英国于1859年开始地段访问护理，19世纪末创建教区护理和家庭护理。日本于1963年成立老人养护院。老年护理作为一门学科最早出现于美国，美国老年护理的发展对世界各国老年护理的发展起到积极的推动作用。下文以美国为例进行简要介绍。

1900年老年护理在美国成为一门独立的专业。至20世纪60年代，美国已经形成较为成熟的老年护理专业。1961年美国护理学会设立老年护理专科小组，1966年将其晋升为"老年病护理分会"，确立老年护理专科委员会，1970年正式发布老年病护理职业标准，1975年开始颁发老年护理专科证书，同年《老年护理杂志》诞生，"老年病护理分会"更名为"老年护理分会"，其服务范围也由老年患者扩大至老年人群。1976年美国护理学会提出发展老年护理学，关注对老年人现存的和潜在的健康问题的反应，从护理的角度和范畴实施健康服务，至此，老年护理显示出其完整的专业化特征。美国老年护理的模式有社区诊所、附属医院、健康维持教育机构的社区护理中心等，政府提倡集体照顾生活型（即老年公寓型）模式，政府为照顾老年人的生活、医疗及护理建立或改建了一些公共设施，如老人院、老年人收容所、老年人护理之家等各类老人机构。美国长期护理保险始于20世纪70年代，长期护理保险又称"看护护理保险"，是对被保险人因为身体上的某些功能丧失造成生活无法自理而需要入住护理机构或在家中接受他人护理时所支付的费用给予补偿的一种健康保险。根据实施主体的不同，老年护理保险制度可分为社会保险制和商业保险制两大类，前者由政府强制实施，后者由商业保险公司自愿开办。美国的商业性老年护理保险由投保人通过购买护理保险合同的方式自愿参加。

2）国内老年护理的现状及发展：我国老年护理于20世纪70年代末开始缓慢发展。20世纪80年代，我国政府开始对老龄事业有了一定的关注，随之老年护理也受到一定程度的重视。20世纪90年代，随着我国人口老龄化的发展，老年护理教育得到迅速的发展，"老年护理学"陆续被全国多所护理高等院校列为必修课，各种杂志上关于老年护理的论著陆续发布，有关老年护理的研究亦开始起步。2000年，部分院校开始与国外院校联合开展老年护理专科护士的培训工作。目前，在全国各高等医药院校的硕士、学士及专科护理教育中均设立了老年护理的研究方向。

我国老年护理体系的雏形是老年病护理，如综合医院设立的老年门诊与老年病房、很多大城市开设的老年病专科医院等。《中国护理事业发展规划纲要（2011—2015年）》明确提出："到2015年，通过开展试点，探索建立针对老年、慢性病、临终关怀患者的长期医疗护理服务模式，大力发展老年护理、临终关怀等服务，扩大护理服务领域，加快护理产业发展，提高医疗护理服务的连续性、协调性、整体性，面向社会提供高质量的护理服务。"《全国护理事业发展规划

（2016—2020年）》提出："十三五"期间要继续开展老年护理服务发展工程；到2020年，争取支持每个地市设立一所护理院，鼓励社会力量举办老年护理服务机构，有条件的地区设立安宁疗护中心；初步形成一支由护士和护理员组成的老年护理服务队伍；进一步促进医养结合、安宁疗护及护理服务业的发展，不断满足老年人健康服务的需求。

（三）任务小结

姓名：　　　　班级：　　　　学号：		
学习索引		学生自测
知识点	老龄化现状	老龄化发展趋势：
		老年人的概念：
		老龄化社会的理念：
		积极老龄化的内容：
	老年护理学	我国老年护理的现状及发展：
技能点	实施前准备	1.
		2.
		3.
		4.
	实施步骤	1.
		2.
		3.
		4.
		5.
		6.

（高林林　赵宸册）

第二节　老龄产业认知

任务一　岗位定位和岗位认知

（一）任务导入

1. 任务描述　小刘，23岁，大学毕业后一直从事老年照护一线服务工作，具备中级老年照护职业技能等级证书。考虑到老年照护职业岗位及职责范围的重要性，小张要给今年新入职的员工做一场关于老年照护服务岗位角色与定位的交流分享会。请结合实际，根据老年照护人员岗位定位、岗位职责及职业手册等内容，帮小刘制订一份老年照护服务岗位认知报告书。

2. 任务目标

（1）知识目标：掌握老年照护服务职业发展的定义，熟悉与中级老年照护服务技能等级相对应的岗位能力，了解中级老年照护服务技能等级应具备的职业道德。

（2）技能目标：了解中级老年照护人员技能等级应具备的工作能力，明确与中级老年照护职业技能相对应的工作领域。

（3）素质目标：能进一步提升对职业定位和专业认知的准确度。

（二）任务分析

1. 岗位定位

（1）定义：中级老年照护服务是指经过中级岗位技能培训并获得相关职业能力等级证书的专业照护人员，为在全日制养老机构、社区服务机构及居家生活的失能、半失能老年人提供生活照护、技术护理、康复护理及心理护理等服务的过程。

（2）工作领域：中级老年照护人员是能够在老年照护服务全流程中提供服务与管理，提供保持老年人人生的连续性和个体特征性的健康照护，在维护老年人生命尊严、提升老年人生命质量方面具有较丰富的理论知识与实践经验的技术人员。与中级老年照护服务技能等级相对应的具体工作领域如下。

1）为老年人提供清洁卫生、睡眠、饮食等生活照护及管理。

2）协助医务人员为老年人进行给药、观察、消毒、护理记录、急救处理及常见病的技术护理照护。

3）配合医务人员为特殊老年人进行肢体被动运动、作业治疗，开展小型闲暇活动的康复护理照护。

4）对老年人的情绪变化进行观察，能与老年人进行心理沟通并对老年人开展心理疏导。

5）依据行业标准组织开展对老年人能力的评估。

6）依据标准对老年人进行护理服务等级划分并确定服务流程。

7）协助医师解决临终老年人的心理与社会需求。

（3）职业守则

1）尊老敬老，以人为本：根据老年人生理、心理、社会等方面的需求，在岗位上体现尊老、爱老、助老的理念，为老年人提供优质的照护服务。

2）服务第一，爱岗敬业：热爱老年照护服务工作，忠于职守，履行岗位职责，认真学习专业技能，在工作中精益求精，不断提高专业服务能力。

3）遵章守法，自律奉献：文明礼貌，遵纪守法，严于律己，廉洁奉公，自觉为老年健康事业贡献力量。

2. 岗位认知 老年护理学的研究重点是从老年人的生理、心理、社会、文化角度及发展的眼光出发，研究自然、社会、文化教育及生理和心理因素对老年人健康的影响，探讨用护理手段或措施解决老年人的健康问题。老年护理工作可以在老年院、医院、家庭、门诊及社区等机构中开展。

（1）老年护理学的研究内容：衰老机制和抗衰老研究，自然、社会、文化教育及生理和心理因素对老年人健康影响的研究，老年人的康复护理研究，老年人的医疗护理、社区护理、家庭护理和临终关怀研究，老年人健康教育的研究。

（2）老年护理的目标：增强老年人自我照顾能力，延缓老年人身体功能的恶化与衰退，提高老年人的生活质量，做好老年人的临终关怀。

（三）任务小结

姓名：	班级：	学号：	
学习索引		学生自测	
知识点	岗位定位	中级老年照护服务的岗位定位：	
		中级老年照护服务的工作领域：	
		中级老年照护服务的职业守则：	
	岗位认知	对老年护理的专业认知：	
		老年护理学的研究内容及老年护理的目标：	

续表

学习索引		学生自测
	姓名： 班级： 学号：	
技能点	实施前准备	1.
		2.
		3.
		4.
	实施步骤	1.
		2.
		3.
		4.
		5.
		6.

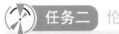 **任务二** 伦理与法律知识

（一）任务导入

1. 任务描述 某养老机构成立于2006年，是一家专门从事养老、残疾人养护、康复护理及照护人才培训的集团公司，提供服务床位10 000余张，其中养护服务床位6000余张，医疗康复住院床位4000余张，主要为"三无"老年人、空巢老年人、失能失智老年人、残障和慢病老年人及临终老年人提供生活照护、基本医疗、老化预防、老年康复、康复护理、心理慰藉、长期照护及临终关怀等全方位的服务。该机构传承中华"孝、善、仁、和"文化，受到民政部门的多次表彰。但是最近有些员工安于现状，缺乏学习意识和学习动机，照护人员的专业水平和管理人员的管理能力都无法得到明显的提升，人员素质已成为妨碍机构发展的最大隐患。

请思考如何对该机构照护人员进行职业道德管理？

2. 任务目标

（1）知识目标：能够简述老年照护人员的职业道德要求。

（2）技能目标：能够对老年护理工作中的法律问题有清晰的认知。

（3）素质目标：了解与老年工作相关的卫生法律、法规，正确履行岗位职责，保护护患双方的权利。

（二）任务分析

1. 职业道德 老年照护人员的职业道德是在一般社会道德基础上，根据老

年照护专业的性质、任务和岗位特征，以及老年照护所承担的社会义务和责任，对照护人员提出的职业道德标准和行为规范，是用于指导自身言行，调整与老年人及其家属、组织、社会之间的关系，判断自己和他人在照护、护理、预防保健、管理、科研等实践过程中行为是非、善恶、荣辱和褒贬的标准。

（1）道德：道德是人类社会生活中特有的一种普遍的社会现象，由一定的社会经济基础所决定，是人们判断是非、善恶、好坏、荣辱、公私的标准，具有一定的时代性。道德具有以下功能。

1）调节功能：道德通过判断、评价等方式指导和纠正人们的行为，协调人与人之间、人与社会之间的关系，这是道德最主要的社会功能。

2）认识功能：道德通过道德批判、道德标准、道德理想等特殊形式，体现个人与他人、集体与社会的利益关系，使人们能够在与现实世界的价值关系中掌握道德选择的知识，从而明确自身行为。

3）教育功能：是道德在社会教化方面所起到的作用，通过评价等方式，形成社会舆论和社会风尚，树立道德榜样，塑造理想人格，达到感化和培养人们道德观念、境界、行为及道德品质的目的。

4）评价功能：是在道德活动中依据一定社会或一定阶级的道德标准对个人或集体的道德行为和品质进行是非、善恶、荣辱、正当或不正当等道德价值的判断和评论。道德在现实生活中的调节、教育等功能主要依靠道德评价来实现。

（2）职业道德的特征：职业道德是指在职业范围内形成的稳定的道德观念、行为规范和习俗的总和，是从事一定职业的人们在其岗位上应遵循的特定行为规范，也是该行业对社会所负的道德责任和义务，通常以观念、习惯、信念等形式来表现，承载了该行业的文化和凝聚力。职业道德具有以下特征。

1）行业性：职业道德内容与职业实践活动紧密联系，反映该特定职业活动对从业人员行为的道德要求。因此，职业道德的行业性很强，不具有社会普遍的适用性。

2）继承性：职业道德与职业活动密切相关，即使在不同的社会经济发展阶段，服务对象、服务手段、职业利益、职业责任和义务也是相对稳定的。职业道德要求的核心内容会被继承和发扬，如"尊老、爱老、孝老""热爱老年照护服务工作、忠于职守、履行岗位职责"等老年照护职业道德规范一直传承至今。

3）实践性：职业活动是具体的实践活动，根据职业实践经验概括出来的职业道德规范具有较强的针对性和实践性。职业道德规范一般以行业公约、工作守则、行为须知、操作规范等具体的规章制度形式来教育、约束本行业的从业人员。

（3）高级老年照护人员的职业道德：老年照护工作以老年人为对象，从业者尤其需要具有高尚的职业道德。照护人员要理性地认识照护行业的特点和发展前景，热爱所从事的工作，并愿意为养老事业做出自己的贡献。根据职业定位和岗位责任，高级照护人员的职业道德在老年照护职业道德的基础上还应该承担以下社会义务和责任。

1）遵守职业道德、职业伦理和法律法规，为人表率。

2）努力学习业务知识，精通业务，不断掌握本行业、本专业的新技术，学习新理论，注意新动态，争取有所创新。

3）树立全局观念和整体意识，团结协作，互相配合，互相支持。

4）谦虚谨慎，尊重他人，团结协作，既要做好科学研究，又要甘当铺路人，培育新人。

5）参与科学研究时实事求是，在照护过程中严格执行照护程序、技术规范、操作规程及质量安全标准。

（4）老年照护职业的道德价值：道德价值是指一定的道德观念、道德行为对社会和人所具有的道德意义。老年照护职业的道德价值是道德价值在照护职业中的具体化，是从业人员在一定道德原则和规范指导下所形成的道德意识和行为，是满足老年人及其家属，还有学科发展需要的一种社会属性。

1）有助于提高照护服务质量：老年照护职业的工作质量取决于照护人员的技术水平及其服务态度，而服务态度又与自身职业道德息息相关。具备良好职业道德的从业人员，能够将所掌握的知识科学有效地运用到实践中；能够在面对老年人病程长、病情重的情况下不断勉励自己用最好的状态去照护老年人；能够更好地理解老年人的心理与生理需要，设身处地地为他们着想；能够用亲切的言行给老年人温暖、安慰，倾听其诉求，取得其信任，减少其顾虑，增加老年人对生活的信心。

2）有助于提高照护服务满意度：在照护服务过程中，照护人员与老年人之间的关系是最基本、最重要、最活跃的人际关系。树立高尚的职业道德，坚持"以人为本"的人文精神，给予老年人关怀、鼓励和帮助，使其获得安全感，主动配合照护工作，同时在工作中充分尊重老年人，注意语言的礼貌性，评估老年人及其家属的心理状态并给予适宜的护理措施，可提高照护服务的满意度。

3）有助于促进社会道德进步：老年照护职业道德是整个社会道德的重要组成部分，既是一种社会意识，又是照护人员的必备规范。作为一种社会意识，它来源于社会生活中的照护实践，又反过来对社会生活和照护实践起推动作用，是推动照护实践发展和社会生活进步的内在动力。从某种意义上讲，老年照护职业道德也是社会道德的一个窗口，它直接反映当今社会道德的总体风尚。因此，全体照护人员培养和提高职业道德水平，有利于促进整个社会道德水平的提高。

（5）老年照护人员职业道德的管理：良好的老年照护职业道德需要通过教育及相关的规章制度进行规范，在实践中不断巩固，以增加照护人员的职业认同感。

1）通过在职培训树立照护职业道德观念：树立正确的照护职业道德观念首

先要对照护服务有正确的认识。照护人员可以通过入职教育，树立正确的人生观、价值观，激发职业情感、职业信念、职业理想，从而形成正确的职业导向（如交往礼仪、语言行为规范、着装规范等），通过行为将职业道德具体化；照护人员可以通过定期参加相关道德教育，加深对照护服务重要性的认识，提高照护工作责任心。照护人员需要加强自身心理素质，在面对各种情况时能保持冷静，积极应对，不因个人的情绪影响工作。

2）在日常工作中注意强化照护职业道德：职业道德修养是规范照护服务行为的准则，是保证工作顺利实施的前提。在照护老年人的过程中，照护人员应有意识地对自己的言行举止进行控制和管束，不断把握、审视、检查、评价自我，积极改正不良行为。资历较深的工作人员应当以身作则，言传身教，尊重、理解、关爱被带教的人员，以自己的实际行动教育新同事。营造良好的职业环境氛围，在宣传栏张贴服务标语和服务承诺，评选"服务标兵""微笑照护人员""星级照护人员"等，此类举措对培养照护人员的个性、特长及良好的道德情操和意志品质可以起到积极的推动作用。搞好典型示范教育活动，请优秀照护人员介绍工作体会，可以引导照护人员思索人生价值，激发工作热情。

3）制定规章制度、规范照护职业道德：养老服务的相关组织单位应制定相应的规章制度以规范、约束照护人员的职业道德相关言行，如老年照护人员道德标准、服务文明用语等，向全体员工公布，并接受职工、老年人及其家属的监督。设立投诉箱、举报电话，每月不定期地向老年人及其家属询问职业道德规范的执行情况，定期进行照护服务满意度调查，对存在的问题或不良现象进行及时的反馈和整改，并纳入服务质量考核奖惩中，使每一位照护人员都受到照护职业道德规范的约束和管理。

2. 老年护理工作中患者权利的保护 保护患者权利是护理人员的本职，如何保护患者权利也是护理工作者关注的问题。护士在保护患者权利时要以主动保护为主、被动保护为辅。主动保护是要求护士日常工作中要严格遵守各种法规，以高度责任心认真完成各项工作，防止发生意外；被动保护是要求护士在发生侵犯患者权利的事件时，采取措施减少患者损失，寻求补偿行为。

（1）完善各种立法，为护理行为提供依据：目前我国医疗方面的法律尚不完善、具体，患者的某些权利还停留在理论层面，缺乏现实法律的支撑，使护理工作有时无章可循。例如，我国法律对患者的隐私权没有明确的规范，护士可能不知道哪些行为会侵犯患者的隐私权。另外，我国护理方面的立法比较滞后，与护士有关的法律仅有《护士条例》《医院工作人员职责》，而随着护理事业的发展，护理工作中出现的许多新情况、新问题，都需要依靠立法来解决。

（2）护理人员要加强法律知识的学习，增强法制观念：护理工作是临床医疗工作的重要组成部分，医疗工作不仅关系着患者的生命、健康，还关系着患者的财产，生命、健康、财产都是公民的基本权利，为维护公民的合法权利，国家已制定了各种法律、法规等。作为一名合格的医务工作者，护理人员不仅要精通业务，还应学习与医疗护理工作相关的法律知识，增强法律观念，依法执业。

（3）护理人员要提高道德修养：道德是人们关于善与恶、正义与非正义、公正与偏私、光荣与耻辱等观念，以及同这些观念相适应的由社会舆论、传统习惯和内心信念来保证实施的行为规范的总和。与法律不同，道德强调的是人们自觉遵守社会规范。护理伦理道德是护士在长期的临床工作中自觉地把伦理学知识应用于护理工作中并加以遵循的行为准则。具有良好道德修养的护理人员在工作中具有高度责任心，能主动、自觉、认真地履行工作职责，遵守法律、法规，以追求患者利益最大化为目标。随着社会发展，人类疾病谱发生了根本变化，人们对医疗服务质量有了更高的要求，护理工作者所担负的责任和使命更加艰巨，社会对护士的道德修养提出新的要求，因此，广大护理工作者应该提高职业道德修养，树立良好形象，认真履行"促进健康、预防疾病、恢复健康、减少痛苦"的行为准则。

（4）护理人员要认真执行各项规章制度和操作规程：医疗护理规章制度和操作规程是在总结以往科学和技术成果的基础上，对医疗护理操作过程做出的规范，是护理人员日常护理工作参照的技术标准，具有具体性、可操作性强、程序化等特点，如三查七对制度、无菌技术操作方法、静脉注射法等。为保证护理工作的顺利进行，提高护理工作质量，每一位护士都应当严格遵守这些规章制度和操作规程。

（5）护理人员要认真学习，具有丰富的理论知识和扎实的操作能力：没有丰富的理论知识，护士将通过盲目地执行医嘱来完成临床工作，没有较强的操作技能，患者将遭受更大的痛苦，因此，一名合格的护士不仅要有良好的职业修养，还要有丰富的理论知识和扎实的操作能力。在临床工作中护士要不断学习，更新知识，对每项治疗和护理措施不仅要知其然，还要知其所以然，要加强技术练兵，熟练掌握操作技能，顺利完成护理工作。

（6）加强护理管理：护理管理是护理工作顺利进行的保障。管理者要注意规范化管理，合理配置工作人员，制定各种规章制度，防范护理风险，加强护理安全。

（7）护理人员要具有实事求是的态度：临床工作是千变万化的，即使对患者进行及时的治疗和护理，也难免出现意外情况，加之护理人员短缺、护理工作量大等原因，护士在工作中可能会出现护理差错、事故等，遇到这种情况，护士应采取实事求是的态度，积极采取补救措施，减少对患者所造成的损害。

（8）护理人员要善于调查分析，研究患者需要：随着社会发展，患者对自身权利的保护有了新的认识和要求，护理工作者应当调查并研究患者的需要，了解其对权利保护的需求，用研究结果来指导护理工作。

（三）任务小结

姓名：	班级：	学号：	
学习索引		学生自测	
知识点	老年照护人员的职业道德	老年照护人员职业道德的内容：	
		老年照护职业的道德价值和意义：	
	对老年患者权利的保护	对患者权利的保护内容：	
技能点	实施步骤	1.	
		2.	
		3.	
		4.	
		5.	
		6.	
		7.	
		8.	
		9.	
		10.	
		11.	
		12.	

（高林林）

第三节　老年护理人员的素质与能力

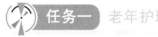 **任务一** 老年护理人员的素质

（一）任务导入

1. 任务描述　小张在某养老机构从事一线照护工作1年后，考取了中级老年照护职业技能证书。目前，由于机构业务扩张，需要在单位员工内选拔一名具备一定管理经验的照护组长。小张主动参加竞聘，遗憾的是竞聘失败，原因是小张在照护老人的过程中，为了提高工作效率，经常在很多事情上替老人做主，比

如，按照自己的意愿替老年人安排休闲娱乐活动，帮老年人联系家属等。

请根据小张竞聘失败的原因，分析做一名优秀的老年护理工作人员应具备哪些职业素质和职业能力？

2. 任务目标

（1）知识目标：掌握中级老年照护服务职业素质、职业能力、职业操守的定义，熟悉老年照护服务职业素质、职业能力、职业操守的内容及要求。

（2）技能目标：掌握中级老年照护服务技能等级应具备的职业能力，能进一步提升职业定位和职业认知。

（3）素质目标：发扬敬老爱老的职业精神，做到细心、耐心和有责任心。尊重职业，学习专业技能，自愿奉献于老年照护事业。

（二）任务分析

1. 职业素质 责任心、爱心、细心、耐心及良好的沟通能力是老年护理人员的基本职业素质。老年人及老年患者对护理人员的依赖性较强，病程长、病情重且复杂，加之老年人的心理和生理复杂多变，这就增加了老年护理的难度。因此，护理人员要以"老人为本"，尊重老年人的人格和尊严，要有足够的责任心、爱心、细心和耐心对待老年人，能促进专业人员、老年人及其照顾者之间的沟通与配合，能在各种不同情况下给予老年人照顾和护理服务。

2. 业务素质 多数老年人身患多种疾病，有多器官功能受损，因此，护理人员应全面掌握专业知识及相关学科的知识，并将其融会贯通，熟练地应用到实践中，同时还要精通专科领域的知识和技能，只有这样，才能做到全面考虑所面临的问题，有重点地解决问题，帮助老年人实现健康方面的需求。

3. 能力素质 老年人的机体代偿功能相对较差，健康状况复杂多变，因此，护理人员只有具备准确和敏锐的观察力、正确的判断力及良好的沟通能力，才能及时发现老年人的健康问题及各种细微的变化，对老年人的健康状况做出及时、准确的判断，以便早期采取相应的护理措施，保证护理质量。

（三）任务实施

评估与沟通	与服务的老年人、老年人家属、单位领导和同事等进行深度访谈，根据访谈结果，对照中级老年照护职业技能岗位素质和能力的要求，制作评价表，进行自评和他评。照护人员的岗位职责如下。 1. 在护理班组长的指导下，认真做好老年人的生活护理工作。 2. 遵守劳动纪律，按时上下班，坚守岗位，不迟到、不早退、不旷工。 3. 严格按照工作流程和操作规范，增强专业水平和责任意识，严防差错事故。 4. 认真执行交接班制度。 5. 配合其他部门做好老年人的疾病预防、治疗及康复工作。 6. 做好老年人家属及其他外来人员的接待工作，礼貌和气，态度热情。 7. 服从班组长的工作调配，以大局为重。

续表

准备	1. 学习资料的收集：购买相关图书或网上搜集学习资料，自主学习老年人照护相关知识，如老年心理学知识、《中华人民共和国老年人权益保障法》，以及国内外老年照护的最新技术、最新理念和模式等。 2. 榜样人物的查找：查找本单位或其他单位老年照护岗位的优秀榜样人物，将其作为学习的典范。 3. 制订职业素质和能力养成方案。
实施	执行职业素质和能力养成方案，具体措施如下。 1. 制订理论知识学习计划：养成学习习惯，定期上网查找相关文献或相关报道；不断更新理论知识；对收集的相关知识认真阅读、消化理解；养成做阅读笔记的习惯，将学习的最新知识做好笔记，便于反复查阅。 2. 实施计划：与榜样人物交流，分享榜样人物的工作心得和体会；跟班榜样人物，从专业技能和人文素养方面进行学习。 3. 寻找现实学习榜样：在本单位寻找一位德技双馨的优秀老年照护人员作为学习榜样，定期进行观察和学习；积极争取到其他单位的学习和交流机会，开阔眼界，学习他人的好做法、好理念。 4. 定期收集服务反馈、进行自我总结：定期对服务对象及其家属、同事和主管领导进行访谈；收集工作素质和能力方面的反馈信息，进行自我反思和总结整理。
整理	整理理论学习内容和实践学习心得。
记录	撰写工作日志，定期总结，积累经验，反思不足。

（四）任务评价

班级：		姓名：	学号：	成绩：
评分项		分值	自我评价	教师评价	机构评价
老年护理人员素质评估	自我评估	10			
	职业素质评估	15			
	能力素质评估	20			
	业务素质评估	20			
	对职业素质的认知	20			
	评估与反馈	15			
总分		100			

（五）任务小结

	姓名：	班级：	学号：
	学习索引		学生自测
知识点	中级老年照护服务的定义		定义：
	中级老年照护职业技能等级对应的工作领域		工作领域：
	中级老年照护职业技能等级对应的职业守则		职业守则：

续表

姓名：	班级：	学号：		
学习索引		学生自测		
		1.		
		2.		
		3.		
		4.		
		5.		
技能点	实施步骤	6.		
		7.		
		8.		
		9.		
		10.		
		11.		
		12.		

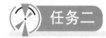 **任务二** 老年护理人员的能力及职业规划

（一）任务导入

1. 任务描述 小刘，23岁，大学毕业后一直从事老年照护一线服务工作，具备初级老年照护职业技能等级证书。考虑到职业发展空间和晋级渠道，小刘最近为自己设定了近期目标，想竞聘本单位的照护组长岗位。

请结合实际，帮助小刘制订个人职业生涯规划书，设定职业发展路径。

2. 任务目标

（1）知识目标：掌握老年照护服务职业发展的定义，熟悉与中级老年照护服务技能等级相对应的岗位能力，了解中级老年照护服务技能等级应具备的职业道德。

（2）技能目标：学会制订职业生涯规划，设定职业发展路径。

（3）素质目标：了解中级老年照护人员技能等级应具备的工作能力，能进一步提升对职业定位和专业知识认知的准确度。

（二）任务分析

对于年轻人来说，老年照护工作具有很大的挑战性，要想在这个岗位上取得突破并获得个人发展的成就感和满足感，必须明确职业晋升通道，能根据职业晋

升通道设计自己的职业生涯规划。

1. 影响职业生涯规划的因素 对个体职业生涯规划产生影响的因素包括主观和客观因素，以及个人、组织甚至是社会环境等多种因素。从宏观方面来讲，可以包括个体所在的组织能提供的发展条件、当时面临的社会环境及可能预见的变革因素等。

（1）个人因素：影响职业生涯规划的个人因素有很多，主要包括五大类。

1）客观因素：教育、文化背景、知识结构、专业、证书及工作经验等。

2）生理因素：性别、身高、体重、四肢灵活性、视力、听力等。

3）家庭因素：父母、兄弟姐妹、配偶、子女等。

4）心理因素：动机、生存需要、安全需要、社交需要、尊重需要、自我实现的需要、职业兴趣、职业能力、基本能力、社会能力等。

5）观念因素：职业价值观、工作态度、成就动机等。

（2）环境因素：影响职业生涯规划的环境因素大致可分为三大类。

1）社会环境：包括教育条件和教育水平、社会文化设施、政治制度和氛围、社会价值观念等。

2）组织环境：包括企业文化、管理制度及领导者素质和价值观等。

3）经济环境：我国老年照护人员的薪酬水平地区差异较大，东部发达地区与西部欠发达地区的薪资相差较大。

2. 职业生涯规划的基本原则 随着照护人员流动率的增高，越来越多的养老服务机构意识到职业发展规划的重要性和必要性。制订有效的职业生涯规划，既有利于个人职业成功和全面发展，也有利于机构留住人才。照护人员在制订职业生涯规划过程中应遵循以下原则。

（1）清晰性原则：规划一定要清晰明确，有事实依据，能够转化为可以实施的行动。

（2）适应性原则：规划未来职业发展目标尤其是时间跨度较长的，会涉及多种可变因素，因此，在规划时应根据环境变化的需求做出适当调整，以此保证规划的适应性。

（3）一致性原则：主要目标与分目标要一致，目标与实施措施要一致。

（4）发展性原则：进行职业生涯规划要充分考虑变化与发展的因素，如目标与措施是否能依据环境及组织、个体的变化而做出调整，调整的幅度及范围有多大，目标是否具有长远性等。

（5）适时性原则：规划是预测未来行动、确定将来目标的过程，涉及的各项主要活动（如何时实施、何时完成）都应有时间和时序上的妥善安排，可用以辅助检查行动结果。

3. 职业生涯规划的流程及内容 个人职业生涯规划的内容包括自我评估、

环境分析、职业生涯目标设定、职业生涯路径选择、职业生涯策略的制订、职业生涯规划的反馈与修正等。具体流程详见图1-3-1。

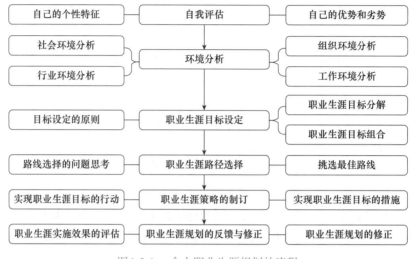

图1-3-1　个人职业生涯规划的流程

（1）自我评估：自我评估包括两方面的内容，一是自己的兴趣、价值观、爱好、特长、内在动机、需求等个性特征；二是自己的优势和劣势。综合两方面的因素，使个体对自己有更深入的了解，从而为今后的职业定位和职业目标的设定打下基础。自我评估的重点在于评估管理能力、人际交往能力、知识水平、职业导向因素、价值观及独立性等。

（2）环境分析：主要是针对外界环境中存在的可能影响职业选择和职业发展的因素所做出的分析，主要包括对宏观的社会环境、行业环境、组织环境，以及具体的工作因素等情况的分析，从而更好地认识外部因素的现状，把握外部因素的发展趋势，意识到其中存在的机会，与个人职业生涯发展计划相匹配，寻求结合点，促使个人职业生涯规划的成功实现。

（3）职业生涯目标设定：职业生涯目标设定是职业生涯规划的核心，明确的职业生涯目标犹如海洋中的灯塔，可以引导从业者前行。职业生涯的设定应遵循SMART原则，即明确性（specific）、衡量性（measurable）、可实现性（attainable）、相关性（relevant）和时限性（time-bound）原则。职业生涯目标包括人生目标、长期目标、中期目标和短期目标。

1）人生目标：整个职业生涯的规划可持续40年左右，设定整个人生的发展目标。

2）长期目标：5～10年的较长远目标。

3）中期目标：一般为2～5年的目标。

4）短期目标：2年以内的规划。

（4）职业生涯路径选择：职业生涯路径是指一个人选定职业后，选择通过什么样的途径去实现自己的职业目标，是向行政管理方向发展，还是向专业技术方向发展。

（5）职业生涯策略的制订：明确职业生涯目标后，为了实现自己的职业生涯目标，还必须有相应的职业生涯策略来保证，即为争取职业生涯目标的实现所采取的各种行动和措施。

1）在个人职业生涯规划中必须明确预期自己可能会在哪里、哪个岗位或哪项工作中能为组织持续提供增值服务。

2）请求担任责任更大的工作并努力完成，以增加自己对组织价值的贡献，也可以展示自己的实际能力，为实现个人职业目标创造条件。

3）事先设计好以何种方式获得实现未来职业目标所需要的知识和技能。职业生涯规划必须与培训开发活动相结合，不断调整知识结构，提高运用能力，拓展职业成功要素。

4）培养、提高人际交往能力，协调好机构内的人际关系。人际关系反映了照护人员的一种工作环境，如处理不当，会成为个人职业成功的障碍。建立良好的人际关系，为个人职业目标的实现寻求支持和帮助，可以促进职业目标的顺利实现。

（6）职业生涯规划的反馈与修正：在制订职业生涯规划过程中，由于自身与外界环境的不断变化，最初确定的职业生涯目标并不一定与现阶段相符合，因此，工作一段时间后可以检测自己的职业定位与职业方向是否合适，总结经验和教训，通过反馈与修正来纠正阶段职业目标与最终目标，以保证职业生涯规划的行之有效。另外，通过反馈与修正可以不断增强个人实现职业目标的信心。

（三）任务小结

姓名：		班级： 学号：
学习索引		学生自测
知识点	老年照护人员的职业发展	老年照护职业发展目标：
		老年照护职业发展生涯路线：
	职业生涯计划与措施	职业生涯行动计划与措施：

续表

姓名：	班级：	学号：
学习索引		学生自测
技能点	职业生涯规划	1.
		2.
		3.
		4.
		5.
		6.
		7.
		8.
		9.
		10.

（高林林）

第二章　老年综合评估与照护计划

第一节　老年综合评估

1947年，世界卫生组织（WHO）将健康定义为：健康不仅是没有疾病和身体缺陷，还要有完整的生理、心理状况及良好的社会适应能力。这一定义揭示了人类健康的本质，指出了健康所涉及的若干方面。因此，护理人员在对老年人进行健康评估时，应全面考虑，不仅要处理已经发生的问题，还要预防潜在问题的发生。老年人健康评估的内容主要包括躯体健康、心理健康、社会功能，以及综合反映这三方面功能的生活质量评估。

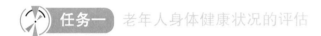 任务一　老年人身体健康状况的评估

（一）任务导入

1. 任务描述　患者，男性，75岁，慢性咳喘20余年，因咳黄痰、咳嗽、喘息加重3天入院。查体：体温38.5 ℃，心率104次/分，呼吸25次/分，血压148/95 mmHg，口唇发绀，桶状胸，两肺叩诊过清音，可闻及散在干、湿啰音。拟诊为"慢性阻塞性肺疾病、肺部感染"。

问题：①如何对该患者进行护理评估？②评估的方法有哪些？

2. 任务目标

（1）知识目标：通过对老年人进行细致的观察和全面且有重点的体格检查，以更好地了解其身体状况，为进一步形成护理诊断、制订护理计划提供依据。

（2）技能目标：能够通过评估系统收集老年人照护相关资料，为提供有效的照护措施奠定基础。

（3）素质目标：能够通过恰当的评估方法获得完整的老年人评估资料。

（二）任务分析

老年人身体健康评估的内容主要包括健康史和体格检查。

1. 健康史　健康史是关于被评估者目前及过去的健康状况及其影响因素的主观资料，其主要内容包括被评估者目前及既往的健康状况、影响健康状况的有

关因素，以及被评估者对自身健康状况的认识与反应等。与医疗病史不同的是，医生关注的是患者的症状、体征及疾病的进展情况，而护士更关注的是被评估者的健康状况及其对因疾病而带来的生活方式的改变所做出的反应。老年人的健康史主要包括疾病史、手术史、外伤史、食物或药物过敏史，参与日常生活活动和社会活动的能力，目前的健康状况，所患疾病的起病时间、患病年限及治疗情况，目前疾病的严重程度，目前所患疾病对其日常生活、活动能力和社会活动的影响程度等。可以从以下5个方面进行评估。

（1）一般资料：包括姓名、性别、年龄、民族、婚姻状况、文化程度、职业及医疗费的支付形式等。许多健康问题的发生与性别、年龄、婚姻状况及职业等因素有关。不同的民族往往有不同的饮食、生活习惯和宗教信仰。文化程度及职业因素可以帮助评估者理解和预测被评估者对其健康状况变化的反应、是否能选择适宜的健康教育方式等。医疗费的不同支付形式意味着被评估者医疗费用负担不同，因此，在选择治疗及护理措施时应考虑其经济承受能力。除此之外，还应包括被评估者的通信地址、电话、联系人及联系方式等，以便与其家人进行联系及今后的随访。另外，还应注明资料来源（若资料来源并非被评估者本人，应注明其与评估者的关系）及可靠程度、会谈日期等，以便今后查阅时参考。

（2）主诉：主诉是被评估者感觉最主要、最明显的症状或体征及其性质和持续时间。对主诉进行记述时应注意：①注明主诉从发生到就诊的时间，语句要简明扼要、高度概括，如"发热、头痛16小时"；②用被评估者自己的语言记录，而不是就诊用语，如"糖尿病1年"应记述为"多尿、多饮、多食1年"；③若主诉为1个以上，应按发生的先后顺序排列。

（3）现病史：即目前的健康状况，是围绕主诉详细描述被评估者自患病以来健康问题的发生、发展及应对的全过程。

（4）既往史：收集既往健康史的主要目的是了解被评估者过去存在的健康问题、求医经过及其对自身健康的态度等内容。被评估者过去所患疾病可影响其目前的健康状况及需求。同时，通过了解被评估者对过去健康问题的反应，可以预测其对目前健康问题的反应。因此，既往健康资料的收集可以为制订、选择治疗和护理方案提供重要的依据。

（5）其他：用药史、成长发育史、家族健康史等。用药史包括药物名称、用药时间、用法、剂量、效果及不良反应等。了解这些情况有助于对老年人进行适当的用药指导，以免发生用药过量及药物不良反应等情况，同时借此也可以了解老年人的自我照顾能力。成长发育史中的婚姻史可以帮助护理人员评估老年人的心理和社会适应情况。家族健康史主要是了解老年人的直系亲属及其配偶的健康状况及患病情况，特别应注意询问其是否患有同样的疾病及与遗传有关的疾病，以明确遗传、家庭及环境等因素对被评估者目前健康状况的影响。

2. 体格检查

（1）全身状态

1）生命体征：包括体温、脉搏、呼吸、血压。老年人基础体温较成年人低，70岁以上的患者出现感染常无发热的表现，如果午后体温比清晨高1℃以上，应视为发热。测脉搏的时间不应少于30 s，要注意脉搏的不规则性。高血压和直立性低血压在老年人中较为常见。平卧10 min后测定血压，然后直立1 min、3 min、5 min各测1次血压，如直立时任何一次收缩压比卧位降低≥20 mmHg或舒张压降低≥10 mmHg，称为直立性低血压。评估呼吸时应注意呼吸的方式与节律、有无呼吸困难等。老年人的正常呼吸频率为16～25次/分，在其他临床症状和体征出现之前，老年人呼吸＞25次/分，可能是下呼吸道感染、充血性心力衰竭或其他病变的信号。

2）营养状态：评估内容包括每天活动量、饮食状况及有无饮食限制。正常人从50岁起身高可缩短，男性平均缩短2.9 cm，女性平均缩短4.9 cm。由于肌肉和脂肪组织的减少，80～90岁的老年人体重明显减轻。准确地测量老年人的身高和体重可以保证营养评估和体重指数（body mass index，BMI）计算的准确性，其中BMI是营养评估的常用指标。另外，还可以选用一些量表。目前老年人营养风险筛查及评估的常用工具主要有微型营养评价法（mini-nutritional assessment，MNA）、微型营养评价简表（short-form mini-nutritional assessment，MNA-SF）、营养风险筛查2002（nutrition risk screening 2002，NRS 2002）及营养不良通用筛检工具（malnutrition universal screen tool，MUST），这些评估工具均有助于筛查和评估老年人存在的营养问题。

3）智力、意识状态：主要反映老年人对周围环境的认识及其对自身所处状况的识别能力，有助于判断老年人有无颅内病变及代谢性疾病。通过评估老年人的记忆力和定向力，有助于早期痴呆的判断。

4）体位、步态：某些疾病常可使体位发生改变，如心、肺功能不全的老年患者可出现强迫坐位。步态的类型对疾病诊断有一定的帮助，如慌张步态常见于帕金森病，醉酒步态常见于小脑病变。

（2）皮肤：评估老年人皮肤的颜色、温度、湿度，皮肤的完整性与特殊感觉，以及有无癌前病变、癌病变等。对于卧床的老年人，应全面检查身体易破损的部位，观察有无压疮的发生。老年人的皮肤干燥、皱纹多，缺乏弹性，没有光泽，常伴有皮损。常见的皮损有老年色素斑、老年疣、老年性白斑等。还要注意评估老年人有无浅表的毛细血管扩张等。

（3）头面部与颈部

1）头面部

①毛发：随着年龄的增长，头发变成灰白色，发丝变细，头发稀疏，并有脱发。

② 眼睛及视力：老年人眼窝内的脂肪组织减少，眼球凹陷；眼睑下垂；瞳孔直径缩小，瞳孔反应变慢；泪腺分泌减少，易出现眼干；角膜周围有类脂性浸润，随着年龄的增长，角膜会出现白灰色云翳；睫状肌肌力减弱，眼的调节能力逐渐下降，迅速调节远、近视力的功能衰减，出现老花眼；因瞳孔缩小、视网膜中视紫红质的再生能力减退，使其区分色彩、暗适应的能力有不同程度的衰退和障碍。老年人的异常病变可有白内障、斑点退化、眼压增高或青光眼、血管压迹等。

③ 耳：外耳检查可发现老年人的耳郭增大，皮肤干燥，失去弹性，耳垢干燥。老年人的听力随着年龄的增长逐渐减退，对高音量或噪声易产生焦虑，常有耳鸣，在特别安静的环境下尤为明显。检查耳部时，应注意取下助听器，可通过询问、控制音量、听手表的滴嗒声及耳语来检查听力。

④ 鼻腔：老年人的鼻腔黏膜萎缩变薄，且变得干燥。

⑤ 口腔：由于毛细血管血流量减少，老年人唇周失色，口腔黏膜及牙龈显得苍白，唾液分泌减少，使口腔黏膜干燥，味蕾的退化和唾液的减少可使味觉变差。由于长期的损伤、外伤、治疗性调整，老年人多有牙列缺失，常有义齿或牙齿颜色发黄、变黑等表现。评估口腔时，应检查有无出血或肿胀的牙龈、经久不愈的黏膜白斑及患癌体征等。

2）颈部：老年人的颈部结构与成年人相似，无明显的改变。要注意老年人颈部强直的体征，其不仅见于脑膜受刺激的情况，更见于痴呆、脑血管病、颈椎病、颈部肌肉损伤和帕金森病患者。

（4）胸部：老年女性乳腺组织减少，乳房变长和平坦，如发现肿块，要高度疑为癌症。老年人的胸肺部由于生理无效腔增多，肺叩诊为过清音，胸腔前后径增大。老年人的心尖冲动幅度减小，心率减慢，由于心脏瓣膜老化，使瓣膜关闭不全，听诊时可闻及心脏杂音。

（5）腹部：老年人肥胖常掩盖腹部体征，消瘦者因腹壁变薄、变松弛，发生腹膜炎时也不易产生腹壁紧张，而肠梗阻时则很快出现腹部膨胀。由于肺扩张，膈肌下降至肋缘下，可触及肝脏。随着年龄的增长，膀胱容量减少，很难触及膨胀的膀胱。听诊可闻及肠鸣音减少。

（6）泌尿生殖器：老年女性由于雌激素缺乏，外阴易发生变化，主要表现是阴毛稀疏，呈灰色，阴唇皱褶增多，阴蒂变小，由于纤维化，阴道变窄，阴道壁干燥、苍白，皱褶不明显。子宫颈变小，子宫及卵巢缩小。男性外阴改变与激素水平降低有关，表现为阴毛变稀及发灰，阴茎、睾丸变小，双阴囊变得无皱褶和晃动。随着增龄，老年男性前列腺逐渐发生组织增生，增生的组织引起排尿阻力增大，导致下尿道梗阻，出现排尿困难。

（7）脊柱与四肢：老年人肌张力下降，腰脊变平，导致颈部脊柱和头部前倾，而椎间盘的退行性改变使脊柱后凸。由于关节炎及类似的损伤，可使部分关节活动范围受限。评估四肢时，应检查各关节及其活动范围，水肿及动脉搏动情况，注意有无疼痛、畸形、运动障碍。下肢皮肤溃疡、足冷痛、坏疽及足趾循环不良等常提示下肢动脉供血不足。

（8）神经系统：随着年龄的增长，神经传导速度变慢，对刺激的反应时间延长。老年人的精神活动能力下降，如记忆力减退、容易疲惫、注意力不集中、反应变慢、动作不协调、生理睡眠缩短等。

（三）任务实施

沟通	与患者及其家属沟通，告知需要对其进行身体健康状况的评估，并告知评估流程，征得患者及其家属的同意和配合。
准备	1. 提供适宜的环境：保持病室环境温暖舒适，以22～24 ℃为宜，防止老年人受凉，环境尽可能安静、无干扰，保护老年人的隐私。 2. 安排充裕的时间：如老年人无法耐受全部的评估，应确定优先次序，分次进行。 3. 选择得当的方法：根据评估的要求，选择合适的体位。 4. 运用有效的沟通技巧：尊重老年人，采用关心、体贴的语气提出问题，运用沟通技巧，注意观察非语言性信息。 5. 评估者准备：由2名评估人员组成评估组，备好评估用物。
实施	1. 护理人员必须熟悉老化过程中老年人的身心变化特点，以便于分辨生理性变化和病理性改变之间的不同。 2. 认真实施健康评估，确定与年龄相关的正常改变，区分正常老化和现存/潜在的健康问题，以采取适宜的措施进行干预。 3. 了解老年人生理层面的改变，关注其因老化及疾病所带来的心理、社会层面的改变。 4. 结合病情变化，正确解读老年人的辅助检查结果。 5. 重视老年人疾病的非典型性表现，对老年人要重视客观检查，尤其是对体温、脉搏、血压及意识的评估。 6. 可与老年人及其亲友、照护者进行交谈，了解老年人所患疾病的发生、发展、治疗经过及老年人既往的身心健康状况等。在交谈中，护士应运用有效的沟通技巧，与患者及相关人员建立良好的信任关系，从而有效获取老年人的健康资料和信息，为进一步检查提供线索。 7. 通过视诊、触诊、叩诊、听诊和嗅诊的方法，对老年人进行全面而有重点的身体检查。 8. 通过查阅病历、各种医疗和护理记录及辅助检查结果等资料，获取老年人的健康信息。
整理	整理评估时使用的物品，分类归位。
记录	评估过程中做好评估表格的记录，形成评估报告。及时洗手、记录。

（四）任务评价

班级：	姓名：	学号：	成绩：		
评分项		分值	自我评价	教师评价	机构评价
老年人身体健康状况的评估	自我评估	10			
	职业素质评估	20			
	能力素质评估	25			
	业务素质评估	30			
	评估与反馈	15			
总分		100			

（五）任务小结

姓名： 班级： 学号：			
学习索引		学生自测	
知识点	老年人正常老化的变化	智力和意识状态：	
		营养状态：	
		生命体征：	
		神经系统：	
	身体健康评估	辨别老年人的正常老化和异常病理变化：	
技能点	实施前准备	1.	
		2.	
		3.	
		4.	
	实施步骤	1.	
		2.	
		3.	
		4.	
		5.	
		6.	

任务二 老年人功能状态的评估

（一）任务导入

1. 任务描述 张爷爷，76岁，大学教授，3个月前患脑梗死，右侧肢体轻度偏瘫，日常生活尚能自理。在女儿的陪同下，张爷爷来到夕阳红老年公寓，表达了入住的愿望。

作为一名照护人员，应如何依照工作流程对张爷爷进行功能评估？

2. 任务目标

（1）知识目标：掌握老年人功能状态评估的基本内容，掌握老年人功能状态评估的标准。

（2）技能目标：能够评定老年人的能力级别。

（3）素质目标：尊重、关爱老年人，做到细心、耐心、有责任心。

（二）任务分析

1. 老年人功能状态评估的标准和方法

（1）老年人功能评估的标准：由2名评估人员通过观察、与老年人交流、与老年人主要照顾者进行交流、老年人亲身演示等方法，得到老年人近1个月的情况，进行逐项评分后，评定其能力级别，并形成"老年人能力评估报告"。

（2）老年人功能状态评估为动态评估：在老年人接受照护服务前对其进行初始评估。老年人接受照护服务后，若无特殊变化，每6个月定期评估1次。若老年人因出现特殊情况而导致能力发生变化时，应对其进行即时评估。

2. 常用的功能状态评估量表 老年人功能状态的评估始终都是老年护理工作的重要内容，同时老年人功能状态的评估对维护和促进老年人的自理能力也可起到重要的指导作用。

（1）功能状态评估的内容：老年人功能状态评估内容包括日常生活活动能力（activities of daily living，ADL）、工具性日常生活活动能力（instrumental activities of daily living，IADL）、高级日常生活能力（advanced activities of daily living，AADL）3个层次。

1）日常生活活动能力：日常生活活动指每个个体每天需执行的衣（穿脱衣、鞋、帽，修饰打扮）、食（进餐）、行（行走、变换体位、上下楼）、个人卫生（洗漱、沐浴、上厕所、控制二便）等活动。正常人可以在毫无帮助的情况下独力完成，而老年人会因病造成身体功能受限而需要依赖他人或辅助器具方能完成这些活动。日常生活活动能力既是老年人最基本的自理能力，又是老年人自我照顾、从事每天必需的日常生活的能力。这一层次的功能受限，将影响老年人基本生活需要的满足。日常生活活动能力不仅是评估老年人功能状态的指标，也是评估老年人是否需要补偿服务和评估老年人死亡率的指标。

2）工具性日常生活活动能力：个体若要单独生活所需的一些基本能力或要素，也是老年人在家中或寓所内进行自我照顾的能力，包括购物、家庭清洁和整理、使用电话、做饭、洗衣、旅游等。这一层次的能力可提示老年人是否能独立生活并具备良好的日常生活功能。

3）高级日常生活能力：可反映老年人的智能能动性和社会角色功能，包括主动参与社交、娱乐活动及职业等。随着老年期的生理变化，这种能力可能会逐渐丧失。例如，股骨颈骨折可以使经常参加各种社交和娱乐活动的老年人失去参加这些活动的能力，这将使老年人的整体健康水平受到明显的影响。高级日常生活能力的缺失要比基本日常生活能力和工具性日常生活能力的缺失出现得早，一且出现，则预示着更严重的功能下降。一旦发现老年人有高级日常生活能力的下降，就需要做进一步的功能状态评估，包括日常生活能力和工具性日常生活能力的评估。

（2）常用的评估工具：在医院、社区、康复中心等开展老年护理时，有多种标准化的评估量表可供护理人员使用。

1）巴塞尔指数（Barthel index，BI）：为国内外常用的一种评定方法。由美国 Florence Marhoney 和 Porathea Barthel 于 20 世纪 50 年代中期提出，并于 1965 年将其正式命名为"Barthel index"，有 10 项和 15 项 2 个版本。目前使用较为广泛的是 10 项版本（附录 1）。

① 量表的结构和内容：BI 评定的项目包括进食、床椅转移、修饰、如厕、洗澡、平地行走、上下楼梯、穿衣、大便控制、小便控制。

② 评定方法：每个项目根据是否需要帮助及需要帮助的程度分为 2～4 个等级，评分有 0 分、5 分、10 分、15 分的选项。

③ 结果解释：量表总分为 0～100 分。得分越高，代表老年人的独立性越好、依赖性越小。总分 0～40 分提示存在重度功能障碍；41～60 分提示存在中度功能障碍；61～99 分提示存在轻度功能障碍；100 分提示基本的日常生活能力良好。

④ 评定注意事项：A. 可在老年人入院、病情变化、手术前后、出院时进行评估，用来反映老年人功能状况的变化，还可用来预测住院时间的长短、治疗效果及预后。B. 评定所需时间约 5 min，可直接观察老年人完成动作的情况，对于年老体弱者可分次进行，也可采用间接评定的方法，向老年人的家属、朋友等了解情况。C. 有学者提出 BI 的灵敏度低，对患者的功能变化反应迟钝，因此，在实际工作中也可以根据具体情况采用改良的 BI 进行评估。改良的 BI 评估项目同样为 10 项，但计分方法采用 5 级制，如对进食的评估由原来的 0 分、5 分、10 分的 3 级评分细分为 0 分、2 分、5 分、8 分、10 分的 5 级评分。D. 为了使评估结果真实可靠，评估者应熟悉量表的评定细则，明确各评估项中老年人功能状态所对应的分值，从而做出最为准确、快速的分数选择。

2）Katz 指数：又称 ADL 指数（the index of ADL），由 Katz 于 1959 年提出，并于 1976 年修订。Katz 指数是目前国内外广泛使用的评价工具。

① 量表的结构和内容：Katz 指数根据人体功能发育学的规律制定，将日常生活活动分为 6 项内容，依次为洗澡、穿衣、如厕、床椅转移、大小便控制和进食，6 项评定内容按照由难到易的顺序进行排列，不宜随意改变次序。

② 评定方法：通过询问被评估者（或知情者）平时如何执行这些日常生活活动，来评定各项活动是"自理"还是"依赖"。

③ 结果解释：Katz 指数把日常生活活动能力分为 A～G 7 个功能等级，从 A 级到 G 级，独立程度依次下降。A 级代表全部 6 项活动均能独立完成；B 级代表

能独立完成任意5项，只有1项不能独立完成；C级代表只有洗澡和其余5项之一不能独立完成；D级代表洗澡、穿衣和其余4项之一不能独立完成；E级代表洗澡、穿衣、如厕和其余3项之一不能独立完成；F级代表洗澡、穿衣、如厕、转移和其余2项之一不能独立完成；G级代表所有6项活动均不能独立完成。

④ 评定注意事项：评估者应熟悉量表评估项目及设计原理，评定时不随意改变评定项目的次序。本量表为等级量表，也可采用此量表进行功能等级的评分，各评估项目中依赖和独立完成分别计0分和1分。总分6分表示完全独立；3～5分表示部分功能受损；2分以下表示严重功能受损。

3）Lawton-Brody工具性日常生活活动能力评估量表（Lawton-Brody IADL scale）：由美国的Lawton和Brody编制，主要用于评定被评估者的工具性日常生活活动能力。

① 量表的结构和内容：Lawton-Brody IADL量表主要评估老年人购物、做家务、理财、食物烹饪、使用交通工具、使用电话、洗衣、服药8项独居生活能力。

② 评定方法及结果解释：每个评定项目根据被评估者独立完成的程度分为3～5个等级，有2套评分方法，可根据具体情况采用。

③ 结果解释：量表总分范围有0～24分和0～8分2种，评分越低，提示被评估者工具性日常生活能力的失能程度越大，社区独立生活能力越差。例如，在购物、交通、食物储备、家务、洗衣5项活动中有3项以上需要协助即为轻度失能。

4）日常生活活动能力量表（ADL量表）：由美国的Lawton和Brody于1969年编制，主要用于评定被评估者的日常生活活动能力。该量表项目细致，简明易懂，便于询问。评分采用计分法，易于记录和统计，非专业人员亦容易掌握和使用（附录2）。

① 量表的结构和内容：由躯体生活自理量表（physical self-maintenance scale，PSMS）和工具性日常生活活动量表组成。前者包括如厕、进食、穿衣、梳洗、行走和洗澡6项基础性日常生活能力；后者包括打电话、购物、做饭、做家务、洗衣、使用交通工具、服药和处理财物8项独居生活能力。

② 评定方法：采用1～4分的四级评分法。1分代表自己完全可以做，2分代表有些困难，3分代表需要帮助，4分代表根本无法做。

③ 结果解释：评定结果可按总分和单项分进行分析。总分最低为14分，为完全正常；>14分表示有不同程度的功能下降；最高56分。单项分1分为正常，2～4分为功能下降。凡有2项或2项以上单项分≥3分，或总分≥22分，表明有明显的功能障碍。

④ 评定注意事项：评定时按表格内容逐项询问，如被评估者因故不能回答或不能正确回答（如痴呆或失语），可根据家属、护理人员等知情人的观察来评定。

（三）任务实施

沟通	与患者及其家属沟通，告知需要对其进行功能状态的评估并告知其评估流程，征得患者及其家属的同意和配合。
准备	1. 提供适宜的环境。 2. 安排充裕的时间。 3. 选择得当的方法。 4. 运用有效的沟通技巧。 5. 评估者：由2名评估人员组成评估组，备好评估用物。 6. 选取合适、恰当的评估工具。
实施	1. 填写老年人的基本信息。 2. 依照评估工具现场评估老年人的功能状态，以老年人的实际表现评分，可通过询问老年人本人或老年人的主要照护者获得信息。 3. 按照评分标准评分，并划分等级。
整理	整理评估时使用的物品，分类归位。
记录	评估过程中做好评估表格的记录，形成评估报告。及时做好洗手、记录。

（四）任务评价

班级：		姓名：	学号：	成绩：	
评分项		分值	自我评价	教师评价	机构评价
老年人功能状态的评估	自我评估	10			
	职业素质评估	20			
	能力素质评估	25			
	业务素质评估	30			
	评估与反馈	15			
总分		100			

（五）任务小结

		姓名：	班级：	学号：
学习索引		学生自测		
知识点	老年人的功能状态	常见功能状态的评估内容：		
		巴塞尔指数的评定分数及等级：		
		日常生活活动能力的评定方法及结果等级划定：		

续表

姓名：	班级：		学号：
学习索引		学生自测	
技能点	实施前准备	1.	
		2.	
		3.	
		4.	
	实施步骤	1.	
		2.	
		3.	
		4.	
		5.	
		6.	

任务三 老年人社会健康状态的评估

（一）任务导入

1. 任务描述 孙阿姨，56岁，退休10个月，退休前是高级工程师。2周前突发脑出血，住院1周后出院，遗留右侧肢体软弱无力。自生病后，孙阿姨变得内向，经常不修边幅，不爱整洁，懒言少语，经常突然就发脾气。今日孙阿姨在女儿的陪同下来到养老院，女儿告诉照护人员，孙阿姨是个注重外在形象的人，自尊心强，自生病后便不再愿意与人来往，变化很大。

作为一名照护人员，应如何依照工作流程对孙阿姨进行社会健康状态的评估？

2. 任务目标

（1）知识目标：掌握老年人社会健康状态评估的基本内容，掌握老年人社会健康状态评估的方法和评分标准。

（2）技能目标：能够评定老年人的社会健康状态。

（3）素质目标：关注老年人的社会健康，发现并确认老年人现存的社交问题。

（二）任务分析

社会健康是指个人适应社会生活、扮演社会角色、行使社会功能的状态。进行社会健康状态的评估应对老年人的社会适应、社会支持、社会资源环境等方面进行评定，具体包括角色功能、所处环境、文化背景、家庭状况等方面。

1. 社会健康的概念 一般认为，社会健康是个体健康的一个维度，指个体在与他人相处或交往中的状态，以及个体与社会环境相互作用的情况。有学者从社会适应和社会支持两个方面提出社会健康的概念框架,社会适应包括社会关系满意度、社会角色表现和对环境的适应,社会支持包括社会网络和社会联系的满意度。

2. 社会健康的内涵 社会健康主要包括以下3个方面。

（1）角色活动与社会适应：包括妥善处理不愉快事件的能力,对生活、工作、学习等环境的适应能力,对所担当角色的评价能力及家庭生活的和睦程度。

（2）社会资源与社会接触：社会资源包括是否有关系密切的同事、同学、邻居、亲戚、伙伴等,以及关系密切程度如何；社会接触包括是否与亲朋好友保持联系、是否经常参加社会或集体活动等。

（3）社会支持：包括老年人社会支持需要类型（如经济支持、精神慰藉、生活照料）和社会支持来源（如政府、社会、家庭、亲属等正式及非正式支持）两个方面。

3. 角色功能的评估 角色（role）,又称"社会角色"。这一词源于戏剧舞台用语,后来被社会心理学家借用来表示对具有某种特定社会职位的个体所规定的标准和期望。角色是社会对个体或群体在特定场合下职能的划分,代表了个体或群体在社会中的地位及社会期望其表现出的符合其地位的行为。角色不能单独存在,需要存在于与他人的相互关系中。在社会活动中,同一个体往往同时扮演多种角色。

（1）老年人角色变化的特点：老年人一生中经历了多重角色的转变,从婴儿到青年、中年直至老年,从学生到踏上工作岗位直至退休,从儿子/女儿到父母亲直至祖父母等,适应对其角色功能起着相当重要的作用。

1）社会角色的变化：主要表现为从职业角色转为闲暇角色。对于老年人而言,退休所带来的工作角色的丧失是一项极大的改变,尤其是当老年人这么多年以来一直把工作作为活动及社交的主要来源时,离开原来的岗位使老年人突然变得空闲时间很多,生活变得单调乏味。有的老年人退休后甚至角色生活失去了重心,觉得被社会抛弃,表现为情绪低落、郁郁寡欢、沉默、忧虑等。

2）家庭角色的变化：老年人离开工作岗位后,家庭成了主要的生活场所,并且大部分家庭有了第三代,老年人由父母的地位上升至祖父母的位置,这就增加了老年人的家庭角色,常担当起照料第三代的任务。此外,随着年龄的增长,老年人对子女的依赖程度逐渐增加,主要表现为从主体角色逐渐转变为依赖角色。老年期又是丧偶的主要阶段,若配偶去世,则要失去做丈夫或妻子的角色,表现为从配偶角色转变为单身角色。

（2）角色功能评估的目的：了解老年人对角色的感知、对承担的角色是否满意、角色行为是否正常、有无角色适应不良或冲突等,以便及时采取干预措施,避免角色功能障碍给老年人带来生理和心理方面的不良影响。

（3）角色功能评估的方法和内容

1）角色功能评估的方法：对老年人角色功能的评估可以通过访谈和观察的方法收集资料。评估时要求护士秉持非评判、尊重事实的态度，询问老年人过去及现在的情况。

2）角色功能评估的内容

① 承担角色情况：了解老年人过去的职业、职务、离退休年份，目前在家庭或社会中所承担的角色。评估老年人对角色的承担情况，可做出如下询问："最近一星期内您做了什么事？""哪些事占去了您大部分的时间？""对您而言什么事情是重要的，什么事情很困难？"

② 对角色的感知情况：让老年人描述对自己角色的感知，了解老年人是否了解自己的角色权利和义务，同时还应询问老年人是否认同别人对其所承担角色的期望。

③ 对角色的满意度及适应情况：让老年人描述对自己承担的角色是否满意及其与自己的角色期望是否相符，观察老年人有无角色适应不良的身心行为反应，如头痛、头晕、疲乏、睡眠障碍、焦虑、抑郁、忽视自己和疾病等。

4. 环境评估 环境与人的关系密不可分，尤其是对老年人而言，环境可直接影响老年人晚年生活的安全性、便捷性及生活质量。

（1）环境评估的目的：通过对环境进行评估，可以减少环境中妨碍生活行为的因素，给予老年人较多的辅助和足够的刺激，创造发挥补偿机体缺损功能的有利因素，促进老年人生活质量的提高。

（2）环境评估的方法和内容

1）环境评估的方法：评估环境时可以采用自述法或询问法获得资料，必要时可通过家访现场观察的方法收集资料。

2）环境评估的内容

① 物理环境：指一切存在于机体外环境中的物理因素的总和。由于人口老龄化的出现及"空巢"家庭的日益增多，大量老年人面临独立生活的问题。居住环境是老年人的生活场所，是学习、社交、娱乐、休息的地方，在进行评估时应了解其生活环境/社区中的特殊资源及其对目前生活环境/社区的特殊要求，其中居家安全环境因素是评估的重点，可采用居家危险因素评估工具（home fall hazards assessments，HFHA）来评估，主要从室内灯光、地面（板）、卫生间、厨房、客厅、卧室、楼梯台阶等方面找出居家环境中的危险因素，减少老年人跌倒等意外的发生。

② 社会环境：包括经济、文化、教育、法律、制度、生活方式、社会关系、社会支持等诸多方面。这些因素与人的健康密切相关，下文着重介绍对经济、生活方式、社会关系与社会支持的评估。A. 经济。在社会环境因素中，对老年人

的健康及角色适应影响最大的是经济。老年人可因退休、固定收入减少、给予经济支持的配偶去世等因素带来一定程度的经济困难，可导致老年人失去家庭、社会地位或生活的独立性。护理人员可通过询问以下问题了解老年人的经济状况："您的经济来源有哪些？""单位工资福利如何？"对收入低的老年人，还要询问这些收入是否足够支付其食品、生活用品及部分医疗费用。还可以询问老年人的家庭有无经济困难，是否有失业、待业人员，医疗费用的支付形式是什么。

B．生活方式。通过交谈或直接观察，评估老年人的饮食、睡眠、活动、娱乐等方面的习惯，以及有无吸烟、酗酒等不良嗜好。若有不良生活方式，应进一步了解其对老年人带来的影响。C．社会关系与社会支持。评估老年人是否有支持性的社会关系网络，如老年人与邻里、老同事之间的关系如何，与亲戚朋友的接触频率，参与社会团体的情况，有无社交孤立倾向等。可采用Lubben社会网络量表（Lubben social network scale，LSNS）来测评老年人与家庭成员、亲戚及朋友之间的关系（附录3）。

5．文化评估　文化是在某一地域内，大多数社会成员所必须遵循的社会规范。文化会对个体的健康产生积极或消极的影响。

（1）文化评估的目的：通过文化评估，可以了解老年人在健康观念、求医方法、习惯及治疗方法上是否存在文化差异，并努力探索影响老年人健康的各种文化因素，以制定出符合其文化背景的、切合实际的护理措施。

（2）文化评估的方法和内容

1）文化评估的方法：对老年人的文化评估可以通过访谈与观察的方法收集资料。评估时要求护士尽可能持中立、非评判的态度，不以自己的情绪和主观意见影响老年人。

2）文化评估的内容

①价值观。可以询问老年人："您认为自己健康吗？""您认为自己是如何患病的？""您对自己所患的疾病是如何认识的？""您认为您的生活受到疾病的影响了吗？"

②信念。信念的评估应包括以下问题："您认为引起您健康问题的原因是什么？""您是如何发现有此健康问题的？""您的健康问题对您产生了哪些方面的影响？"

③宗教信仰。在事先确认老年人有宗教信仰的情况下，可以通过以下问题了解老年人的宗教活动及其对宗教信仰的依赖程度："宗教信仰对您有多重要？""您是否因为宗教信仰而禁食某种食物？""您有无因宗教信仰而必须禁止做的事情？""在您的家庭中，谁与您有相同的宗教信仰？"

④风俗、习惯。护理人员在对风俗、习惯进行评估时，应了解不同文化区域的风俗习惯，评估内容也应注意从与健康相关的各种习俗方面来进行，包括饮

食、礼节、家庭习惯、民间疗法等。

6. 家庭评估　家庭是老年人主要的甚至是唯一的生活环境，家庭环境的优劣是影响老年期心理再适应的重要因素，也是影响老年人健康的主要原因。

（1）家庭评估的目的：家庭是老年人获得满足的重要来源，也是其情绪支持的基本来源。对家庭的评估有助于了解家庭对老年人健康的影响，从而能制定切实有效的方法，充分调动家庭对老年人的支持，共同帮助老年人恢复健康。

（2）家庭评估的方法和内容

1）家庭评估的方法：家庭评估可以根据所需资料的不同而采用不同的方法，一般可以通过访谈和观察的方法收集资料，有时也可以结合问卷进行评估。

2）家庭评估的内容

① 家庭成员的基本资料：主要包括家庭成员的性别、年龄、文化程度、职业、健康状况等。

② 家庭结构：主要是指家庭组成的类型及家庭成员之间的关系。A. 家庭类型。社会学家将家庭结构分为主干型、联合型、核心型、单身型4种类型。我国传统的家庭结构形式是以主干型和联合型的大家庭为主要结构的，老年人在家庭中的地位越高，生活在这种类型家庭里的老年人精神越充实。随着社会的发展，家庭的结构类型发生了明显的变化，核心家庭所占的比例逐渐增高，核心型小家庭的状态使许多老年人得不到合适的照顾，从而增加了老年人的孤独感。B. 家庭成员的关系。主要指老年人与配偶、子女、媳婿及孙辈之间的关系。护理人员可以通过对老年人家庭成员关系的评估，了解其家庭有无矛盾及其产生的原因。C. 家庭功能。家庭功能的健全与否关系到每个家庭成员的身心健康及疾病，故家庭功能是家庭评估的重要内容之一。家庭对老年人的作用主要体现在3个方面，分别是为老年人提供全部或部分经济支持、为老年人提供日常生活照顾及为老年人提供精神支持。D. 家庭压力。家庭成员关系的改变、家庭成员的角色冲突、家人患病或死亡等因素都会造成家庭失衡，扰乱家庭正常生活。

7. 社会健康状况综合评估　目前，对社会健康状况进行评估的工具主要包括综合评估工具和单项评估工具。社会健康状况单项评估是指通过对老年人社会健康的不同方面进行单独评估，用来反映老年人的社会健康状况。本节前述内容均属于单项评估，故在此不再赘述。下文主要介绍社会健康状况的综合评估工具。

（1）社会健康量表：社会健康量表（附录4）是自测量表，由角色活动与社会适应（0～40分）、社会资源与社会接触（0～50分）、社会支持（0～30分）3个方面组成，共12个条目。

（2）老年人社会健康量表：该量表由鲍成臻于2018年编制，属于访谈式量表，包含社会支持（包括情感支持、信息支持和工具性支持）、社会适应（包括社会参与、社会关系和自我意识系统）及感知到的资源环境（包括自然环境、建成环境和社区管理/服务）3个维度，共25个条目，适用于"相对健康"的老年人。

（三）任务实施

沟通	与患者及其家属沟通，告知需要对其进行社会健康状况评估，并告知其评估流程，征得患者及其家属的同意和配合。
准备	1. 提供适宜的环境。 2. 安排充裕的时间。 3. 选择得当的方法。 4. 运用有效的沟通技巧。 5. 评估者：由2名评估人员组成评估组，备好评估用物。 6. 选取合适、恰当的评估工具。
实施	1. 填写老年人基本信息。 2. 依照评估工具现场评估老年人的社会健康状态，以老年人的实际表现评分，可通过询问老年人本人或老年人的主要照护者获取信息。 3. 按照评分标准评分，并划分等级。
整理	整理评估时使用的物品，分类归位。
记录	评估过程中做好评估表格的记录，形成评估报告。及时做好洗手、记录。

（四）任务评价

班级：		姓名：	学号：	成绩：
评分项	分值	自我评价	教师评价	机构评价
老年人社会健康状况的评估	自我评估 10			
	职业素质评估 20			
	能力素质评估 25			
	业务素质评估 30			
	评估与反馈 15			
总分	100			

（五）任务小结

	姓名：	班级：	学号：
学习索引		学生自测	
知识点	老年人社会健康状态的评估	社会健康的概念：	
		社会健康的内涵：	
		社会健康量表的评定方法及结果等级划定：	

续表

姓名：　　　　班级：　　　　学号：		
学习索引		学生自测
技能点	实施前准备	1.
		2.
		3.
		4.
	实施步骤	1.
		2.
		3.
		4.
		5.
		6.

任务四　老年人生活质量的评估

（一）任务导入

1. 任务描述　张阿姨，78岁，确诊为阿尔茨海默病6年。自患病后，张阿姨出现记忆障碍，说话重复，语言减少，情绪烦躁易怒，随地大小便，睡眠紊乱，食欲缺乏。近1个月来，张阿姨有时会一边喊着要回家，一边就要出门，对家人的解释置之不理，家人对她的行为十分困惑不解和烦恼。于是，家人带她来到养老院，希望得到更专业的照护。

针对张阿姨的异常行为，照护人员应该怎样对其生活质量进行评估？同时可向家属提供哪些护理指导？

2. 任务目标

（1）知识目标：掌握老年人生活质量评估的基本内容，掌握老年人生活质量评估的方法和评分标准。

（2）技能目标：能够评定老年人的生活质量，具备良好的生活质量评估技巧。

（3）素质目标：关注老年人的生活质量，发现并确认老年人现存的生活质量问题，保持和促进老年人在生活各方面的完好状态。

（二）任务分析

随着医学模式的转变，医学的目的与健康的概念不再单纯是生命的维持和延长，而是要提高生活质量，即保持和促进老年人在生理、心理及社会功能方面的完好状态。

1. 生活质量概述 生活质量作为生理、心理、社会功能的综合指标，可用来评估老年人群的健康水平、临床疗效及疾病的预后。

（1）生活质量的概念：生活质量又称"生命质量""生存质量"。1993年，WHO将其定义为：不同文化和价值体系中的个体对他们的生存目标、期望、标准及与其所关心的事情相关的生存状况的感受。中国老年学学会老年医学委员会认为，老年人生活质量是指60岁或65岁以上的老年人群对身体、精神、家庭和社会生活满意的程度及老年人对生活的全面评价。

（2）生活质量的内涵：1995年，Ferrell博士为了使WHO对生活质量的定义更为具体化，提出了生活质量的四维模式结构。其具体内容包括：①身体健康状况，包括自身各种生理功能活动有无限制、休息和睡眠是否正常、肢体残疾缺陷情况等；②心理健康状况，包括自身智力水平及各种心理活动、情绪变化、紧张刺激等；③社会健康状况，包括个人的社会交往和社会活动情况、爱情、婚姻、职业、社会地位及家庭关系等；④精神健康状况，包括对自己生活价值的认识、精神文化生活及宗教信仰等。2002年6月由全国老龄工作委员会主办的"提高老年人生活质量对策研讨会"提出，现阶段我国老年人的生活质量应包括：①经济保障，包括养老保障、医疗保障、经济收入、生活开支等；②健康状况，包括身体状况、营养状况、精神卫生等；③精神文化生活，包括文化教育、情趣爱好、文体活动、感情需求等；④生活环境，包括居住条件、家庭环境、社会环境、自然环境等。

2. 生活质量的评估 国内外诸多学者对生活质量进行了较多的研究，由于研究的侧重点不同，所使用的测评工具也不一致。

（1）生活质量的主观评估：一些测评方法更注重情感、角色、社会活动、认知功能等主观方面的内容，因为主观感受间接甚至直接反映社会卫生服务质量及老年人对社会服务的满意程度，其测量内容包括老年人的生活满意度和幸福感，常用的量表有生活满意度指数（life satisfaction index，LSI）、纽芬兰纪念大学幸福度量表（memorial university of Newfoundland scale of happiness，MUNSH）等。

（2）生活质量的综合评估：一些研究则从身体、心理、生活等方面进行综合测量，常用的量表有生活质量综合评定问卷（generic quality of life inventory-74，GQOLI-74）、生活质量核心问卷（quality of life questionnaire core 30 items，QLQ-C30）、WHO生活质量量表老年模块、老年人生活质量调查表、健康调查简表（the MOS item short from health survey，SF-36）等，其中老年人生活质量调查表和SF-36是国内应用较为广泛的量表。

1）老年人生活质量调查表：该量表由中华医学会老年医学分会流行病学组于1994年10月制定，建议在全国有条件的地区进行老年人生活质量的调查。该量表综合主客观两方面的内容，包括身体健康、心理健康、社会适应、环境适应

4个维度，涵盖疾病症状、慢性疾病、畸形残疾、日常生活功能、情绪性格、智力、生活满意度、人际关系、社会活动、生活方式、环境条件11个方面，可以对老年人生活质量的客观状态及主观感受做出较翔实、准确的评价。

2）SF-36：在1988年Stewartse研制的医疗结局研究量表（medical outcomes study-short form，MOS-SF）的基础上，由美国波士顿健康研究所发展而来。1991年浙江大学医学院社会医学教研室将其修订为中文版SF-36，可以从生理功能、心理功能等多个方面评估人的整体健康状况（附录5）。SF-36量表可以评价健康相关生活质量的8个方面，即生理功能（physical functioning，PF）、生理职能（role-physical，RP）、躯体疼痛（bodily pain，BP）、总体健康（general health，GH）、活力（vitality，T）、社会功能（social functioning，SF）、情感职能（role-emotional，RE）、精神健康（mental health，MH）。此外，SF-36量表还包括健康变化（health transition，HT）这项指标，用于评价过去1年内的健康改变程度。

（三）任务实施

沟通	与患者及其家属沟通，告知需要对其进行生活质量的评估，并告知其评估流程，征得患者及其家属的同意和配合。
准备	1. 提供适宜的环境。 2. 安排充裕的时间。 3. 选择得当的方法。 4. 运用有效的沟通技巧。 5. 评估者：由2名评估人员组成评估组，备好评估用物。 6. 选取合适、恰当的生活质量评估工具。
实施	1. 填写老年人基本信息。 2. 依照评估工具现场评估老年人的生活质量，以老年人的实际表现评分，可通过询问老年人本人或老年人的主要照护者获得信息。 3. 按照评分标准评分，并划分等级。
整理	整理评估时使用的物品，分类归位。
记录	评估过程中做好评估表格的记录，形成评估报告。及时做好洗手、记录。

（四）任务评价

		班级：　　　姓名：　　　学号：　　　成绩：			
	评分项	分值	自我评价	教师评价	机构评价
老年人生活质量的评估	自我评估	10			
	职业素质评估	20			
	能力素质评估	25			
	业务素质评估	30			
	评估与反馈	15			
总分		100			

（五）任务小结

姓名：	班级：	学号：

学习索引		学生自测
知识点	老年人生活质量的评估	生活质量的概念：
		生活质量的内涵：
		选取生活质量量表对老年人的生活质量进行综合评估：
技能点	实施前准备	1.
		2.
		3.
		4.
	实施步骤	1.
		2.
		3.
		4.
		5.
		6.

（赵宸册）

第二节 老年照护计划

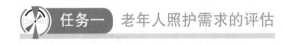 **任务一** 老年人照护需求的评估

（一）任务导入

1. 任务描述 夕阳红老年公寓在开业之初曾计划向生活基本自理的老年人提供服务，但经过1年的运行，发现真正有入住需求的是自理能力存在不同程度受限的老年人。老年公寓决定重新布局，按老年人的能力级别分成不同的照护区。

作为照护人员，请根据老年人的能力级别确定老年人的照护服务内容。

2. 任务目标

（1）知识目标：掌握老年人照护服务的内容。

（2）技能目标：依据老年人的能力级别，确定老年人的照护服务范围。

（3）素质目标：做到尊老敬老，具有爱心、耐心和责任心。

（二）任务分析

1. 日常生活照护　日常生活照护主要是指向老年人提供饮食、清洁、睡眠、排泄、日常起居与活动等照护服务的过程。依据老年人的日常生活自理能力，给予自立与支援的服务，不仅能确保老年人享有舒适、有尊严的生活，还有助于失能老年人尽可能地恢复自理能力。

（1）老年人进食照护：照护人员应评估老年人的饮食习惯及就餐能力，与老年人共同探讨、设计饮食管理方案，掌握老年人的进餐标准，熟悉帮助老年人进食的技能及各种助餐辅具的使用，帮助老年人满足就餐的需要，使其身心处于最佳状态。进食照护包括食物制作、体位和餐食摆放、辅助餐具的使用及帮助老年人进食等。

（2）老年人清洁照护：照护人员应评估老年人的清洁状况、清洁习惯及清洁能力，与老年人共同探讨、设计保持清洁的管理方案，如身体清洁卫生及居住环境的清洁服务方案等。掌握老年人身体和居室环境的清洁标准，熟悉帮助老年人身体清洁的技能及各种辅助清洁仪器设备（如洗头车、洗澡机等）的使用等，可以帮助老年人满足清洁的需要。

（3）老年人排泄照护：照护人员应评估老年人的大小便状况、如厕习惯、如厕能力及如厕风险。排泄活动是每个人生活中最隐私的部分，如厕的心理负担会导致老年人性情改变、易怒或沉默。因此，与老年人共同探讨、设计排泄管理方案是必需的。掌握老年人如厕的清洁标准，熟悉辅助老年人排泄的相关技能及各种如厕仪器设备的使用，可以帮助老年人满足如厕的需要。

（4）老年人睡眠照护：照护人员应评估老年人的睡眠状况、睡眠习惯、睡眠风险等。睡眠是人体的基本生理需求，良好的睡眠可以帮助老年人消除疲劳，保护大脑神经细胞的生理功能，稳定神经系统的平衡，延缓衰老，保持身体健康。因此，应与老年人共同探讨、设计睡眠管理方案，掌握老年人睡眠的标准，熟悉帮助和改善老年人睡眠的相关技能，可以满足老年人睡眠的需要，使其身心处于最佳状态。

（5）老年人日常起居照护：照护人员应评估老年人着装及自我修饰等方面的能力，如穿脱衣服、系扣、拉拉链、穿脱鞋袜、系鞋带，以及洗脸、刷牙、梳头、刮脸等。满足老年人对仪容仪表美观、整洁、舒适、得体的基本需求，是保障老年人身心健康的重要方面。照护人员应根据老年人的能力水平给予指导和必要的协助，以帮助老年人完成日常的起居生活。

（6）老年人活动照护：老年人的日常活动能力（如床椅转移、平地行走、上下楼梯等）是老年人维持日常生活活动的重要基础。因此，照护人员应与老年人及其照顾者共同探讨、设计老年人的安全活动方案，掌握协助老年人身体活动的技巧和方法，为老年人提供指导和帮助，以满足老年人日常生活活动的需要。

2. 老年照护服务 从事老年照护服务需要具备与健康问题密切相关的专业护理知识与技能，才能为不同健康水平的老年人实施健康保健、疾病护理、促进康复、安宁疗护一体化的健康照护服务。

（1）一般性护理服务：指由专业性护理人员或在专业性护理人员指导下开展的护理服务。

1）护理评估：包括初次健康评估、社区活动评估、护理和治疗效果评估、各种危险因素的评估及病情评估（如监测体温、脉搏、呼吸、血压、体重、肢体循环、24 h出入量、呕吐物、大小便等）等，以便及时发现问题。

2）安全防护：以预防为主，采取适当的安全措施，以达到避免或减少老年人跌倒、坠床、噎食、误吸、走失、烫伤、猝死等意外事件的发生。安全防护包括设计安全的环境、保障安全的设施、落实安全的措施等。

3）预防感染：严格执行感染预防的制度和措施，并对为老年人提供服务的各类人员进行经常性的预防感染的培训，如手消毒、垃圾分类、通风、一次性物品的使用等。

4）健康指导：为老年人提供医疗、护理、康复方面的咨询，定期监测老年人的各项体征，进行疾病相关知识的指导，包括饮食、生活习惯、生活方式等健康知识的指导与教育。

5）协助康复：在康复专业人员的指导下，帮助老年人坚持康复训练，如老年人肢体功能障碍和认知功能障碍的康复训练、老年人慢性疾病（如心肺疾病、糖尿病等）引发的功能障碍的康复训练等。

6）安宁照护：减轻临终期老年人的疼痛，提高老年人的生活质量，做好临终期老年人的心理护理、死亡教育及家属的心理支持。

（2）与诊疗技术相关的护理服务：老年人普遍存在健康问题或疾病状况，需要由具有护士执业资格的护理人员有针对性地为老年人提供具有诊疗技术规范的护理服务。

1）病情观察：根据老年人的病情需要或遵照医嘱要求，准确地观察和测量老年人的体温、脉搏、呼吸、血压等生命体征，准确地判断老年人的意识状态、心理状态及特殊检查和治疗的情况，为老年人的进一步诊疗提供依据。

2）给药护理：严格执行医嘱，为老年人进行口服给药、注射给药、静脉输液、外用药物等治疗和护理措施。

3）预防并发症：应用护理专业知识有效地预防老年人发生坠积性肺炎，预防泌尿系统感染和皮肤感染，适当进行活动/移动功能的训练以防止肢体功能的退化。

4）皮肤伤口、造口的护理：如压疮创面的护理、伤口的护理、烫伤/烧伤的护理等。

5）治疗性管道的护理：如老年人鼻饲管、胃肠造瘘管、留置导尿管、伤口引流管、人工气道等的日常维护及更换，观察并记录管道及引流情况，预防感染和并发症的发生。

3. 紧急救援 照护人员应掌握紧急救援的知识和技能。

（1）心搏骤停急救：一旦发现老年人心搏骤停，必须争分夺秒，按照基础生命支持操作流程，就地抢救。基本抢救流程是判断意识和呼吸—胸外心脏按压—开放气道—进行人工呼吸—判断复苏效果。

（2）噎食急救：老年人在进食中突然发生严重呛咳、呼吸困难、面色发绀等症状，照护者应立即想到噎食的发生，并即刻采取急救措施。如果老年人能咳嗽，鼓励其通过咳嗽将食物咳出；如果咳嗽无效、不能咳嗽或意识不清，应立即施行海姆立克急救法。

（3）外伤救护：当发现老年人发生外伤时，在确保周边环境安全的前提下，暂时勿移动老年人，应先判断老年人的意识是否清楚。有外伤、出血者应立即进行止血、包扎；可能发生骨折、脑卒中等情况时，不要随便搬动、扶起老年人；若呼吸、心搏停止，应即刻进行心肺复苏急救。在现场救护的同时，尽快拨打急救电话。

（4）烫伤处理：当老年人发生烫伤后，应立即脱离热源，Ⅰ度、Ⅱ度烫伤即刻采取浸泡在冷水中、冲冷水、冷敷等冷却疗法，Ⅲ度烫伤或伤处水疱已破，应用清洁的敷料覆盖并迅速就医。特别需要注意的是，在去除烫伤处衣物时，应在冷却后小心剪开衣物，慢慢剥离，严禁直接脱衣物而加重皮肤组织的损伤。

4. 精神慰藉服务 精神慰藉服务是指为高龄、独居老年人提供关怀访视、生活陪伴、情感交流、心理咨询、健康生活指导、不良情绪干预等服务。照护人员为老年人提供社会化、专业化的精神慰藉服务，通过招募心理慰藉志愿者、定期陪老年人聊天、为老年人读报、节日慰问、帮助老年人整理人生经历、开展社会活动等措施，可以让老年人不再孤独，帮助老年人解开心结、快乐生活。

5. 社会参与 老年人的社会参与是在健康状况允许的前提下，为满足其自身的生活和情感需要、实现自我价值而与社会接触和互动，参与一切有益于社会的活动，从而建立"老有所乐"的社会关系的过程。照护人员应从老年人主动参与的角度出发，探索切实可行的社会参与途径。"老有所养、老有所医"是老年人参与社会的基础和保障，"老有所教、老有所学"是老年人能够且愿意参与社会的动力，"老有所为、老有所乐"是老年人保持健康活力的方向。

（三）任务实施

评估	评估照护区内老年人的构成、能力级别、服务需求等。
沟通	与照护团队成员沟通，梳理工作，合理分工。
准备	确认照护服务的人员配备、岗位职责及工作要求。
实施	1. 评估老年人的能力等级、年龄、失智程度、意识状况及使用辅具的情况。 2. 根据老年人的特点划分照护服务级别及服务重点内容，可作如下划分。 （1）三级照护：老年人能力完好或轻度失能，没有特殊健康问题，年龄＜80岁。该照护级别在日常生活照护及老年护理中的需求较少，更多的需求集中于精神慰藉、康复服务和健康养生方面。 （2）二级照护：老年人中度失能或轻度失能并伴有1～2项特殊健康问题，或年龄在80岁以上。该照护级别的内容集中于康复服务、精神慰藉和健康养生方面，但在日常生活照护中的需求有所提高。 （3）一级照护：老年人重度失能或中度失能并伴有多项健康问题，或者年龄在90岁以上。该照护级别的内容集中于生活照护、老年护理、康复服务和精神慰藉方面，对健康养生方面的需求有所降低。 （4）专门照护：老年人重度失能并伴有多项健康问题，需要24 h不间断的护理服务。该照护级别的内容多集中于日常生活照护、老年护理及疾病专科护理方面，在精神慰藉、康复治疗和健康养生方面的需求较少。 3. 设置照护工作有分工侧重的服务区，如一级、二级、三级照护区（或不同的命名，如颐养区/自理区、康养区/介助区、护养区/介护区等），以及专门照护区、安宁照护室等。 4. 确定不同老年人的照护服务级别，保障老年人入住不同的照护服务区。
记录	根据照护服务区域设置方案，确定老年人的照护服务级别，形成照护级别记录单。

（四）任务评价

班级：　　　姓名：　　　学号：　　　成绩：

评分项		分值	自我评价	教师评价	机构评价
老年人照护需求的评估	自我评估	10			
	职业素质评估	20			
	能力素质评估	25			
	业务素质评估	30			
	评估与反馈	15			
总分		100			

（五）任务小结

姓名：　　　班级：　　　学号：

学习索引		学生自测
知识点	评估老年人的照护需求	老年人日常生活照护： 老年照护服务：

续表

姓名：		班级：	学号：
学习索引			学生自测
知识点	评估老年人的照护需求		与诊疗技术相关的护理服务：
			照护服务的级别划分：
技能点	实施前准备		1.
			2.
			3.
			4.
	实施步骤		1.
			2.
			3.
			4.
			5.
			6.

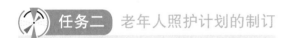

任务二 老年人照护计划的制订

（一）任务导入

1. 任务描述 夕阳红老年公寓迎接了一位新入住的老年人——张爷爷。张爷爷76岁，大学教授，3个月前患脑梗死，右侧肢体轻度偏瘫，日常生活活动能力评分为80分（进食5分、穿衣5分、如厕5分），精神状态评分为1分（画钟测试时圆未闭合，能说出2个词语），感知觉与沟通评估项中因有白内障，评分为2分，社会参与评分为5分（生活能力2分、工作能力2分、时间/空间定向1分）。

作为照护人员，请为张爷爷制订照护服务计划。

2. 任务目标

（1）知识目标：掌握制订照护计划的原则和方法。

（2）技能目标：能为老年人制订个体化照护计划，能实施照护计划并做好记录。

（3）素质目标：具有对老年人身心整体照护的理念和责任心。

（二）任务分析

1. 照护服务计划的制订原则

（1）安全性原则：老年人生理功能的退化、患病率的增加，以及存在不服老、不愿意麻烦别人的心态，都有可能增加老年人出现意外伤害的危险性，因此，在制订照护服务计划时应以安全性为首要原则，提高风险防范意识，以预防为主，加强风险防范措施，确保老年人的安全。

（2）全面性原则：对老年群体而言，应注意关注不同健康水平、不同能力级别的老年人；对老年个体而言，照护服务可以促进老年人生理、心理及社会适应能力全方位的健康。此外，照护服务过程具有全面性，因此，应建立健康保健、疾病预防、治疗期住院、康复期护理、稳定期生活照护、安宁疗护一体化的照护服务。

（3）自立支援的原则：基于支持老年人自立和提高其生命质量的理念，应鼓励老年人坚持力所能及的活动，最大限度地维持老年人的留存功能，有助于保持老年人的自理能力，增强老年人生活的信心及自尊心，提高其生活质量。

（4）共同参与的原则：在制订照护计划时，老年人应与照护人员一起参与、共同制订，以便于双方更好地沟通和了解，制订出符合老年人实际情况的可行性强的照护计划，提高老年人的执行力和依从性。

（5）平等性原则：尊重老年人平等享有健康的权利，充分利用现有的人力和物力，制订切实合理的照护服务计划，使老年人得到公正、平等的照护服务。

2. 照护服务计划的内容　在经过对老年人进行全方位的能力评估后，可根据能力等级确定老年人的照护级别，在制订照护计划时以老年人各方面的能力水平为重要依据。此外，还应考虑多方面的因素，不仅要整合照护团队，包括营养、医疗、康复、物业、社会工作等服务资源，还应依据老年人的健康水平及家庭照护情况来制订。在照护过程中，应做好即时评估和照护记录，并根据老年人的能力变化及时调整照护计划。

（三）任务实施

评估	评估老年人的能力水平，确定老年人的照护级别。依据"任务描述"中张爷爷的评估情况，老年人的4个一级指标均为1级，能力等级为"轻度失能"。
沟通	1. 向老年人及其家属了解老年人的日常生活习惯、希望得到的照护服务内容及接受服务的意愿等。 2. 向老年人介绍服务环境、照护团队人员及可提供的照护服务，取得老年人的理解和配合。
实施	1. 照护计划的首页是《老年人基本信息表》，其中不仅要有老年人的基本信息（包括性格特点、沟通能力、兴趣爱好等），还要有家庭照顾成员对老年人服务的经验体会，如日常生活起居习惯、照顾须知等。 2. 按照老年人日常生活活动、精神状态、感知觉和沟通、社会参与等各项目的评估等级，制订个性化的照护目标和照护措施，一般可以表格的形式呈现。 3. 确保照护团队实施照护计划。合理分工，鼓励老年人参与，做好照护记录，按要求实施照护措施。 4. 实施后要做好服务时间、内容、效果和人员的记录，记录要求及时、准确、真实、重点突出。 5. 照护计划实施后应再次评估。根据老年人的照护需求，动态调整照护计划。

续表

评价	检查并评价照护计划的落实情况，具体措施如下。 1. 新接受服务的老年人：2周内应关注老年人的情绪、老年人对食宿环境的适应性及照护等级服务到位的情况等。 2. 重点老年人：一般指身体出现不适情况，以及出现重点事件和需要重点交班的老年人。应关注老年人不适状态的进展情况，以确定新的照护措施。 3. 特殊老年人：一般指需要特殊关照的老年人。要给予足够的关怀，以得到老年人足够的心理满足。	
记录	照护计划信息完整、有持续评估和评价，照护服务记录单完整、及时。	

（四）任务评价

班级：　　　姓名：　　　学号：　　　成绩：				
评分项		分值	自我评价	教师评价	机构评价
老年人照护计划的制订	自我评估	10			
	职业素质评估	20			
	能力素质评估	25			
	业务素质评估	30			
	评估与反馈	15			
总分		100			

（五）任务小结

姓名：　　　班级：　　　学号：		
学习索引		学生自测
知识点	老年人照护计划的制订	照护服务计划的制订原则： 照护服务计划的内容： 与疾病相关的照护计划：
技能点	实施前准备	1. 2. 3. 4.
	实施步骤	1. 2. 3. 4. 5. 6.

（赵宸册）

第三章 老年人日常生活护理

第一节 老年人的皮肤护理

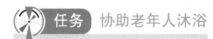 **任务** 协助老年人沐浴

（一）任务导入

1. 任务描述 王大爷，70岁，高血压病史10年，冠心病病史10年。近日感觉皮肤瘙痒，无破损，5天未洗澡，可自行行走、活动，但是需要陪护。

请结合本节内容，替王大爷选择合适的沐浴方式。其操作流程是什么？应该注意哪些事项？

2. 任务目标

（1）知识目标：掌握皮肤瘙痒的概念及沐浴的注意事项。

（2）技能目标：能为老年人进行合适的沐浴。

（3）素质目标：在帮助老年人进行皮肤清洁时体现人文关怀，做到爱老、敬老、孝老。

（二）任务分析

皮肤指身体表面包在肌肉外面的组织，是人体最大的器官，主要承担着保护身体、排汗、感觉冷热和压力的功能。皮肤覆盖全身，使体内各种组织和器官免受物理性、机械性、化学性及病原微生物的侵袭。皮肤具有温度觉、触觉、痛觉等感觉功能，还具有缓冲外界的刺激和打击、分泌皮脂和汗液的功能。皮肤最能反映人的年龄变化，同时也反映全身的健康状况。老年人皮肤结构的改变表现为皮肤干燥、粗糙、皱纹、松弛；功能改变表现为细胞更新、屏障功能、创伤愈合、免疫应答及体温调节的衰退。老年人因皮肤的老化性改变、全身和局部疾病的影响及情绪波动，常会带来皮肤干燥、瘙痒、干裂、疼痛等问题，给老年生活带来经常性的痛苦和烦恼，因此，要注重皮肤清洁和衣着卫生，以减少对皮肤的刺激。

1. 皮肤清洁 合适的水温可以促进皮肤血液循环，改善新陈代谢，延缓老化过程，还可以清除污垢和微生物，保持毛孔通畅，使汗腺和皮脂适量分泌，有利于预防皮肤病。清洗时要注意，颈部、胸下、腹股沟、会阴部等皮肤皱褶处应保持清洁和

干燥。冬季每周洗澡1次，夏季多汗，要每天用温水冲洗，但不必每天使用沐浴液。过多的洗澡或使用沐浴液可使皮脂丢失，使皮肤失去滋润，出现皮肤干燥、粗糙，易引起瘙痒或皮炎。老年人的皮肤宜选用弱酸性的硼酸香皂、羊脂香皂，以保证皮肤pH在5.5左右。沐浴用的毛巾应柔软，洗时轻擦，以防损伤角质层。皮肤瘙痒时尽量避免搔抓或烫洗等强烈的刺激，以免诱发感染。在干燥季节，浴后应在皮肤潮湿时涂擦护肤油，以使皮肤保留水分，防止机械性刺激。在冬季，特别是有手足干裂的老年人，可在晚间沐浴后或热水泡手足之后，涂上护手霜和护脚霜，再戴上棉质手套、穿袜子，穿戴一晚上或者一两个小时，可有效改善皮肤干裂状况。预防性地在晚间热水泡脚后用磨石板去除过厚的角化层，再涂护脚霜，可避免足部的干裂。

老年人在冷天也应经常沐浴，这样能更好地达到保健效果，特别是能防治颈肩腰腿痛，可使机体充分接受热水的温度、浮力、压力等各种理化因素的刺激，改善局部血液和淋巴循环，促进骨、关节、肌肉的新陈代谢，达到舒筋活血、祛炎消痛的效果。沐浴主要包括淋浴、盆浴和擦浴。

（1）淋浴的步骤与流程

1）评估

① 评估老年人的身体、皮肤情况。

② 评估老年人的配合程度，向老年人解释沐浴的目的（不仅可以清洁皮肤，还可以促进代谢、缓解疲劳、改善睡眠等）。

③ 如果居家沐浴，有心血管疾病的老年人要准备好常用急救药，询问其有没有感觉到疲惫、恶心、头晕、心悸等，有没有吃一些辅助睡眠的药物或者会引起困乏的药物。

④ 测量血压、脉搏、体温、肢体活动情况。

⑤ 询问老年人进食的时间。最好饭后1～2 h进行，可以适当喝一点儿（200～300 ml）白开水，以避免或减轻因洗澡时皮肤血管扩张、出汗而导致的各种不适，也可以少量吃点巧克力或糖果来补充能量，不要进行剧烈运动。

2）工作准备

① 环境准备：环境宽敞明亮，调节浴室温度为24～26 ℃，关闭门窗，放好洗澡椅，地面放置防滑垫。

② 护理人员准备：护理员更换短袖上衣，洗净双手。

③ 物品准备：毛巾1条，浴巾1条，浴液1瓶，洗发液1瓶，清洁衣裤1套，梳子1把，洗澡椅1把，防滑拖鞋1双，吹风机1个（必要时准备1瓶白开水，或者巧克力或糖果，对于有心血管疾病的患者可以准备急救药品）。

④ 老年人准备：护理人员协助老年人脱去衣物（先脱健侧，再脱患侧）。

3）洗浴步骤

① 护送老年人入浴：A. 备齐用物，分别放置在浴室的适宜位置。B. 协助

老年人穿着防滑拖鞋。C. 搀扶或使用轮椅运送老年人进入浴室。

② 调节水温：调节水温时要避开老年人的身体。先开冷水开关，再开热水开关（单把手开关由冷水向热水方向调节），调节水温在40 ℃左右为宜（伸手触水，温热不烫手）。

③ 脱衣坐稳：A. 协助老年人脱去衣裤。B. 搀扶老年人在洗澡椅上坐稳，叮嘱老年人双手握住洗澡椅的扶手。

④ 洗躯干：A. 辅助老年人更衣并检查老年人的皮肤情况。B. 保证老年人的安全，必要时使用沐浴带。C. 调节水温时应先放冷水再逐渐加入热水，水温调节至40 ℃左右。D. 扶着老年人的身体作前倾状，安全坐在防滑沐浴椅（凳）上。E. 再次调节水温，让老年人确认水温合适后，从足逐渐往上淋浴。F. 协助老年人涂抹沐浴露并按照由上臂、胸部、腹部、背臀部、下肢的顺序进行冲洗。G. 洗浴时要与老年人交流并随时观察老年人的反应。

⑤ 洗头：A. 检查老年人头部皮肤的情况，如有破溃禁止操作。B. 水温35～40 ℃，准备好洁发用品、梳子及防滑沐浴椅（凳）。C. 协助老年人取舒适及符合病情的体位，水盆放置于老年人的面前，毛巾围于其颈部。D. 协助老年人身体前倾，低头闭眼，头部位于水盆上方。E. 缓慢冲洗并揉搓老年人的头发。F. 适量涂抹洗发用品，用指腹揉头发并冲净。G. 取下毛巾擦干面部及头发，梳理头发至整齐。H. 颈部不能低头的老年人，应叮嘱其身体靠紧椅背，头稍后仰，手持花洒淋湿头发，边清洗边询问老年人有无头晕、心悸等不适。为老年人涂擦洗发液，双手指腹揉搓头发、按摩头皮（力量适中，揉搓方向由发际线向头顶部），同时询问并观察老年人有无不适。接下来用花洒将洗发液全部冲洗干净，关闭开关，用毛巾擦干老年人的面部及头发。

⑥ 洗脸：A. 操作前应检查老年人头面部皮肤的情况，避开创面及皮疹部位，避免使用刺激性的洁面用品。B. 准备水盆，水温35～40 ℃，备好洁面毛巾1～2条。C. 协助老年人取舒适及符合病情的体位，水盆放置于老年人面前，毛巾围于胸前。D. 用温水打湿面部，涂抹洁面用品并清洗干净。E. 擦干面部。

⑦ 清洗会阴及臀部：取少量沐浴液，一手搀扶老年人，一手清洗会阴及臀部，随后用清水冲净。

⑧ 足浴：A. 足浴前应检查老年人双足皮肤的情况，如有破溃禁止操作。B. 准备足浴盆、洗脚巾，水温35～40 ℃，备好洁足用品。C. 将老年人双足浸泡在足浴盆中进行清洗，涂抹洁足用品并揉搓足背、足底、足趾、趾缝、踝部，再次浸入足浴盆清洗后擦干。

4）擦干更衣：A. 护理人员用毛巾迅速擦干老年人的面部及头发，用浴巾包裹老年人的身体并擦干，然后涂抹润肤露。B. 协助老年人更换干净的衣裤（一侧肢体障碍时，先穿患侧，再穿健侧）。C. 协助老年人回屋休息30 min，保暖，询问其有无不适并监测其生命体征。淋浴后可适量喝水以补充水分，可以是白开水或淡茶水。

5）整理用物：将用物放回原位，开窗通风，擦干浴室地面，清洗毛巾、浴巾及老年人换下的衣物。

6）注意事项

① 老年人身体状况较好且要求单独洗浴时，注意不要锁门，可在门外把手上悬挂指示标牌。护理人员应时常询问其是否需要帮助。

② 浴室地面应放置好防滑垫，叮嘱老年人穿着防滑拖鞋，以防滑倒。

③ 先调节水温再协助老年人洗浴。调节水温时，先开冷水后开热水，水温不宜过高，建议35～40 ℃。

④ 老年人淋浴时间不可过长，以15～20 min为宜，水温也不可过高，以免发生头晕等不适。

⑤ 淋浴应安排在老年人饭后1～2 h或下顿饭前1 h，以免影响消化吸收。

⑥ 淋浴过程中，应随时询问并观察老年人的反应。如有不适，应迅速结束操作，告知专业的医护人员。

⑦ 不宜沐浴者可以擦身替代，如心脏功能不全、活动性肺结核、肿瘤破溃、化脓性炎症、身体疲乏及有出血倾向的颈肩腰腿痛患者，可以擦身替代。

⑧ "浴室综合征"的处理。老年人若出现口渴、胸闷、心悸、恶心、目眩、四肢乏力、呼吸急促，甚至晕倒或诱发心脑血管病等一系列情况时，即为"浴室综合征"的表现。尤其在冷天，室内外温差大，浴室内湿度呈饱和状态，水汽压较大，通风性差，空气混浊，氧含量少，老年人较难适应，易发生"浴室综合征"。如出现上述不适，应立即步出浴室，休息，喝茶，多可缓解。

（2）盆浴的步骤与流程

1）评估：同"淋浴"。

2）工作准备：同"淋浴"。

3）护送入浴：搀扶或使用轮椅运送老年人进入浴室。老年人坐在座椅上，浴盆中放水1/3～1/2满，调节水温在40 ℃左右为宜，浴盆里放好防滑垫，以防老年人身体下滑。

4）脱衣洗浴

① 协助老年人脱去衣裤。

② 搀扶老年人进入浴盆坐稳，叮嘱老年人双手握住扶手或盆沿。

5）清洗头发（图3-1-1）：叮嘱老年人头稍后仰，遮挡耳部，取少量洗发液用手指指

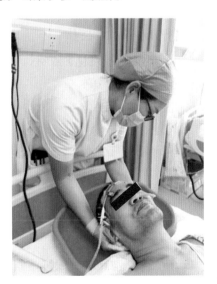

图3-1-1　床上洗头

腹按摩头部，再清洗干净。注意询问老年人有无不适症状。

6）洗脸：同"淋浴"。

7）清洗身体：手持淋浴喷头将全身冲湿，取少量沐浴液擦拭老年人的颈部、胸腹部、双上肢、背部、双下肢、会阴及臀部、双足，最后冲洗全身。注意询问老年人有无不适。

8）擦干身体：搀扶老年人出浴盆，坐在浴室座椅上，擦干老年人的身体。

9）协助老年人穿好清洁的衣裤。

10）搀扶或使用轮椅运送老年人回房间休息。

11）整理用物。

（3）擦浴的步骤与流程：擦浴适用于长期卧床、活动受限、不能自理及病情严重的老年人。

1）评估

① 评估老年人的意识，与老年人沟通。

② 评估老年人的生命体征、皮肤情况，如有无水疱、破损、皮疹等。

③ 评估老年人的感觉是否异常。

2）工作准备

① 环境准备：环境宽敞明亮，调节浴室温度在24～26 ℃，关闭门窗。

② 护理人员准备：护理员更换短袖上衣，洗净双手。

③ 物品准备：脸盆和毛巾各3个/条（分别用于面部、身体、足），浴巾，沐浴液，橡胶手套，护理垫，床单，被罩，污水桶，必要时备屏风，清洁衣裤1套，梳子1把，吹风机1个，护肤用品（爽身粉、润肤剂），便盆（必要时准备1瓶白开水，或者巧克力或糖果，对于有心血管疾病的患者可以准备急救药品）。

3）操作流程

① 核对，做好解释工作。

② 协助老年人脱去衣裤，盖好被子，先脱近侧，后脱远侧，偏瘫的老年人先脱健侧，后脱患侧。

③ 脸盆内倒入温水，浸湿小方毛巾依次擦洗面部、颈部、耳后，操作时动作要迅速、轻柔。

④ 擦拭手臂。暴露老年人的近侧手臂，将浴巾半铺半盖于手臂上。在擦浴过程中，身体暴露部位要及时遮盖，以防受凉。涂上沐浴液，由远心端向近心端擦洗，擦拭后用浴巾遮盖。

⑤ 擦拭胸部。将老年人盖被向下折叠，暴露其胸部，用浴巾遮盖其腹部，注意褶皱部位的清洗。

⑥ 擦拭腹部。将盖被向下折至大腿根部，用浴巾遮盖胸部，擦拭腹部。

⑦ 擦洗背臀。协助老年人翻身侧卧，使其面部朝向照护人员，将被子向上

折起，暴露老年人的背部和臀部，将浴巾一侧边缘铺于老年人的背下，擦拭背部、臀部。

⑧ 协助老年人取平卧位，盖好被子。

⑨ 擦拭下肢。暴露一侧下肢，浴巾半铺半盖，清洗完一侧再清洗另一侧，注意保暖及隐私。

⑩ 擦拭会阴。使用专用水盆，盛装温水1/3盆。A．老年女性的擦洗顺序是由阴阜向下至尿道口、阴道口及肛门，清洗毛巾后分别擦洗两侧腹股沟。B．老年男性的擦洗顺序是尿道口、阴茎、阴囊、腹股沟及肛门。

⑪ 盖好被子，撤下浴巾，撤去护理垫。

⑫ 清洗足部。

⑬ 撤去水盆、护理垫，协助老年人更换清洁的衣裤。盖好被子，必要时更换床单。

2. 皮肤常见问题的护理

（1）衣着卫生的原则

1）服装款式与颜色的选择应符合老年人的个性，穿着以舒适、端庄、合体为原则。

2）合适的装扮有助于增进老年人社交时的自信心，服装要便于穿脱、活动。

3）上衣和裤腰的拉链上应留有手环，便于老年人拉动。衣服纽扣不宜过小，以方便系扣。前开门式上衣要便于老年人穿脱。鼓励但不求老年人穿色彩明快的服装。

4）内衣应选用质地柔软、光滑、吸湿性能强、通气性好的纯棉、麻、丝织品。

5）根据老年人不同的身材，选择适当宽松的内衣可减少皮肤磨损，也有利于皮肤代谢物的排泄，预防皮肤病。内衣裤、袜子要勤换洗，洗净后内面向外翻出晾晒，充分利用紫外线的杀菌作用，出汗后要及时更换。冬衣、鞋的质地应松、软、轻，保暖性能好。

6）袜子宜选择棉质的松口袜，既舒适，又不会引起皮肤瘙痒。

（2）皮肤瘙痒症：临床上将只有皮肤瘙痒而无原发性皮肤损害的情况称为瘙痒症。皮肤瘙痒症是临床常见的皮肤病之一，分全身性和局限性2种，多见于老年人。局限性皮肤瘙痒症多发生于身体的某一部位，老年人多见于大腿和小腿部。

1）危险因素

① 内因：首先是皮肤退行性变化使皮肤变得干燥，其次是内脏疾病。例如：肝胆疾病造成的肝外胆汁淤积，使血液内的胆酸滞留，刺激皮内感觉神经末梢；慢性肾衰竭引起的尿素及其他代谢产物在体内蓄积，可刺激皮内感觉神经末梢；中枢神经系统兴奋，如情绪激动、紧张、焦虑、抑郁等，均可发生或

加重瘙痒。

② 外因：季节的变化在老年人的皮肤瘙痒症中起着非常重要的作用，如冬季气候干燥，可加重瘙痒；药物因素，如辛可芬、阿片类、氯丙嗪、水杨酸盐、奎宁、利血平等；感染肠道寄生虫、阴道滴虫、念珠菌、粪链球菌、大肠埃希菌等可引起肛门或阴道瘙痒；食物因素，如辛辣、刺激的调味品等；外用及接触各种化学物品（如消毒剂、杀虫剂、染料等），或者皮肤直接接触化纤、毛料衣服可引起局部皮肤瘙痒。

2）临床表现：瘙痒是老年人的常见主诉，可使老年人寝食不安，身体上可见抓痕及皮损，如未得到及时处理会使皮肤发生继发感染。

（3）护理评估

1）询问老年人瘙痒的部位、发作的频率和程度、洗澡的频率、水温、沐浴液（皂）的性质（偏酸或偏碱）、润肤剂的使用情况、用药史、有无全身或局部相关疾病等。

2）对老年人进行全面的体格检查，以明确是全身性疾病还是皮肤老化性改变。

3）对原因不明的瘙痒，除全身体格检查外，还要做血常规、尿常规、尿糖、肝功能、血清胆红素、尿素、血糖、肝脾B超等检查。对肛门、外阴局限性瘙痒，则要进行真菌、细菌、寄生虫学检查。

（4）常见护理诊断/医护合作问题

1）舒适的改变：与皮肤的清洁、保养不得当，接触各类化学物品、化纤毛料衣服，干燥气候，服用某些药物、麻醉药、刺激性食品，局部真菌、寄生虫感染有关；或者与全身相关性疾病、情绪激动、紧张、焦虑、抑郁等有关。

2）焦虑：与顽固性瘙痒有关。

（5）护理目标：患者瘙痒减轻，焦虑、紧张的情绪得到改善，睡眠质量得到改善。

（6）护理措施

1）洗澡要讲究：老年人洗澡次数不宜过多，水温不宜过高，一般以35～40℃为宜，不要用热水烫澡。洗澡时间不宜过长，以15～20 min最好，洗澡时不宜用碱性较大的肥皂，因为这种肥皂去脂效力太大，会增加皮肤干燥的程度，因此，应使用中性肥皂。

2）使用护肤用品：老年人油脂分泌少，皮肤干燥，故需要经常擦些护肤用品，如护肤膏、护肤霜、护肤油等，可以使皮肤保持一定的湿度和滋润度，有利于防止皮肤瘙痒。

3）饮食要有利于健康：老年人平日营养要充分，膳食调配要适当，饮食宜清淡，不要吃得太咸、太腻，少吃或不吃辛辣等刺激性食物，多吃新鲜的蔬菜，不饮酒，少饮或不饮浓茶和浓咖啡。

4）生活要规律：皮肤瘙痒在生活不规律、睡眠不佳、休息不好、心情不舒畅时会加重，因此，老年人必须注意生活规律，睡好觉，不要过度劳累，保持排便通畅。

5）衣服要干净舒适：选择宽松、棉质、舒适的衣服。

3. 烫伤的护理　老年人感觉迟钝，对冷热觉不灵敏，因此，在沐浴、热敷、使用热水袋时，应严格掌握温度及时间，以防烫伤。对于老年人在家里自己使用的设备，如烤灯、电动按摩器等，家属或护理员要耐心讲解使用方法，直到老年人熟练掌握为止，尤其要注意低温引起的烫伤。

（1）低温烫伤：指取暖设备尽管基础温度不高，但因皮肤长时间接触高于体温的低热物体而造成的烫伤。接触70 ℃的温度持续1 min，皮肤可能会被烫伤，而当皮肤接触60 ℃的温度持续5 min以上时，也有可能被烫伤，这种烫伤就称为"低温烫伤"。

（2）预防及护理

1）进行低温烫伤相关知识的健康宣教。耐心向老年人讲解烫伤的知识，增强老年人的安全防范意识，避免低温烫伤的发生。

2）评估危险因素：①询问老年人有无烫伤史；②评估老年人有无热敷或保温的习惯；③了解家属或陪护人员对宣教内容的理解和接受程度。

3）其他安全措施：①防止热源（如暖水袋、暖宝宝、热水瓶等）直接接触皮肤。如果非要使用，时间最好不要过长，禁忌将其直接接触皮肤。②使用热水袋前应先检查有无橡胶老化及渗漏，以防使用过程中发生爆裂。装入水位禁止过满，水温不要超过50 ℃，并排尽袋内的空气，不要挤压热水袋，并随时观察保暖部位有无发红和起疱。③为高龄老人洗脸、洗脚、擦澡时，一定要控制水温在40 ℃左右，并根据患者的个体差异调节水温，老年人及陪护人员在使用热水时一定要先测试温度再使用，不可直接用到老年人身上。

4）发生烫伤应立即冷敷患处，并及时就医，以免创面加重，导致经久不愈等严重后果。有些创面较小且痛感不强，不可自行使用酱油、食醋、碱水、牙膏等偏方。

（三）任务实施

评估与沟通	与服务的老年人及其家属进行沟通，评估老年人，对照中级老年照护职业技能的要求，制作评价表，进行自评和他评，照护人员协助老年人沐浴的能力如下。 1. 在护理班组长的指导下，认真做好老年人的生活护理工作，有爱心、责任心。 2. 沐浴前评估老年人身体状况的能力。 3. 与老年人进行沟通配合的能力。 4. 准备用物的能力。 5. 掌握沐浴流程的能力。 6. 沐浴过程中注意遮挡隐私、照顾老年人心理的能力。 7. 沐浴危险因素的预防能力。

续表

准备	1. 学习资料的收集：购买相关图书或网上搜集学习资料，自主学习老年人照护相关知识，如老年人心理学知识等。 2. 榜样人物的查找：查找本单位或其他单位的老年照护岗位优秀榜样人物，将其作为学习典范，进行沐浴相关视频教学。 3. 制订沐浴方式及协助方案。
实施	1. 制订理论知识学习计划：养成学习习惯，掌握沐浴的流程及注意事项。 2. 根据老年人身体情况进行评估，选择合适的沐浴方式。 3. 与老年人沟通，消除老年人的心理障碍并给予心理疏导。 4. 选择临床优秀照护人员示范沐浴，并掌握沐浴的操作流程。 5. 沐浴过程中应注意老年人的病情变化及危险因素的发生。
整理	整理理论学习内容和实践学习心得。
记录	撰写工作日志，定期总结，积累经验，反思不足。

（四）任务评价

班级：　　　姓名：　　　学号：　　　成绩：

评分项		分值	自我评价	教师评价	机构评价
老年护理人员素质评估	自我评估	10			
	沐浴前评估	15			
	沐浴前沟通能力评估	20			
	沐浴准备工作评估	20			
	沐浴操作流程掌握能力评估	20			
	评估与反馈	15			
总分		100			

（五）任务小结

姓名：　　　班级：　　　学号：

学习索引		学生自测
知识点	老年人的皮肤清洁与衣着卫生	沐浴的作用：
		沐浴的方式：
		淋浴及擦浴的评估内容：
	皮肤瘙痒症	概念、危险因素及护理措施：

续表

姓名：		班级：　　　　　学号：
\multicolumn{2}{l}{学习索引}	学生自测
技能点	实施前准备	1. 2. 3. 4.
	实施步骤	1. 2. 3. 4. 5. 6.

（高　丽）

第二节　老年人的饮食护理

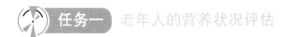 任务一　老年人的营养状况评估

（一）任务导入

1. 任务描述　王奶奶，78岁，身高160 cm，体重50 kg。一次因走路不慎跌倒致髋部骨折，行手术治疗，现卧床。平时爱吃素食，不爱吃肉。今天中午素包子吃了半个就不吃了，而且最近总是睡觉，不爱活动。

针对王奶奶的饮食状况，你如何对其进行饮食指导？

2. 任务目标

（1）知识目标：掌握老年人的营养状况评估及老年人对营养素的需求。

（2）技能目标：针对老年人的饮食缺陷，制定相应的饮食方案。

（3）素质目标：提升自我营养知识水平，能很好地指导老年人合理进食，满足老年人的营养需求。

（二）任务分析

随着社会和经济的发展，人们生活水平不断提高，人口不断增多，人口老龄化日益明显，我国已经进入老龄化社会。预计至2050年，每3个人里就会有1位

老年人。老年人由于特殊生理代谢特点和疾病的作用，容易罹患营养不良。早期简单、快速的评估筛查可以有效减少老年人营养不良的发生率。

1. 评估方法 可以选择微型营养评定简表（mini-nutritional assessment short-form，MNA-SF）进行筛查（表3-2-1），主要包括过去3个月的饮食情况、过去3个月的体重情况、躯体移动情况、过去3个月的精神压力及疾病情况、神经精神问题、体重指数6个方面。所有项目总分为14分，其中0～7分为营养不良，8～11分有营养不良的风险，12～14分为营养正常。

表3-2-1 微型营养评定简表（MNA-SF）

项目	评分方法
过去的3个月内是否由于消化、吞咽、咀嚼、食欲下降等原因导致进食减少	0分：严重食物摄入减少 1分：中度食物摄入减少 2分：食物摄入无改变
过去的3个月内有无体重减轻	0分：体重减轻>3 kg 1分：不知道 2分：体重减轻1～3 kg 3分：无体重减轻
移动	0分：只能卧床或坐轮椅 1分：能离开床或椅子，但不能外出 2分：可户外活动
过去的3个月内是否存在精神压力或疾病	0分：是 1分：否
神经精神问题	0分：严重智力减退或抑郁 1分：轻度智力减退 2分：无
BMI/（kg·m^{-2}）*	0分：BMI<19 1分：19≤BMI<21 2分：21≤BMI<23 3分：BMI≥23

注：BMI.体重指数；*. 如果无法获得BMI，可用小腿围代替，0分代表小腿围<31 cm，3分代表小腿围≥31 cm。

2. 老年人的营养需求 食物中的营养素主要包括蛋白质、脂肪、碳水化合物、矿物质及微量元素、维生素及水。随着老年人的器官老化，其运动量及对各种营养素的需求与青壮年不同，其饮食中所含营养素要做到种类齐全、数量适宜、营养均衡，合理控制饮食总热量。热量是一切生物维持生命和生长发育及从事各种活动所必需的能量。老年人的营养要合理，荤素、粗细、干稀搭配要符合营养要求。人体的产能营养素是蛋白质、脂肪、碳水化合物，它们均能为机体提供热量。饮食中蛋白质、脂肪、碳水化合物的比例要适当，三者的热量占比分别为10%～15%、20%～25%、60%～70%，早、中、晚餐的能量分配应分别占总能量的30%、40%、30%。老年人的饮食热量是否合适可以通过观察体重变化来衡量。

男性老年人标准体重（kg）＝［身高（cm）－100］×0.9

女性老年人标准体重（kg）＝［身高（cm）－105）］×0.92

（1）碳水化合物：碳水化合物供给能量应占总热量的60%～70%。随着年龄增长，体力活动和代谢活动逐步减低，热量的消耗也相应减少。一般来说，60岁以后热量的提供应较年轻时减少20%，70岁以后减少30%，以免过剩的热量导致超重或肥胖并诱发一些常见的老年疾病。老年人摄入的碳水化合物以多糖为宜，如谷类、薯类含较丰富的淀粉。在摄入多糖的同时，还可提供维生素、膳食纤维等其他营养素。而过多摄入单糖、双糖（主要是蔗糖，如砂糖、红糖等）会诱发龋齿、心血管疾病及糖尿病。

（2）蛋白质：原则上为优质、少量。老年人的体内代谢过程以分解代谢为主，需要较丰富的蛋白质来补充组织蛋白的消耗，但由于其体内的胃胰蛋白酶分泌减少，过多的蛋白可加重老年人消化系统和肾的负担，因此，每天的蛋白质摄入不宜过多，蛋白质供给能量应占总热量的10%～15%。另外，还应尽量摄入优质蛋白，建议老年人每天摄入量为1.0～1.2 g/kg。日常进行抗阻运动的老年人每天蛋白质摄入量应≥1.2 g/kg，如豆类、鱼类、瘦肉、禽类、奶制品等均可以多摄入。

（3）脂肪：老年人胆汁酸的分泌减少，脂酶活性降低，对脂肪的消化功能下降，且老年人体内脂肪组织随年龄增长而逐渐增加，因此，膳食中过多的脂肪对心血管系统和消化系统不利。但另一方面，若进食脂肪过少，又会导致脂肪酸缺乏而发生皮肤病，并影响脂溶性维生素的吸收，因此，脂肪的适当摄入也十分重要。总的原则是脂肪供给能量应占总热量的20%～25%，应尽量选用含不饱和脂肪酸较多的植物油，减少膳食中饱和脂肪酸和胆固醇的摄入，如多吃花生油、豆油、菜油、玉米油等，尽量避免猪油、肥肉、酥油等动物性脂肪的摄入。

（4）无机盐：老年人容易发生钙代谢的负平衡，特别是绝经后的女性，由于内分泌功能的衰减，骨质疏松的发生将进一步增加。应强调适当增加含钙食物的摄入，并增加户外活动以促进钙吸收。由于老年人体内胃酸较少，且消化功能减退，因此，应选择容易吸收的钙质，如奶类及奶制品、豆类及豆制品、坚果（如核桃、花生）等。此外，铁参与氧的运输与交换，铁的缺乏可引起贫血，因此，应注意选择含铁丰富的食物，如瘦肉、动物肝、黑木耳、紫菜、菠菜、豆类等，而维生素C可促进人体对铁的吸收。老年人往往喜欢偏咸的食物，容易引起钠摄入过多而钾摄入不足，钾的缺乏可使肌力下降而导致人体出现四肢无力、呼吸困难等症状。

（5）维生素：维生素在维持身体健康、调节生理功能、延缓衰老的过程中起着极其重要的作用。富含维生素A、维生素B、维生素C的饮食可增强机体抵抗力，特别是B族维生素能增加老年人的食欲。蔬菜和水果可增加维生素的摄入，且对于老年人有较好的通便功能。研究表明，脂肪酸、维生素C、维生素D、维生素E、类胡萝卜素、硒等有益于延缓肌肉衰减，因此，老年人应增加富含n-3多不饱和脂肪酸、维生素D食物（如海鱼类、蛋黄、动物肝脏）的摄入。经常户外活动，增加阳光照射，也有利于提高血清中维生素D的水平。

（6）膳食纤维：主要包括淀粉以外的多糖，存在于谷、薯、豆、蔬果等食物中。膳食纤维不被人体所吸收，但在帮助通便、吸附由细菌分解胆酸等而生成的致癌物质、促进胆固醇的代谢、防止心血管疾病、降低餐后血糖及防止热量摄入过多等方面均起着重要的作用。老年人的摄入量以每天30 g为宜。

（7）水分：失水10%就会影响机体功能，失水20%即可威胁人的生命。如果水分不足再加上老年人结肠、直肠的肌肉萎缩，肠道中黏液分泌减少，很容易发生便秘，严重时还可发生电解质失衡、脱水等。但过多饮水也会增加心、肾负担，因此，老年人每天饮水量（除去饮食中的水）一般以1500 ml左右为宜。饮食中可适当增加汤羹类食品，既能补充营养，又可补充相应的水分。

（8）三餐热量比例：早、中、晚三餐的能量分配分别占总能量的30%、40%、30%。但老年人尤其是在高龄老年阶段，消化、吸收功能下降，糖耐量也有不同程度的减退，因此，提倡少食多餐，可以改为一日五餐。

链接

老年人饮食"五少""七多""三平衡"

"五少"：少吃盐；少吃糖；少吃动物脂肪及含胆固醇高的食物；少吃多餐；少吃油炸、煎、腌、冻等难以消化的食物。

"七多"：多饮水；多食新鲜蔬菜、水果；多吃含钙、磷、铁微量元素丰富的食物；多食可健脑、防早衰的食品；多食鱼类；多食具有降脂功能的黑色食品；多食防癌食品。

"三平衡"：酸碱平衡，即进食不可偏废，否则轻者影响消化、吸收，重者可出现酸中毒、碱中毒；营养平衡，即粗粮、细粮搭配，否则会出现营养不平衡；热量平衡，一般老年人每天需要消耗的热量应是60～70岁1700～2000 kcal，70岁以上为1600～1800 kcal。

3. 影响老年人营养摄取的因素

（1）生理因素：随着年龄增长，老年人味觉功能下降，咀嚼功能减退，吞咽困难，从而影响进食，又由于消化功能减退、饮食结构改变、活动量减少，容易发生便秘，而便秘容易引起腹胀、饱腹感，进而少吃或者不吃，从而影响营养素的吸收。

（2）病理因素：许多疾病都可以影响食物和营养的摄取、消化、吸收，如口腔疾病、发热、甲状腺功能亢进、重大手术后等。

（3）食物过敏：老年人对某些特定食物，如牛奶、海产品、鸡蛋等，可能会过敏，导致腹泻、哮喘、荨麻疹等症状，从而影响食物的吸收。

（4）心理因素：焦虑、抑郁、恐惧等情绪会抑制胃肠蠕动及消化液的分泌，导致食欲降低。

（5）社会因素：老年人都有自己的饮食习惯，如食物选择、烹饪方法、进食时间、环境等。对于独居老人及经济困难的老人，可能不能满足这些条件。

（6）营养知识缺乏：生活中往往存在一些饮食误区。例如，人们常说"千金难买老来瘦"，老年人会觉得瘦更好，其实不然，过瘦会造成老年人肌少症的发生，导致不同程度的营养失调。

4．老年人的饮食原则

（1）平衡膳食、饮食多样化

1）老年人饮食品种要多样化，除了米饭、花卷，还可以摄入荞麦、燕麦等各种杂粮，土豆、红薯也可以作为主食。

2）做到餐餐有蔬菜、有肉（如禽类、瘦肉、海产品等），动物性食物每天换着吃。

3）进食适量水果、大豆类食物、牛奶等。食物要含高蛋白质、高维生素、高纤维素，做到低脂肪、少盐、少油、少糖、少辛辣调味品等。

（2）饮食易消化吸收：老年人的咀嚼功能减退，食物要尽量做到松软，少吃油炸、过黏的食物。

（3）营造良好的进食氛围：老年人离开工作岗位，尤其是空巢、独居的老年人，应注重心理问题，家人的陪伴和支持更能促进老年人的身心健康。丰富食物的色泽、风味，更能增加食欲。

（4）适量运动：老年人应适量运动，减少久坐，保持适宜体重（体重指数为$20.0\sim26.9~kg/m^2$）。运动不仅可以增加食欲，还可以延缓肌肉流失，推荐散步、快走、太极拳、八段锦等运动形式。

（三）任务实施

评估与沟通	根据影响老年人营养摄入的因素、营养需求及营养评估等相关内容制订老年人营养照护方案，根据照护方案结果，对照中级老年照护职业技能的要求，制作评价表，进行自评和他评。照护人员的营养评估能力如下。 1. 掌握老年人营养需求的能力。 2. 了解老年人营养摄入影响因素的能力。 3. 根据老年人身体营养评估及饮食原则制订饮食方案的能力。
准备	1. 学习资料的收集：购买相关图书或网上搜集学习资料，自主学习老年人照护及营养膳食指南的相关知识。 2. 榜样人物的查找：查找本单位或其他单位的老年照护营养师及营养护理师，将其作为优秀榜样人物和学习典范。 3. 制订营养师能力养成方案。

续表

实施	执行营养师能力养成方案，步骤如下。 1. 制订理论知识学习计划：养成学习习惯，定期上网查找相关文献或相关营养膳食指南及营养方面的论坛，不断更新理论知识；对收集的相关知识认真阅读、消化理解；养成做阅读笔记的习惯，将学习的最新知识做好笔记，便于反复查阅。 2. 实施计划：与榜样人物交流，分享榜样人物的工作心得及营养实施方案计划，评估老年人的营养状况及影响老年人营养摄入的因素（如生理、社会、心理、疾病等因素），根据老年人营养摄入原则执行营养照护方案。 3. 定期评估计划实施结果，进行自我反思和总结整理。
整理	整理理论学习内容和实践学习心得。
记录	撰写工作日志，定期总结，积累经验，反思不足。

（四）任务评价

班级： 姓名： 学号： 成绩：				
评分项	分值	自我评价	教师评价	机构评价
老年护理人员营养照护师评估	自我评估	10			
	营养摄入影响因素评估	15			
	营养状况评估	20			
	营养素需求能力评估	20			
	营养饮食原则能力评估	20			
	评估与反馈	15			
总分	100			

（五）任务小结

姓名： 班级： 学号：		
学习索引		学生自测
知识点	老年人营养状况评估的评分方法	在过去的3个月是否由于消化、吞咽、咀嚼、食欲下降等原因导致进食减少： 在过去的3个月有无体重减轻： 移动： 在过去的3个月是否存在精神压力或疾病： 神经精神问题： 体重指数：

续表

姓名：　　　　　班级：　　　　　学号：	
学习索引	学生自测
知识点　老年人营养素需求	老年人营养素摄入种类、老年人饮食原则、影响营养摄入的因素：
技能点　制订营养方案	1.
	2.
	3.
	4.
	5.
	6.
	7.
	8.
	9.
	10.

任务二　老年人的特殊进食帮助

（一）任务导入

1. 任务描述　王奶奶，78岁，身高160 cm，体重50 kg。因高血压致脑梗死后，遗留吞咽困难，心情低落。经过一番沟通和交流，王奶奶答应置入鼻胃管。你如何为王奶奶进行鼻饲喂养？

2. 任务目标

（1）知识目标：掌握鼻饲的概念、鼻饲的评估及注意事项。

（2）技能目标：掌握鼻饲的操作方法。

（3）素质目标：在掌握鼻饲操作的前提下，能为老年人准备鼻饲饮食且注重人文关怀。

（二）任务分析

老年人神经反射活动相对下降，吞咽肌群不协调，可出现吞咽障碍；牙齿缺失，咀嚼功能差，唾液分泌减少，不能充分咀嚼，易造成咽下困难、呛咳、哽噎等；呛咳、哽噎等可引起吸入性肺炎或窒息。有认知障碍的老年人不知呼救，常可危及生命。因此，应做好老年人进食的护理，以防进食引起意外情况的发生。

1. 一般老年人进食护理

（1）进食前准备

1）饭前开窗通风，营造整洁的进餐环境。

2）协助老年人洗手，清除口腔异味，排空膀胱，提醒老年人"准备就餐"，使其做好精神准备，提高食欲。

3）根据老年人的身体状况，摆放老年人的进餐体位，尽量取坐位或半坐位。

4）要选择易在口腔内移动、软且易于消化的食物，如蛋羹、菜粥等。不宜给老年人年糕、栗子等易哽噎的食物。食物不宜过冷、过热，一般以38～40 ℃为宜。

（2）进食时的护理：进食时注意力要集中。生活能自理的老年人，应鼓励其自己进餐，家人可给予必要的协助。吃干食易哽噎者，进食时应准备水或饮料；进稀食易呛咳者，应把食物加工成糊状。卧床的老年人应使其头部转向一侧。对面部偏瘫的老年人，食勺应从健侧放入，尽量送至其舌根部。喂汤时，应从唇边送入，不要从口正中直入，以免呛咳，每勺的食物量不要太多，进食速度不宜过快。

（3）进食后的护理：进食后指导老年人保持坐位30 min以上，协助其漱口，保持口腔清洁。卧床老年人进食后不要马上翻身、叩背和吸痰，以防食物反流。

2. 鼻饲老年人进食护理

（1）鼻饲的概念：指将胃管经鼻腔插入胃内，从胃管内灌注流质饮食、水、药物的方法。

（2）鼻饲的适应证：不能由口进食者，如意识障碍、昏迷、口腔疾病及口腔手术后或不能张口者。

（3）鼻饲的禁忌证：上消化道出血，食管-胃底静脉曲张，鼻腔、食管手术后，以及食管癌和食管梗阻的患者。

（4）评估

1）与老年人沟通和交流，询问其进食要求，有无恶心、呃逆等症状。

2）评估老年人的意识状态、合作程度，胃管是否脱出，是否固定良好。

3）评估胃潴留情况。

（5）准备用物

1）环境准备：整洁，安静，舒适，安全。

2）老年人准备：询问老年人是否排便，摆放舒适体位。

3）用物准备：鼻饲食物温度适宜（38～40 ℃），温水，毛巾，纸巾，50 ml注射器。

（6）操作流程

1）准备好温度适宜的食物。

2）再次询问老年人食欲及有无不适症状（如恶心、呕吐等）。

3）协助老年人摆好体位、床头抬高30°以上，能坐的尽量选择坐位。

4）再次检查胃管是否固定良好，回抽胃液（注意颜色、量、性状）。

5）先注入20 ml温水，再缓慢注入饮食，注入完毕后再次注入20 ml温水。

6）固定好胃管、保持现有体位30 min。

7）整理床单位，洗手，记录饮食的种类及量。

（7）鼻饲注意事项

1）体位的选择。鼻饲时一般常采用坐位或半卧位（床头抬高＞30°），鼻饲后尽量保持坐位或半卧位30～45 min，以减少误吸的发生。

2）注意胃管置入长度。每次鼻饲前应检查胃管深度，抽吸并评估胃内残余量。注意保护好固定位置，尽量不要让老年人去抓。一旦发现胃管不在固定位置，一定要及时到医院或请专业人士检查才能继续喂养。

3）注意鼻饲液的温度。一般为38～40 ℃，居家时可滴在掌侧腕部以不烫为准。鼻饲后要注入温开水冲洗胃管，应避免翻身、吸痰及刺激患者咽喉部，以免诱发误吸。鼻饲过程中，如出现呛咳、呼吸困难，应立即停止鼻饲，对症处理。

4）注意鼻饲液的量：首次鼻饲要少量多次，缓慢灌注，逐次加量。鼻饲量一般每次不超过200 ml，间隔时间不少于2 h，4～6次/天。

5）每次喂食前先回抽胃液，如发现胃液颜色呈深棕色、黑色、红色等，应立即停止喂食，寻找专业医护人员做进一步检查。

6）如果每次喂养前抽出胃液＞150 ml，应暂停喂养，2 h后再判断胃潴留情况。

7）每次喂养前后打开胃管，应反折胃管前段，以防止空气进入而造成腹胀。

8）应用注射器打入食物时，应排空注射器里的空气，以免发生腹胀、呃逆等症状。

（三）任务实施

评估与沟通	与服务的老年人及其家属进行沟通，评估老年人的吞咽能力，制订相应的喂养方案，对照中级老年照护鼻饲喂养能力的要求，制作评价表，进行自评和他评，照护员应具备的喂养能力如下。 1.掌握鼻饲喂养适应证的能力。 2.理解鼻饲喂养作用的能力。 3.掌握鼻饲喂养禁忌证的能力。 4.掌握鼻饲喂养操作的能力。 5.鼻饲喂养前进行准确评估的能力。 6.与老年人沟通配合的能力。 7.掌握鼻饲喂养过程注意事项的能力。
准备	1.学习资料的收集：购买相关图书或网上搜集学习资料，自主学习老年人鼻饲喂养照护。 2.榜样人物的查找：查找本单位或其他单位的优秀老年照护师，由他们进行培训，向其学习临床经验及如何做到理论与实践相结合。 3.制订鼻饲喂养操作计划方案。

实施	执行鼻饲喂养操作计划方案，步骤如下。 1. 制订理论知识学习计划：养成学习习惯，与榜样人物交流，分享榜样人物的工作心得和体会；跟班榜样人物，学习专业鼻饲喂养技能和人文素养。 2. 寻找现实学习榜样：在本单位寻找一位德技双馨的优秀老年照护人员作为学习榜样，由其进行鼻饲喂养现场教学或视频教学。 3. 进行鼻饲喂养评估。 4. 与老年人沟通，使老年人配合。 5. 准备物品，做到理论和实践相结合，按照鼻饲喂养流程，对老年人进行鼻饲喂养操作。 6. 喂养过程应注意观察老年人有无不适症状。
整理	整理理论学习内容和实践学习心得。
记录	撰写工作日志，定期总结，积累经验，反思不足。

（四）任务评价

班级：	姓名：	学号：	成绩：		
评分项		分值	自我评价	教师评价	机构评价
老年护理人员素质评估	自我评估	10			
	鼻饲喂养前的老年人评估	15			
	鼻饲喂养沟通能力评估	20			
	鼻饲喂养准备用物能力评估	20			
	鼻饲喂养操作流程评估	20			
	评估与反馈	15			
总分		100			

（五）任务小结

姓名：	班级：	学号：
学习索引		学生自测
知识点	特殊饮食照护	鼻饲的概念：
		鼻饲的评估：
		鼻饲的注意事项：
技能点	鼻饲饮食操作	1.
		2.
		3.
		4.
		5.

续表

学习索引		学生自测
	姓名：　　　　班级：　　　　学号：	
技能点	鼻饲饮食操作	6.
		7.
		8.
		9.
		10.

（高　丽）

第三节　老年人的排泄护理

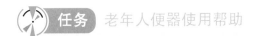 **任务** 老年人便器使用帮助

（一）任务导入

1. 任务描述　李奶奶，76岁，最近因腰椎骨折入院，但是可以佩戴腰托下床活动。近日每天喝水约800 ml，喜欢吃肉不爱吃蔬菜，大小便需要帮助。近日排便时间延长，排便时用力，生病之前可以蹲厕。

如何指导李奶奶的饮食并协助其排便？

2. 任务目标

（1）知识目标：掌握便秘和便失禁的概念、护理评估及临床表现。

（2）技能目标：能协助老年人使用便器。

（3）素质目标：提升自身护理技能，有足够的责任心、爱心、细心和耐心来对待老年人并解决问题。

（二）任务分析

1. 便秘　便秘是指排便困难、排便次数减少（每周<3次）且粪便干硬，便后无舒畅感。便秘是老年人的常见症状，约1/3的老年人会出现便秘，以功能性便秘多见。生理、心理、社会等多种因素均会影响正常的排便。

（1）危险因素

1）生理因素

①年龄：随着年龄的增长，老年人对一些内脏的感觉有减退的趋势，常未能

察觉每天结肠发出数次的蠕动信号，从而错过排便时机。老年人身体各部位的肌群，包括腹部肌肉、盆底横纹肌和结肠平滑肌的收缩力均减弱，从而增加了排便的难度。

② 个人排便习惯：老年人排便时的排便时间、环境、姿势等都会有自己的习惯，如习惯发生改变则会影响排便。

2）饮食因素：过于精细的饮食、热量摄入过少、饮水量不足、果蔬摄入过少等均会引起膳食纤维的缺乏，容易造成便秘。

3）活动减少：久病卧床或活动量过少，会使肠壁肌间神经丛兴奋性低下，肠壁肌张力减弱，肠内容物通过迟缓，胃肠蠕动减慢，使粪便的水分吸收过度。

4）精神、心理因素：精神抑郁可引起条件反射障碍或高级中枢对副交感神经抑制加强，使分布在肠壁的交感神经作用加强，从而抑制排便。

5）社会文化因素：当排便需他人协助时，可能会压抑便意，导致便秘。

6）药物因素：如阿片类镇痛药、缓泻药、抗胆碱药及抗抑郁药等均能导致结肠平滑肌功能失调。

7）疾病因素：肛裂、痔疮及结直肠阻塞性疾病，如直肠肿瘤、肠缺血等；神经性疾病，如脊髓病变、帕金森病、脑血管意外、痴呆症等；内分泌疾病，如甲状腺功能减退等。

（2）临床表现

1）排便次数减少：每周排便<3次、粪便干硬、排便费力、排不尽、肛门坠胀感。

2）排便时间延长：每次排量少，时间甚至长达30 min以上。

3）便秘：可导致腹部不适、食欲降低及恶心。

4）全身症状：头晕、头痛、乏力、舌苔变厚、焦虑、坐卧不安、睡眠障碍、焦虑等，还会导致肠梗阻、溃疡性结肠炎、溢出性粪便失禁或矛盾性腹泻。

（3）护理评估

1）询问老年人便秘开始的时间、排便的频率、排便是否用力。

2）评估老年人的粪便性状，以及便秘程度对其生活的影响。

3）评估老年人的用药情况、有无伴随症状及日常饮食情况。

4）评估老年人每天的运动方式及时间。

5）评估老年人同时存在哪些疾病及其用药情况。直肠指检以排除直肠、肛门的疾病；结直肠镜或钡剂灌肠，以排除结直肠病变及肛门狭窄。

6）评估老年人有无焦虑、抑郁、睡眠障碍等。

（4）常见护理诊断

1）便秘：与肠蠕动减慢、用药不当及不良生活习惯有关。

2）焦虑：与老年人便秘，担心并发症及预后有关。

3）舒适度减弱：与排便困难、便后无舒畅感有关。

4）知识缺乏：缺乏合理饮食、健康生活方式及缓解便秘的方法等相关知识。

（5）护理目标：老年人能描述引起便秘的因素，保证每天饮食中含纤维素食物的量及水分的摄入，坚持每天锻炼，合理膳食，定时排便。对严重便秘者，应注意药物不良反应。

（6）护理措施

1）合理膳食：饮食调整是治疗便秘的基础。《2013年中国慢性便秘诊治指南》推荐：应摄入膳食纤维25～35 g/d，膳食纤维本身不被吸收，能吸附肠腔水分从而增加粪便容量，刺激结肠，增强肠动力，含膳食纤维丰富的食物有燕麦、荞麦、玉米、蔬菜等，含果胶丰富的水果有芒果、香蕉等；供给足量B族维生素及叶酸，含B族维生素丰富的食物可促进消化液的分泌，维持和促进肠蠕动，有利于排便，如粗粮、酵母、豆类及其制品等，蔬菜中的菠菜、包心菜内含有大量叶酸，具有良好的通便作用；增加脂肪供给，适当增加高脂肪食物，植物油能直接润肠且其分解产物脂肪酸有刺激肠蠕动的作用，干果的种仁（如核桃仁、松子仁、各种瓜子仁、杏仁等）含有大量的油脂，具有润滑肠道、通便的作用；忌酒、浓茶、辣椒、咖啡等食物。

2）补充水分：多饮水。《中国居民膳食指南（2022）》建议每天饮水量在1500 ml以上，可使肠道保持足够的水分，有利于粪便的排出。

3）调整行为：改变静止的生活方式，每天选择适合自己的活动和锻炼方式，如快走、慢跑、太极拳等。活动在促进肠蠕动的同时也可改善情绪。应在固定时间（早晨或饭后）排便，重建良好的排便习惯。卧床或坐轮椅的老年人可通过转动身体、挥动手臂等方式进行锻炼。

4）满足老年人私人空间的需求：房间内居住两人以上者，可在床单位间设置屏风或窗帘，以满足老年人排泄的需要。照顾老年人排泄时，只协助其无力完成部分，不要一直在旁守候，以免老年人紧张而影响排便，更不要催促，以免老年人精神紧张，不愿麻烦照顾者而憋便，从而导致便秘或失禁。

5）腹部按摩：在清晨和晚间排尿后，取卧位用双手示、中、环指相叠，沿结肠走向，自右下腹向上到右上腹，横行至左上腹，再向下至左下腹，沿耻骨上回到右下腹，通过腹部按摩促进肠蠕动。按摩的轻重度及速度以自觉舒适为宜，开始时每次10圈，以后可逐步增加，在按摩的同时可做肛门收缩运动。

6）使用开塞露通便。

7）人工取便。

8）灌肠通便：粪便嵌顿可用生理盐水灌肠。采用边灌边更换卧位法。肛管插入长度约10 cm，液体量500 ml。嘱老年人先取左侧卧位，灌入100 ml液体后改为平卧位，继续灌入100 ml，再取右侧卧位，灌入200 ml，最后是左侧卧位，灌入100 ml。嘱其忍数分钟后再排便，如未排清可再行1次。

9）药物治疗：对通过饮食和行为调整无效的老年慢性便秘患者，可应用益生菌补充剂、乳果糖等药物治疗。

10）心理护理：老年人发生便秘时常会感到痛苦，甚至不敢排便，从而形成恶性循环，易出现急躁、焦虑等心理反应，因此，应对老年人进行积极的心理安慰和鼓励，消除其排便时的紧张心理。同时要为老年人提供适宜、隐蔽的排便环境，在老年人排便过程中不要催促，以免加重其紧张情绪。

2. 便失禁　指肛门括约肌失去对粪便和气体的控制能力，属于排便功能紊乱的一种。大便失禁可分为完全失禁和不完全失禁。大便完全失禁指不能随意控制粪便及气体的排出，不能自行控制，常同时存在便秘和尿失禁。大便不完全失禁指能控制干便排出，而不能控制稀便和气体排出。便失禁多见于65岁以上的老年人，女性多于男性，老年女性发生率最高，老年人常因此而入住养老院。这是一种损害自尊的身体功能减退，常造成焦虑、惧怕、尴尬、隐居，可严重影响老年人的活动和社会交往。

（1）危险因素

1）生理因素：随着年龄增长，老年人直肠感觉减退，难以辨别其中的气体、液体和粪便，加之盆底肌收缩强度、直肠弹性及肛门内外括约肌压力都可能减退，少量的容量扩张便会导致便急、抑制肛门括约肌张力，粪便嵌顿可造成便失禁。

2）神经、精神因素：中枢神经系统病变（如脑血管意外、痴呆和脊髓病变）可影响排便反射弧的建立，使支配肛门、直肠的神经功能发生障碍。

3）肛门、直肠因素：手术或外伤造成肛管直肠环和肛门括约肌损伤，肛门直肠脱垂引起肛门松弛和直肠下部感觉减退。

4）其他：中毒、昏迷、颅脑损伤及脊髓损伤等急危重病患者也易引起大便失禁。

（2）身体状况：便失禁可表现为不同程度的排便和排气失控，轻症者对排气和液体性粪便难以控制，其内裤偶尔被弄脏；重症者对固体性粪便亦无控制能力，表现为频繁地排出粪便。直肠指检时，应注意肛门括约肌的收缩力及肛门直肠环的张力。

（3）辅助检查

1）直肠镜检：可观察黏膜的颜色，有无溃疡、炎症、出血、肿瘤、狭窄等。

2）肛门测压：可检出肛门压力异常低下和括约肌缺陷者。

3）排粪造影：可检测耻骨直肠肌和盆底肌张力。

4）肛门部超声：可检测肌厚度，评价肛门内外括约肌的完整性。

（4）并发症：大便失禁患者最常见的并发症是会阴部、尾骶部皮炎及压力性溃疡。

（5）护理评估

1）评估老年人有无便意，每天排便的次数、性质、量，饮食与排便之间的关系。

2）评估老年人排便的自控能力及皮肤情况。

3）评估老年人有无手术、产伤、外伤史及其病程和治疗经过。

4）评估老年人直肠指诊结果。

5）评估老年人有无排尿异常，评估其智力、意识、精神状况及其家属对老年人的关爱和理解程度。

（6）常见护理诊断

1）排便失禁：与粪便嵌顿或慢性便秘引起的直肠过度扩张有关；继发于肛门直肠手术或中枢神经外伤、脊髓受损。

2）自我形象紊乱：与便失禁引起的不良气味有关。

3）皮肤完整性受损：与粪便长期刺激局部皮肤及缺乏自我照料能力有关。

（7）护理目标：每天或间隔1～2天排出成形的软便，老年人展示出恢复排便自理的意愿和能力，其肛周皮肤清洁、健康、无异味。

（8）护理措施

1）重建良好的排便习惯：在固定时间排便，防止粪便干结，有粪便嵌顿时通过手工解除。对固体性便失禁者，每天餐后使用甘油灌肠并鼓励老年人增加活动时间。

2）调整饮食：对存便能力降低的老年人，应限制富含纤维素食物的摄入，避免进食产气食物，如牛奶、白薯等，避免摄入有腹泻作用的食物。选择低脂、清淡、温热的饮食。

3）局部护理：每次便后用温水清洁皮肤，涂药膏，以保护皮肤完整无损。

4）提供家庭护理训练：对在排便问题上能自理的老年人，可提供家庭护理训练，以加强盆底肌肉力量。收缩盆底肌群时应夹紧臀部，每次持续30 s，嘱老年人每天早、中、晚、临睡前各训练1组，每组50次，不管是站立还是卧位，每次有便意时立即收缩肛门，并尽量持续10 s后再去排便。

5）使用药物：必要时遵医嘱使用止泻药。

6）心理护理：尊重患者，及时肯定患者的进步，以有效的心理支持增加患者的信心，促使其以乐观的情绪积极配合治疗和护理，提高其生活自我价值感。

3. 老年人常用坐便器的使用方法

（1）便携式坐便器的适用对象：因厕所面积小，不能同时容纳护理人员和老年人而不得不在房间内排泄的老年人；能下地但行走不便的老年人；夜间如厕不方便的老年人。

（2）评估

1）与老年人沟通，征求老年人的同意。

2）评估老年人的身体状况及行走能力。

3）评估老年人的意识状态及合作程度。

4）评估老年人有无异常排便情况。

（3）操作前准备

1）环境准备：温度适宜，环境整洁，无杂物，防跌倒。

2）老年人准备：衣物大小合适，穿脱方便。

3）照护者准备：衣服整洁，洗净双手。

4）物品准备：坐便器固定良好，备好卫生纸、洗手液、干净衣物一套。

（4）操作步骤

1）能从床上移动到坐便器的老年人，为了使用方便，坐便器要与床保持在同一高度。若老年人偏瘫，应把坐便器放在其健侧。

2）照护人员协助老年人脱下裤子，使其安全坐稳后再排便，排便过程中禁止用力过大，观察其主诉。

3）老年人便后自己能擦净肛门时，在其身体前倾时要予以协助，防止因重心不稳而跌倒。

4）协助老年人起身并穿好衣物，询问其有无不适症状。

5）安全协助老年人于床上休息，如有衣物污染应及时更换。

6）整理用物，坐便器清洗备用，开窗通风。

7）按七步洗手法洗手，记录老年人大便的颜色、量、性状。

4. 老年人床上便器使用方法

（1）临床常见床上便盆：如图3-3-1所示。

（2）适用对象：因疾病长期卧床的老年人，有腰部疾病患者禁忌使用。

（3）评估

1）与老年人沟通，征求老年人同意。

2）评估老年人的身体状况及腰部活动情况。

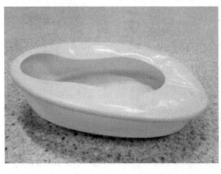

图3-3-1　临床常见床上便盆

3）评估老年人的意识状态及合作程度。

4）评估老年人有无异常排便情况。

（4）操作前准备

1）环境准备：温度适宜、环境整洁。

2）老年人准备：老年人平卧于床上，生命体征平稳，能够配合照护者。

3）照护者准备：衣服整洁，洗净双手并温暖双手。

4）物品准备：大便器（固定良好）、卫生纸、洗手液、湿纸巾、干净衣物一套、一次性护理垫，必要时备毛巾和水盆。

（5）操作步骤

1）协助老年人平卧，关闭门窗。

2）协助老年人翻身，在臀部及腰下放好一次性尿垫。

3）脱裤子至膝部，两腿屈膝。若是活动障碍者用软枕垫于膝下。

4）一手托起老年人臀部并抬高20～30 cm，另一手放置便盆于臀部。对不能抬起臀部的老年人，应先协助其取侧卧位，腰部放软枕，将便盆开口紧贴臀部放好，再协助老年人平卧，调整便盆位置。

5）取出便盆时要避免摩擦。老年人双腿用力，将臀部抬起，一只手抬起老年人腰骶部，另一只手取出便盆。对臀部不能抬起的老年人，可一只手扶住便盆，另一只手协助老年人侧卧，取出便盆。

6）清洗：用温水清洗肛门，擦干，协助老年人穿好裤子，撤下橡胶单，盖好被子。

7）开窗通风或开启抽风设备以清除异味。

8）老年人排便后，倾倒污物，清洗、消毒便盆，晾干。

9）按七步洗手法洗手，记录老年人大便的颜色、量、性状。

（三）任务实施

评估与沟通	根据对老年人使用便器前进行评估、协助老年人使用便器的操作流程等知识，制作评价表，进行自评和他评。照护人员应具备的能力如下。 1. 操作前评估老年人的能力。 2. 对老年人进行解释及沟通的能力。 3. 操作前准备物品的能力。 4. 对操作顺序的掌握能力。 5. 对突发病情变化的处理能力。
准备	1. 学习资料的收集：购买相关图书或网上搜集学习资料，自主学习老年人照护技术相关知识。 2. 榜样人物的查找：查找本单位或其他单位的优秀老年照护技术操作榜样人物，也可通过视频教学，将其作为学习典范。 3. 制订技术操作教学方案。

续表

实施	执行技术操作教学方案，步骤如下。 1. 制订理论知识学习计划：养成学习习惯，定期上网查找相关文献或相关报道，不断更新理论知识；对收集的相关知识认真阅读，消化理解；养成做阅读笔记的习惯，将学习到的最新知识做好笔记，便于反复查阅。 2. 与榜样人物交流，分享榜样人物的操作心得和体会。也可以寻找现实学习榜样，在本单位寻找一位德技双馨的优秀老年照护人员作为学习榜样。 3. 定期进行观察学习；积极争取到其他单位的学习和交流机会，开阔眼界，学习他人的好做法、好理念及巧妙操作技术等。 4. 评估老年人身体合作情况及影响便秘的因素。 5. 根据老年人影响因素制定相应的措施。 6. 根据老年人活动及配合情况选择排便方式。 7. 与老年人进行沟通，消除老年人的心理顾虑，给予耐心解释和帮助。 8. 准备操作前用物。 9. 协助老年人进行排便，预防不良事件的发生。 10. 协助老年人整理物品。
整理	整理理论学习内容和实践操作学习心得。
记录	撰写工作日志，定期总结，积累经验，反思不足。

（四）任务评价

班级： 姓名： 学号： 成绩：					
	评分项	分值	自我评价	教师评价	机构评价
老年护理人员 操作技术评估	操作前患者评估	10			
	操作前准备物品能力的评估	15			
	操作流程掌握程度的评估	20			
	应急能力的评估	20			
	操作前沟通能力的评估	20			
	评估与反馈	15			
总分		100			

（五）任务小结

姓名： 班级： 学号：		
学习索引		学生自测
知识点	老年人的排泄问题	便秘、便失禁的概念：
		便秘、便失禁的危险因素：
		便秘、便失禁的护理措施：
		便秘、便失禁的护理评估：

续表

姓名：	班级：	学号：	
学习索引		学生自测	
技能点	协助老年人使用便器流程	1.	
		2.	
		3.	
		4.	
		5.	
		6.	
		7.	
		8.	
		9.	
		10.	

（高　丽）

第四节　老年人的睡眠护理

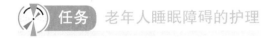 任务　老年人睡眠障碍的护理

（一）任务导入

1. 任务描述　张奶奶，72岁，因"反复间断发作心前区不适3个月，加重1周"入院。入院诊断：冠心病、心绞痛、慢性心功能不全、心功能Ⅰ～Ⅱ级。张奶奶主诉既往冠心病病史5年，药物控制稳定，老伴4个月前去世，之后每天晚上躺在床上翻来覆去睡不着，一夜都似睡非睡的，一闭眼就做梦，有点动静就醒，醒了就再也睡不着了，一天到晚没精神，最近还经常犯心绞痛。

请根据以上情况对张奶奶的入院诊断进行补充，并对该诊断进行评估。作为一名优秀的老年护理工作人员，如何针对张奶奶的问题进行综合管理？

2. 任务目标

（1）知识目标：掌握睡眠障碍的定义、老年睡眠障碍患者的护理指导内容，熟悉老年睡眠障碍综合管理的内容及干预睡眠的五要素。

（2）技能目标：能运用老年睡眠障碍相关评估量表。

（3）素质目标：发扬懂老、助老的职业精神，学会倾听老年人的内心，用专业、耐心和爱心进行疏导，帮助老年人保持愉悦的心情，缓解其睡眠障碍，提高老年人的生活质量和幸福感。

（二）任务分析

1. 概述

（1）睡眠障碍的定义：睡眠障碍（sleep disorder）是由于心理或生理等多种因素引起的睡眠-觉醒功能异常，包括睡眠量减少、睡眠量增多、睡眠节律紊乱等。由于老年人大脑皮质功能减退，新陈代谢减慢，体力活动减少，因此，睡眠时间比青壮年少，一般为 5～7 h/d。

（2）睡眠障碍的患病率及危害：睡眠障碍是老年人的常见症状，不仅影响老年人的日间功能，而且与多种精神疾病的发生和发展密切相关。有研究指出，我国人群睡眠障碍的发生率为 45.5%，其中老年人占 56.7%。长期睡眠障碍不仅会降低躯体抵抗力，还会增加罹患各种疾病的风险，严重影响老年人的生活质量和身心健康。

（3）睡眠障碍的危险因素：睡眠障碍在老年人群中很常见，其发生往往是多种因素共同作用的结果。常见的睡眠障碍因素包括年龄因素、不良睡眠习惯、不良睡眠环境、躯体疾病的影响、精神疾病的影响、药物或饮食的影响等，原发性睡眠障碍（如阻塞性睡眠呼吸暂停综合征、不宁腿综合征等）也是导致睡眠障碍的重要疾病。

2. 评估

（1）健康史：详细了解老年人的病史，包括躯体疾病、心理和精神疾病、用药情况及有无药物依赖等。

（2）临床表现：老年人睡眠障碍常表现为早醒，入睡困难，入睡时间延长，夜间易醒，醒后难以入睡，夜间睡眠断断续续，白天容易打盹。其中白天打盹是老年期最常见的睡眠问题，老年人在每晚上床睡觉前已经累计比年轻人多睡了约 2 h。临床上，老年人睡眠障碍主要包括失眠症、嗜睡、昼夜节律紊乱、睡眠呼吸障碍、睡眠运动障碍等类型。老年人睡眠障碍的主要特点是常合并其他老年疾病和问题。老年人睡眠障碍多合并精神疾病，抑郁是其中最常见的疾病，同时抑郁也可以预测睡眠问题的发生。此外，存在躯体疾病的老年人也容易主诉睡眠困难。

（3）评估工具：很多老年人虽然存在睡眠问题，却认为随着年龄增长，睡眠质量就应该下降，很少因为睡眠问题而就医。可以应用睡眠状态进一步调查问卷的 10 个问题，主动了解老年人的睡眠状态，如果筛查中存在问题可应用其他睡眠评估工具进一步评估。常用的评估工具包括睡眠日记、失眠严重程度指数、匹兹堡睡眠质量指数等。

（4）睡眠相关辅助检查：多导睡眠图是目前记录最详细、最准确的睡眠状态检测方式，主要通过脑电图、眼动图和肌电图数据对睡眠进行分期，可以获得夜间睡眠参数及呼吸暂停时间等，主要用于睡眠障碍的评估和鉴别诊断。

3. 综合管理 老年人睡眠障碍的总体目标是尽可能改善老年人的睡眠质量，缓解症状，保持正常睡眠结构，维持和恢复社会功能，提高老年人的生活质量。睡眠障碍的治疗主要包括非药物治疗和药物治疗。

（1）非药物治疗：老年人睡眠障碍的非药物治疗是除治疗伴发疾病以外的首选方法，包括认知行为治疗、睡眠压缩治疗、睡眠卫生健康教育、光照疗法、有氧锻炼及综合疗法等。睡眠呼吸障碍首选持续气道正压通气疗法，必要时考虑手术。其中，认知行为疗法是一大类合并了认知治疗和行为治疗的心理治疗方法，是在睡眠卫生习惯指导、睡眠刺激控制和/或睡眠限制等行为治疗的基础上，同时行认知干预的治疗。认知行为治疗在老年人的睡眠治疗中有着重要地位，其能明显减少使用药物的概率及药物剂量。认知行为疗法干预失眠的五要素如下。

1）强调/正确认识不恰当的睡眠认知：失眠患者往往过分夸大了睡眠对其生活的影响及需要更多的睡眠来恢复。这种不正确的信念会促使他们更加担心失眠带来的影响，且容易树立不切实际的期望。

2）睡眠卫生：建立固定的睡眠形态，减少夜间打扰。

3）刺激控制疗法（stimulus control therapy，SCT）：美国睡眠医学会认为SCT是治疗慢性失眠的一线行为干预措施。慢性失眠可导致患者产生床与睡眠之间的消极联想，认为在床上很难放松。SCT的干预方法：①感到困倦时才上床；②避免与睡眠不相容的行为（不要把床当作读书、看电视或工作的地方）；③醒后时间超过15 min时离开卧室，无法睡着或开始感到焦虑时离开卧室。

4）睡眠限制疗法（sleep restriction therapy，SRT）：许多失眠患者试图通过睡更多时间来弥补睡眠不足，而睡眠限制可以通过引起部分睡眠剥夺，反过来增加失眠患者在床上的实际睡眠时间。其最终目标是打破失眠循环。

5）放松训练（relaxation techniques）：对以"不能放松"为特征的患者（或伴有躯体疼痛或不适者）来说，这类干预最合适，包括渐进性肌肉放松法、腹式呼吸、冥想等。

（2）药物治疗：临床上治疗睡眠障碍常用的药物主要包括苯二氮䓬类药物、褪黑素受体激动剂和具有催眠效果的其他药物。

（三）任务实施

评估与沟通	1.与服务的老年人及其家属进行沟通。 2.应用睡眠状态进一步调查问卷评估老年人的睡眠状态。 3.如果存在睡眠问题，可进一步询问老年人的症状表现或指导并协助老年人记录睡眠日记，与医师一起进行失眠严重程度、睡眠质量指数的评估。 4.耐心听取老年人睡眠障碍的原因。

续表

准备	1. 学习资料的收集：购买相关图书或网上搜集学习资料，自主学习睡眠状态进一步调查问卷、睡眠日记、失眠严重程度指数、匹兹堡睡眠质量指数、多维疲乏量表/疲乏严重程度量表等的使用，学习老年人照护相关知识，如老年人心理学知识等。 2. 榜样人物的查找：查找本单位或其他单位的老年照护岗位优秀榜样人物，学习其与老年人沟通照护的技巧。
实施	制订老年人个性化的睡眠障碍综合管理方案并实施方案。 1. 梳理评估表，与团队一起找出老年人睡眠障碍的问题。 2. 小组分析和讨论睡眠障碍的原因。 3. 制订综合管理计划，包括非药物治疗和/或药物治疗。 4. 用适合老年人的沟通、陪伴、倾听和疏导方式，进行个性化的心理护理。 5. 定期评估老年人的睡眠状态是否得到改善。
整理	整理评估资料及病例。
记录	撰写工作日志，定期总结，积累经验，反思不足。

（四）任务评价

班级：	姓名：	学号：	成绩：		
	评分项	分值	自我评价	教师评价	机构评价
老年护理人员操作技术评估	操作前患者的评估	10			
	操作前准备物品能力的评估	15			
	操作流程掌握程度的评估	20			
	应急能力的评估	20			
	操作前沟通能力的评估	20			
	评估与反馈	15			
总分		100			

（五）任务小结

	姓名：	班级：	学号：
	学习索引		学生自测
知识点	老年人睡眠障碍的定义与评估		睡眠障碍的定义：
			睡眠状态进一步调查问卷：
			睡眠日记、失眠严重程度指数、匹兹堡睡眠质量指数量表的内容和使用方法：
	综合管理		老年人睡眠障碍综合管理：
			心理护理的技巧：

续表

姓名：		班级：　　学号：
学习索引		学生自测
技能点	睡眠障碍评估量表的应用方法及老年人心理护理的技巧	1.
		2.
		3.
		4.
		5.
		6.
		7.
		8.
		9.
		10.

（高　丽）

第五节　老年人特殊症状的护理

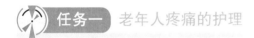 任务一　老年人疼痛的护理

（一）任务导入

1. 任务描述　李奶奶,72岁，体型偏胖，活动或劳累后膝关节酸痛1年余。近1个月右膝关节疼痛加重，不能活动，膝关节肿胀，自行贴膏药、拔罐治疗无效。

请思考李奶奶的疼痛属于什么类型？目前李奶奶的疼痛治疗总体目标是什么？

2. 任务目标

（1）知识目标：掌握疼痛的定义、老年人慢性疼痛的综合管理，描述老年人慢性疼痛的评估内容。

（2）技能目标：能运用老年慢性疼痛评估量表。

（3）素质目标：发扬爱老、懂老、助老的职业精神，学会倾听老年人的内心，用耐心、爱心对老年人进行疏导、陪伴，帮助老年人管理疼痛，提高老年人的生活质量。

（二）任务分析

1. 概述

（1）定义：疼痛（pain）是由感觉刺激而产生的一种生理、心理反应及情感上的不愉快经历，包含痛觉和痛反应。疼痛是多种疾病的共有症状，被称为"第五生命体征"。

（2）患病率和危害：中华医学会疼痛学会2010年的统计数据显示，我国至少有1亿患者曾经历过某种疼痛，其中老年人占65%～80%。急性疼痛如未得到及时治疗，10%～50%的老年人会发生慢性疼痛。慢性疼痛是持续或复发时间超过3个月的疼痛。慢性疼痛老年人较非慢性疼痛老年人更易出现激惹、抑郁等不良心理反应，整体生活质量下降，表现为社会活动减少、焦虑、睡眠紊乱、食欲缺乏、记忆力衰退、内分泌功能障碍、情绪不佳等。

2. 综合评估

（1）健康史：评估老年人是否有手术或创伤史，是否患有某些疾病，如慢性骨关节疾病、癌症等。

（2）临床表现：慢性疼痛的病因不同，临床表现亦不同，与所患疾病的种类、病情的严重程度等有关。例如：慢性癌痛通常表现为肿瘤原发部位及侵犯转移部位严重而持续的疼痛；慢性术后疼痛和创伤后疼痛表现为术后伤口、创伤后部位的皮肤及深部组织的持续性疼痛；神经病理性疼痛表现为剧烈疼痛；慢性骨骼肌疼痛表现为关节疼痛、肿胀、活动受限，严重者关节畸形，影响老年人的日常活动。

（3）筛查及评估

1）初筛：询问老年人的疼痛病史及疼痛的准确部位，如头痛部位是左侧还是右侧，是眼部还是额区等，疼痛的性质是钝痛、锐痛、跳痛、压榨样疼痛还是牵拉痛，疼痛的时间是发作、缓解还是持续，疼痛加重或缓解的因素是什么，是精神心理因素（焦虑、抑郁）还是睡眠等。

2）疼痛强度评估

① Wong-Banker面部表情疼痛评定表：此量表用于评估认知功能正常及轻至中度认知功能受损老年人的疼痛强度，是在模拟评分方法的基础上发展起来的。该评定表使用从快乐到悲伤及哭泣的6个不同表现的面容，要求老年人选择一张最能表达其疼痛的脸谱（图3-5-1）。该方法简单、直观、形象，易于掌握。特别适用于老年人、文化程度较低者、表达能力丧失者及认知功能障碍者。

② 疼痛数字评价表（numeric rating scale）：将疼痛程度用0～10个数字依次表示，"0"表示"没有疼痛"，"10"表示"极度疼痛"（图3-5-2）。按照疼痛对应的数字将疼痛程度分为轻度疼痛（1～3）、中度疼痛（4～6）和重度疼痛（7～10）。

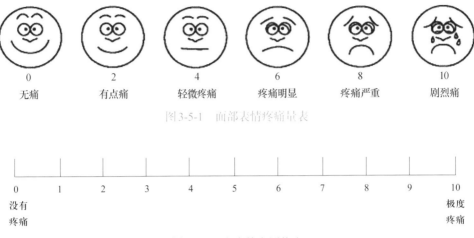

图3-5-1 面部表情疼痛量表

图3-5-2 疼痛数字评价表

③视觉模拟评分法（visual analogue scale，VAS）：使用一条长约10 cm的游动标尺，面标有10个刻度，两端分别为"0"和"10"，"0"表示无痛，"10"表示难以忍受的最剧烈的疼痛。使用时，将有刻度的一面面向老年人，让老年人在直尺上标出能代表自己疼痛程度的相应位置。疼痛等级划分：0，无痛；≤3，有轻微的疼痛，能忍受；4～6，中度疼痛并影响睡眠，尚能忍受；7～10，有强烈的疼痛，疼痛难忍。目前临床常用的VAS尺的正面在"0"端和"10"端之间有一游动标，背面有"0～10"的刻度，实用而方便。

④晚期老年痴呆症疼痛评估量表：用于晚期阿尔茨海默病或不能有效表达疼痛的老年人，从呼吸、负面声音、面部表情、身体语言和可安抚程度5个方面进行评估（表3-5-1）。

表3-5-1 晚期老年痴呆症疼痛评估量表

项目	评分		
	0分	1分	2分
呼吸	正常	偶尔呼吸困难/短时期的换气过度	呼吸困难兼发出吵闹声响/长时期的换气过度/潮式呼吸
负面声音	没有	偶尔呻吟/低沉的声音，带有负面的语气	重复性的叫嚷/大声呻吟/哭泣
面部表情	微笑或无表情	难过/恐惧/皱眉头	愁眉苦脸
身体语言	轻松	绷紧/紧张步伐/坐立不安	僵硬/紧握拳头/膝盖提起/拉扯或推开/推撞
可安抚程度	无须安抚	通过分散注意力或触摸、安慰，可安抚患者	通过分散注意力或触摸、安慰，也不可安抚患者

3）评估注意事项

①重视老年人疼痛的主诉，采集详尽的病史，对老年人进行详尽的体格检

查及神经系统检查。

② 全面评估老年人的感觉、认知功能及伴随的症状和体征。注重性别、性格、文化背景等因素对疼痛的影响。

③ 进行动态评估，及时评估老年人对治疗的反应及转归。

④ 家庭成员因与老年人密切相处，能客观有效地辨认出老年人疼痛及其严重程度的表情和行为。

⑤ 评估疼痛对老年人食欲、睡眠、日常生活及心理状况的影响，有无焦虑、抑郁等。

3. 综合管理

（1）预防

1）积极治疗急性疼痛。寻找引发疼痛的原因，治疗原发疾病，祛除诱因，避免由急性疼痛迁延不愈而导致慢性疼痛。如关节损伤引起的疼痛，需要专科医师或康复师给予及时的治疗。

2）纠正日常生活中的不良姿势。

3）注意保护关节，避免不适当的运动。

（2）护理

1）药物治疗的护理：药物治疗是慢性疼痛的主要治疗方式，首选口服给药。

① 遵医嘱给予镇痛药，观察疗效，评估老年人的用药依从性和疼痛程度并记录。

② 临床常用的镇痛药：非阿片类镇痛药，如对乙酰氨基酚、塞来昔布、布洛芬等，可适用于轻中度疼痛，也是阿片类药物的辅助用药；阿片类镇痛药，如吗啡、羟考酮、芬太尼透皮贴等，适用于中至重度疼痛；镇痛辅助用药，如三环类抗抑郁药、抗惊厥药、糖皮质激素、抗心律失常药物等，有特定适应证，可有效治疗某些类型的疼痛（如持续性疼痛，尤其是神经性疼痛）。

③ 用药过程中，注意评估、预防和处理药物可能导致的不良反应，如恶心、呕吐、便秘等，并定期监测肝肾功能。

2）非药物治疗的护理

① 环境管理：保持适宜的光线和温度，环境安静，空气清新。

② 体位管理：帮助老年人选择舒适的体位，避免长时间一个体位，可将枕头放在腋下/胳膊下，以协助其翻身。

③ 运动锻炼：根据个体需求、生活方式和喜好选择合适的锻炼项目，如快走、太极拳、游泳、打高尔夫球等适合老年人的运动方式，持之以恒。

④ 放松疗法：包括分散注意力、按摩、呼吸控制等。分散注意力是将注意力集中于其他事物上，如与他人交谈、听音乐、游戏等。按摩和呼吸控制（如深呼吸、腹式呼吸、打哈欠等）都能达到放松的效果。

⑤ 物理治疗：可维持或恢复老年人的功能，如冷热疗、超激光治疗、针灸治疗等。

⑥ 情感支持疗法：尊重老年人的人格，认真倾听老年人的主诉，相信老年人，让老年人感到安全且被信任，以缓解因疼痛引起的紧张、恐惧、焦虑等情绪，并树立战胜疾病的信心。多给予老年人生活上的帮助，向其讲解疼痛缓解的方法，可以起到减轻疼痛的目的。

3）健康教育：对老年人和照顾者进行慢性疼痛管理的教育，使其学会疼痛评估的方法，提高用药依从性，了解慢性疼痛的非药物干预方法，还要注意关注老年人的心理状况。

（三）任务实施

评估与沟通	与服务的老年人及其家属进行沟通，认真倾听老年人的主诉。 1. 综合评估老年人的健康史、临床表现并进行疼痛初筛，认真倾听老年人的主诉及相关的问题。 2. 如果存在疼痛问题，可以使用合适的评估工具进一步评估。 3. 评估时要注意倾听老年人的主诉，做到动态评估、有效沟通，客观判断老年人疼痛的程度。
准备	1. 学习资料的收集：查阅专业书籍或网上搜集学习资料，自主学习老年人疼痛评估的方法及注意事项，以及如何进行老年人疼痛综合管理。 2. 榜样人物的查找：查找本单位或其他单位的老年照护岗位优秀榜样人物，向其学习老年人沟通照护的技巧。
实施	制订老年人个性化的疼痛综合管理方案并实施。 1. 梳理评估结果，与团队一起找出老年人疼痛的程度。 2. 小组分析并讨论疼痛的原因。 3. 制订综合管理计划，包括非药物治疗和/或药物治疗。 4. 用适合老年人的沟通、陪伴、倾听和疏导方式，进行个性化的心理护理。 5. 定期评估老年人的疼痛是否得到改善。
整理	整理评估资料及病历。
记录	撰写工作日志，定期总结，积累经验，反思不足。

（四）任务评价

班级： 姓名： 学号： 成绩：					
	评分项	分值	自我评价	教师评价	机构评价
老年护理人员操作技术评估	操作前患者的评估	10			
	操作前准备物品能力的评估	15			
	操作流程掌握程度的评估	20			
	应急能力的评估	20			
	操作前沟通能力的评估	20			
	评估与反馈	15			
总分		100			

（五）任务小结

姓名：	班级：	学号：		
学习索引			学生自测	
知识点	疼痛的定义与评估		疼痛的定义：	
			慢性疼痛的定义及其对老年人的危害：	
			老年人疼痛评估的注意事项：	
	综合管理		老年人疼痛综合管理：	
技能点	Wong-Banker面部表情疼痛评定表、疼痛数字评价表、视觉模拟评分法的应用方法，以及非药物治疗的护理措施		1.	
			2.	
			3.	
			4.	
			5.	
			6.	
			7.	
			8.	
			9.	
			10.	

任务二　老年人失禁性皮炎的护理

（一）任务导入

1. 任务描述　李奶奶，79岁，脑梗死后遗症，卧床1年，尿失禁2个月，便失禁1周，肛周及臀部有大片红疹，遂收入老年医学科。

请问李奶奶的皮肤是压疮吗？目前李奶奶的皮肤护理方案是什么？

2. 任务目标

（1）知识目标：掌握失禁性皮炎的定义、危险因素及失禁性皮炎的临床表现及预防。

（2）技能目标：能运用失禁性皮炎的评估工具进行评估，能够运用结构化的护理方案管理失禁性皮炎老年患者。

（3）素质目标：发扬爱老、懂老、助老的职业精神，用专业知识、耐心、爱心进行疏导、陪伴，帮助老年人管理失禁性皮炎，提高老年人的舒适度。

（二）任务分析

1. 概述

（1）定义：失禁相关性皮炎（incontinence-associated dermatitis，IAD）是指因暴露于尿液或粪便所造成的皮肤损伤，是一种发生在大小便失禁患者身上的接触性刺激性皮炎，在任何年龄阶段均可发生，其影响范围不限于会阴部位。

（2）临床表现

1）皮肤红斑：最初的症状是皮肤红斑，颜色包括粉红色、红色等，某些深肤色人群的红斑颜色可以为紫色、深红色等。红斑常无清晰的界线，通常呈镜面效应，左右对称。

2）皮温升高：皮肤温度升高，可伴有皮肤硬度的改变。

3）皮肤破损：表皮会有不同程度的破损，可有水疱、大疱、丘疹、脓疱等，严重时整个表皮溃烂、真皮外露并有渗出，通常无清晰的界线。

4）继发感染：真菌感染中以念珠菌感染较为常见，皮疹通常从中心部位向四周扩散，颜色为亮红色。点状丘疹或脓疱一般出现在正常皮肤的皮疹边缘。如果肤色较深或长期感染，则感染中心部位颜色会加深。

5）常见其他症状：发生IAD的部位会出现不适、烧灼、疼痛、瘙痒或刺痛感。

（3）IAD的主要危险因素：包括年龄、失禁（尤其是大小便失禁）、使用封闭性护理产品、皮肤状况差（如衰老、使用类固醇、糖尿病等）、移动能力受限（如残疾等）、认知能力降低、个人卫生无法自理、疼痛、体温升高、药物（如抗生素、免疫抑制剂等）、营养不良、氧饱和度低、严重疾病（如癌症、痴呆等）等。年龄并不是IAD的独立危险因素。

2. IAD的评估与分类

（1）一般评估：所有大小便失禁的患者应每天至少进行1次皮肤评估，可根据失禁发生的频率及患者的IAD危险因素进行调整。评估的部位包括会阴、生殖器周围、臀部、臀部皱褶、大腿、下背、下腹及皮肤皱褶处（如腹股沟等）。评估的内容包括皮肤的颜色、温度、硬度，有无浸渍、红斑、水疱、丘疹、脓疱、溃烂、剥脱、真菌或细菌性皮肤感染的迹象，有无烧灼感、疼痛、瘙痒或刺痛感等。

（2）IAD的评估工具及分类：常用的IAD评估工具包括IAD干预工具、直肠周围皮肤评估工具、失禁相关性皮炎皮肤状况评估表、失禁相关性皮炎皮肤损伤评估量表和IAD分类工具。

2015年版IAD的国际专家共识建议对IAD的评估可在皮肤损伤和严重性的基础

上，采用比较简单的IAD分类工具。该工具将IAD分为0级、1级和2级。0级为正常皮肤，1级为轻度IAD（皮肤发红、完整，但有红斑、水肿），2级为中重度IAD（皮肤发红、受损，伴有水肿、水疱、大疱、皮肤糜烂、剥脱、感染等）。

3. IAD的综合管理

（1）IAD的预防和处理

1）处理失禁：发现病因及时治疗（如尿路感染、便秘、应用利尿药等），避免尿液或粪便与皮肤的接触是预防IAD的关键环节。

2）结构化皮肤护理方案：主要包括清洗和保护2种干预措施，目的是保护暴露于尿液或粪便中的皮肤，并帮助皮肤恢复其有效的屏障功能。通过对皮肤的清洗和保护，从而减少IAD的发生，也有助于减少Ⅰ期压力性损伤的形成。

① 清洁皮肤：目的是清除尿液或粪便，在涂抹皮肤保护剂之前实施，应使用接近正常皮肤pH且含表面活性剂的皮肤清洁剂。失禁时清洗皮肤力度要适中，可选用冲洗或含有乙醇清洗液的湿巾，频率应根据失禁的程度而定，建议每天至少2~4次或每次大便失禁后清洗皮肤。

② 保护皮肤：目的是避免皮肤暴露于尿液、粪便或尽量减少摩擦。清洗之后，可用皮肤保护剂涂抹皮肤。皮肤保护剂可在角质层与潮湿物或刺激物之间形成保护层，还能加速皮肤修护。建议每天涂抹皮肤保护剂1~2次。实施适当的皮肤护理方案，1~2天后皮肤状态应有明显的改善，一般在1~2周可得到恢复。如果3~5天没有改善或怀疑皮肤感染时，应及时向专家咨询。

3）预防和处理IAD的流程（图3-5-3）

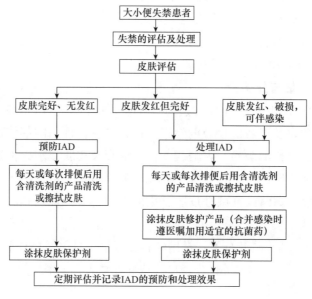

图3-5-3　预防和处理失禁相关性皮炎的流程
注：IAD、失禁相关性皮炎。

（2）IAD与压力性损伤：IAD与压力性损伤有很多共同的因素，由于压力性损伤常被用于衡量护理质量，因此，有必要对IAD和压力性损伤进行区分（表3-5-2），从而及时给予正确的处理。IAD与Ⅰ、Ⅱ期压力性损伤区分比较困难，有时IAD会与压力性损伤同时共存。

表3-5-2　失禁相关性皮炎与压力性损伤的区别

项　目	失禁相关性皮炎	压力性损伤
原因	潮湿（＋摩擦）	压力（＋剪切力）
常见部位	会阴部	骨隆突处
形状	弥散的	局限的
深度	表浅的	从表层到深层
坏死	无	可能有
边缘	模糊、不规则	清楚
颜色	不均匀的红色	红色、黄色或黑色

减少医务人员对IAD的认知不足是预防IAD的重要工作。不准确的评估、将IAD错误归类为压力性损伤、治疗方案缺失或不足、对产品了解不足及使用不当是主要的问题。医疗机构应当建立IAD相关的管理制度，如建立适当的IAD质量监测标准，应用电子病历系统来追踪IAD的预防、治疗及愈合情况，制定结构化、个体化的IAD预防和治疗方案，建立多学科会诊、现场咨询等制度，引进有确定效果的IAD相关护理用品及设备，此外，还应对医务人员进行IAD培训，以及对患者和照顾者进行IAD相关的健康教育，并向其提供合适的教育材料。

（三）任务实施

评估与沟通	与服务的老年人及其家属进行沟通，认真倾听老年人和其家属的主诉。 1. 综合评估老年人的健康史、临床表现及炎症部位和皮肤情况。 2. 应用IAD分类工具进行评估和分类。 3. 评估时需要注意倾听老年人及其家属的主诉，做到动态评估、有效沟通，同时注意保护老年人的隐私。
准备	1. 学习资料的收集：查阅专业书籍或网上搜集学习资料，自主学习成人失禁相关性皮炎护理实践专家共识，学习评估的方法及失禁性皮炎的综合管理方案。 2. 榜样人物的查找：查找本单位或其他单位的失禁性皮炎管理优秀榜样人物，学习其照护的技巧。
实施	制订老年人个性化的IAD综合管理方案并实施。 1. 梳理评估结果，与团队一起找出IAD的危险因素。 2. 小组分析、讨论并应用IAD分类评估工具进行分类。 3. 制订综合管理计划。 4. 制订结构化的皮肤管理方案，在照护过程中注意沟通及保护老年人的隐私。 5. 定期评估老年人的IAD是否改善，若3～5天没有改善应请专家会诊。
整理	整理评估资料及病历。
记录	撰写工作日志，定期总结，积累经验，反思不足。

（四）任务评价

		班级： 姓名： 学号： 成绩：			
评分项		分值	自我评价	教师评价	机构评价
老年护理人员 操作技术评估	操作前患者的评估	10			
	操作前准备物品能力的评估	15			
	操作流程掌握程度的评估	20			
	应急能力的评估	20			
	操作前沟通能力的评估	20			
	评估与反馈	15			
总分		100			

（五）任务小结

		姓名： 班级： 学号：	
学习索引		学生自测	
知识点	IAD的定义、危险因素及评估	IAD的定义：	
		IAD的临床表现及预防：	
		IAD的危险因素：	
技能点	IAD相关评估分类工具的使用、IAD的结构化皮肤管理方案	1.	
		2.	
		3.	
		4.	
		5.	
		6.	
		7.	
		8.	
		9.	
		10.	

（高　丽）

第四章　老年人心理慰藉

第一节　老年人心理社会变化

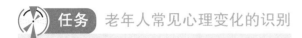

任务　老年人常见心理变化的识别

（一）任务导入

1. 任务描述　王奶奶，63岁，退休在家，性格开朗，之前一直在居委会工作，平时没少给邻居们帮忙，深受大家尊敬。王奶奶有一儿一女，都已成家，只剩下王奶奶和老伴两个人。退休后王奶奶总感觉没事可做，没意思，本来想参加老年舞蹈队，通过跳舞锻炼身体，可她的腿不给力，经常感觉疼痛，有时感觉喘不过气来，加之最近隔三差五地忘记带钥匙、关煤气炉等事情，因而情绪很低落，经常唉声叹气地说："哎，老了，没用了！"

2. 任务目标

（1）知识目标：叙述老年人的心理特点、常见心理问题及心理照护方法。

（2）技能目标：学会与老年人沟通的技巧及老年人心理照护的常用方法和技术。

（3）素质目标：培养爱老敬老的职业精神，具有细心、耐心和责任心。

（二）任务分析

1. 老年人感知觉的变化　感知觉是个体发展最早也是衰退最早的心理现象，老年人的心理变化是从感知觉的渐变开始的。老年人由于相应的感知器官老化、功能衰退，继而出现反应迟钝、行为迟缓、注意力不集中、易跌倒等变化。这些都会给老年人的生活和社交活动带来诸多不便，主要感觉器官的老化特点如下。

（1）视觉：随着年龄增长，老年人角膜表面细胞数量减少，细胞变得扁平以维持其覆盖面。50岁之后，常在近角的基质层出现脂肪沉着，形成一个白色的"老年环"。其发生率在50岁为25%，60～69岁为54%，70岁以上为75%。随着年龄增长，角膜缘毛细血管硬化、闭塞，使角膜营养缺乏，同时杯状细胞微绒毛减少，泪液和杯状细胞的黏液分泌均减少，因而角膜透明度降低，视力减退。同时，玻璃体液化范围不断扩大，玻璃体易从视网膜上分离，因而增加了视网膜脱落的可能性。视网膜细胞也与脑细胞一样随年龄增长而减少。光线对视网膜损伤的日积月累使视杆细胞和视锥细胞随年龄增长而减少。老年人视网膜血管变窄、硬化甚至闭塞。皮层细胞及其细胞内的黑色素减少，老年性黄斑变性，视网膜变薄，使视力显著衰退。视神经的老化受血管硬化等老年性改变的影响较为明显，主要表现在视神经纤维束间结缔组织常随年龄增长而逐渐增生，视神经传导功能减弱。视野随年龄增长而逐渐缩小。视野的缩小与视网膜变性、变薄、色素沉着、脉络膜萎缩、瞳孔缩小、上睑下垂、眼球内陷等紧密相关。老年晶状体逐渐变黄，吸收短波长的光较多，长波长（红、绿）的光较少，因而红、绿光易达到视网膜，红绿混合成为黄色。又因老年人瞳孔变小，光线只能通过厚度最大、黄色最深的晶状体中心部位，因而老年人视物发黄。60岁以上的老年人，由于视网膜上的细胞减少，致使其对红绿颜色的分辨力减弱，暗适应时间延长，光线对比敏感度降低。

（2）听觉：老年人由于组成耳蜗的毛细胞随年龄增长而减少，鼓膜变薄，听神经功能减弱，致使老年人听力逐渐减退。在60岁以上老年人中，听力减退者占27.4%，男性发生率高于女性。大多数60岁以上老年人会丧失频率为4000 Hz以上的高频音的有效听力，而对频率为250～1000 Hz的声音，通常到90岁尚可听到。老年人鉴别语音的能力降低，听觉反应时间延长，因而老年人容易产生耳鸣、幻听、听力下降，常需使用助听器。

（3）味觉：老年人舌黏膜上的舌乳头逐渐消失，舌表面光滑，味蕾明显减少，在60岁以上老年人中约有50%的味蕾出现萎缩。故老年人味觉阈值升高，味觉障碍，对咸、甜、苦、酸的敏感程度减退，从而影响食欲，饮食习惯有所改变。

（4）嗅觉：人类能辨别2000～4000种不同物质的气味，因而人的嗅觉十分敏感。人的嗅觉在20～50岁时最敏感。50岁以后，嗅黏膜逐渐萎缩，嗅觉较迟钝，60岁以后约20%的老年人会失去嗅觉，70岁以后嗅觉急剧衰退，80岁以后，仅22%的老年人有正常嗅觉。老年人嗅觉能力下降的原因是多方面的，可能与嗅觉中枢神经的变化有关。

（5）触觉：皮肤是保持身体正常生理活动的第一道防线，从面积和含量而论，皮肤是人体最大的器官。老年人的皮肤因皮脂腺分泌减少而无光泽，易裂，瘙痒，由于表面粗糙、松弛、弹性降低而出现皱纹、下眼睑肿胀，形成眼袋。皮肤毛细血管减少、变性，脆性增加易出血（老年性紫癜）。随年龄增长，皮肤神经末梢的密度显著减少，致使皮肤调节温度的功能下降，感觉变得迟钝，脂褐素沉积易形成老年斑。

2. 老年人记忆的变化 神经递质乙酰胆碱影响人的学习记忆，老年人可能因为中枢胆碱能系统的功能减退而出现记忆能力的减退。记忆与人的生理状况、精神健康状况、记忆的训练、社会环境等因素有关。随着年龄的增长，老年人感觉器官逐渐失去正常有效接收信息的能力，同时因大脑体积萎缩，影响各种记忆信息的储存，记忆能力变慢、下降。此外，某些疾病对记忆也会产生影响，如老年期痴呆等。老年人的记忆有以下特点。

（1）随着年龄增长，记忆能力下降，记忆速度变慢。瞬时记忆（即保持1～2 s的记忆）随年老而减退，短时记忆（即保持1 min以内的记忆）变化较小。老年人的记忆衰退主要是长时记忆（即所记内容在头脑中保持超过1 min甚至终身的记忆）。

（2）老年人的意义识记（即在理解基础上的记忆）保持较好，而机械识记（即靠死记硬背的记忆）减退较快。例如，老年人对于地名、人名、数字等属于机械识记内容的记忆效果不佳。

（3）老年人的再认活动（即当所记对象再次出现时能够认出来的记忆）保持较好，而再现活动（即让所记对象在头脑中呈现出来的记忆）明显减退。

（4）老年人的远事记忆（即对数年前或数十年前所发生事件的记忆）良好，近事记忆（即对最近几年或几个月所发生事件的记忆）的保持效果较差，表现为丢三落四。

（5）老年人的有意记忆（即事先有明确识记目的并经过努力、运用一定的方法进行的记忆）处于主导地位，无意记忆（即对需要记忆的事没有明确识记目的）能力下降。记忆与人的生理因素、健康、精神状况、记忆的训练、社会环境等因素都有关系。因而，老年人记忆减退存在个体差异，出现有早有晚，速度有快有慢，程度有轻有重。为延缓记忆衰退，老年人应注意自我保健，坚持适当的脑力锻炼和记忆训练，以提高记忆能力。

3. 老年人智力的变化 智力分为液态智力和晶态智力。液态智力是指获得新观念、洞察复杂关系的能力，如直觉整合能力、机械记忆、思维敏捷度，以及注意力和反应速度等，主要与人的神经系统生理结构和功能有关，一般在成年早期达到高峰，以后随着年老而递减。晶态智力是指与语言、文学、数学、概念、逻辑等抽象思维有关的智力，与后天的知识、文化和经验的积累有关。智力会随年老而发生变化，随着年龄增长，老年人学习新东西、新事物的能力不如年轻人，其学习也易受干扰，老年人的液态智力呈逐渐下降的趋势，高龄后下降明显，这与老年人的知觉整合和心理运动技能的退变有关。老年人在分析、综合、归纳、概括、判断及推理方面的能力会因多年生活的磨炼和经验而显得比青年人运用得更好。老年期智力与多方面因素有关，包括生理健康、文化、社会等因素，因而老年人的智力具有很大的可塑性。因此，坚持用脑有利于在老年期保持较好的智力水平和社会功能，而且活动锻炼对智力也有明显的促进作用。通过坚持不懈地学习、锻炼和积累，往往可以使老年人的智力水平发挥得更好、更充分。

4. 老年人思维的变化 思维是人的中枢神经系统在对感知觉的信息进行分析、综合、比较、抽象、概括以后，对客观事物所进行的间接、概括的反映过程。老年人的思维衰退出现较晚，尤其是与自己熟悉的专业相关的思维能力在年老时仍能保持。但是，老年人由于在感知和记忆方面的减退，在概念、逻辑推理和解决问题方面的能力有所衰退，尤其是思维的敏捷度、灵活性、流畅性、变通性及创造性比中青年期差。思维的衰退对老年人的表达能力影响很大，如对语言的理解速度减慢，讲话逐渐变缓、不流畅，常词不达意。

5. 老年人人格的变化 老年期人格（如能力、性格、气质、兴趣、需要、动机、价值观等）也会发生相应的改变，如由于记忆减退说话变得重复唠叨、学习新鲜事物的能力降低等。多数研究表明，老年期个体的人格总体趋于稳定，但由于人体老化使生理功能逐渐衰退，疾病、退休、丧偶等导致的负性情绪仍困扰着老年人的生活，老年人必须重新面临对新的社会生活的再适应。在此过程中，老年期人格也会发生相应的变化，如对健康和经济的过分关注与担心会产生不安与焦虑，因学习新事物的能力降低、学习机会减少而变得保守、固执、刻板、任性等。老年人依照其不同的人格模式有不同的社会适应形态。

（1）整合良好型：大多数老年人的类型。其特点是成熟，能正视新的生活，有高度的生活满意感，有良好的认知和自我评价能力。

（2）防御型：此型老年人对衰老完全否认，雄心不减当年，刻意追求目标，表现为退而不休，老有所为。

（3）被动依赖型：这种类型老年人有两种表现，一种表现是从外界寻求援助，从而获得心理支持，以帮助自己适应老年生活；另一种表现是老年人对生活没有目标，对周围事物不感兴趣，几乎不从事任何社会活动。

（4）整合不良型：此型老年人有明显的心理障碍，不善于调控情绪，生活满意度低，需要家庭照顾和社会组织的帮助才能生活。

6. 老年人情绪情感的变化 情绪情感是个体对客观事物的主观体验。情感是一种复杂的心理功能，与人的需要密切相关。一般来说，能满足人的需求或符合人的愿望的事物，会引起高兴、愉快、喜欢、热爱等正性情绪，对人的健康是有利的；反之则易引起抑郁、焦虑、厌恶、愤怒、悲哀等负性情绪，易促发疾病或导致病情恶化。人到老年，情绪往往变得不太稳定，比较容易动感情，在感情上也容易被人同化，以致伤心落泪，在遇到困难或挫折时，也不容易镇静，常会产生莫名其妙的焦虑、恐惧。老年人情绪情感的变化主要取决于其所处的生活环境、需要满足的情况及本人的文化素养。与青年人相比，老年人的情绪情感有以下特点。

（1）老年人更善于控制自己的情绪：老年人比青年人和中年人更遵循某些规范以控制自己的情绪，尤其表现在控制自己的喜悦、悲伤、愤怒和厌恶情绪方面。

（2）老年人的情绪体验比较强烈而持久：就情绪体验而言，由于老年期中枢神经系统有过度活动的倾向和较高的唤醒水平，老年人的情绪呈现出内在、强烈而持久的特点，尤其是对消极情绪的体验强度并不随年龄的增长而减弱。老年人由于比较理性，往往通过认知调节来减弱自己的情绪反应，但老年人对于负性应激事件所引发的情绪体验要比青年人和中年人持久得多。

（3）有些老年人容易产生消极情绪：由于个性、环境条件等多种因素的影响，有些老年人容易产生消极情绪。常见的消极情绪如下。

1）自我意识强：常以自我为中心，要求被重视、受尊重；思维方式刻板、固执，偏爱以往习惯，难以接受新事物，社会适应能力减退。老年人的依赖性增强，过度依赖别人的照顾，时常以种种不适引起别人的关注，甚至行为表现幼稚，导致生活能力的退化。

2）猜疑、嫉妒：老年人对周围人的不信任感增强，往往计较别人的言谈举止，严重者会认为别人居心叵测。60岁以上的老年人，因固执刻板、个性执拗，其心理特点已从对外界事物的关心转向自己的躯体方面，并且主观感觉加强，所以常会出现猜疑心理。

3）焦虑、抑郁：随着衰老，老年人的精神情感变化日益明显，易出现焦虑、抑郁情绪，常伴有自责，遇事缺少进取心。性格内向，因退休使社会交往减少，不愿与外界联系，常待在家里，有的甚至心胸狭窄，十分吝啬。

4）情绪多变：由于脑的调节功能减退，老年人自我控制情绪的能力变差，情感脆弱，情绪易波动，表现为容易大怒，失去自我控制。

5）担心死亡：由于亲友、配偶逐渐去世，老年人慢慢感到孤独空虚，年龄越大，担心死亡的情绪就越强烈。

（4）绝大多数老年人有积极的情绪体验：对老年人生活满意度的调查表明，从总体来看，各年龄阶段的老年人对生活很满意或满意的占绝大多数。老年人的积极情绪体验表现为轻松感、自由感、满足感和成功感。老年人关切自身健康状况的情绪活动增强。随着年龄增长，健康状况日益下降，老年人变得更加关注自己的身体，对于疾病较为重视。尤其是老年女性，怀疑自己患病和有失眠现象的比例显著高于男性。

（三）任务实施

评估与沟通	1. 与老年人沟通，评估老年人的情绪和心理状态，告知老年人渐进式肌肉放松训练的目的、方法，取得老年人的支持和配合。"任务描述"中的王奶奶，63岁，退休在家，因退休而无事可做，因身体不好，不能正常参加自己喜欢的活动，加之最近记忆力减退明显，因而情绪很低落。 2. 告知老年人通过渐进式肌肉放松训练可以释放压抑的情绪、改善睡眠、促进心理健康。 3. 指导老年人学会正确的配合，向其交代注意事项。
准备	1. 护理人员：着装干净整洁，态度亲近，举止端庄。 2. 老年人准备：取得老年人的理解与配合。 3. 环境准备：整洁安静，通风良好，光线柔和。 4. 物品准备：一张舒适的床或沙发。
实施	实施步骤如下。 1. 指导语："现在我们开始进行肌肉放松训练，请深呼吸3下。每一次吸气后，尽可能忍住不呼出，并全身紧张，握紧拳头，这一过程是让你体会到紧张。在每一次忍受不住时，再将气缓缓呼出，尽可能引导自己有'如释重负'之感，这一过程是让你体会到松弛的感觉。尽量感受紧张的不适感与松弛的舒适感之间的强烈对比，领会松弛的妙处。" 2. 按身体部位逐一发布"松弛催眠命令"。这些部位依次序是手指及掌、前臂、手臂、头皮、前额、眼、口、鼻、下颌、颈、背、前胸、后腰、腹部、臀部、耻骨及生殖器、大腿、小腿、足和脚趾。依循这些部位的次序，发布以下的命令："放……松……松……弛……我现在感到非常舒畅，我的（部位）现在是非常的松弛，我明显地感觉到这个部位有一种沉重而舒服的感觉。"在发布这些命令的同时，老年人要体验全身松弛的感受。 3. 当完成手指到足趾的松弛过程后，让老年人想象有一股暖流，由头顶缓缓地流向头、胸、腹、腿及足尖。这股暖流带来的舒适，会大大地加深全身的松弛度。 4. 静静地躺在床或沙发上，尽情享受这难得的松弛，体会这种状态的美好。 放松要点及注意事项如下。 1. 除了第4步没有时间限制外，前面由手至足整个逐步放松的过程需6～7 min。如果老年人在不到6 min的时间完成，说明老年人还未达到松弛状态。若时间和环境不许可，应该"弹性"变通一下。 2. 保证在这段时间内没有外界的干扰。 3. 坚持练习1周，2次/天，能较好地掌握渐进式肌肉放松训练的方法。
整理	1. 整理沙发。 2. 协助老年人取舒适体位，结束后引导老年人离开。 3. 向老年人做健康宣教。
记录	正确记录并签名，内容包括训练结果及训练过程中的问题及处置等。

（四）任务评价

评分项	项目内容	分值	自我评价	教师评价	机构评价
评估与沟通	与老年人沟通，评估老年人的年龄、身体状态、心理状况等	3			
	告知老年人肌肉放松训练的目的	2			
	告知老年人肌肉放松训练的方法	3			
	取得老年人的理解和配合	2			

班级：　　姓名：　　学号：　　成绩：

续表

	班级： 姓名： 学号： 成绩：				
评分项	项目内容	分值	自我评价	教师评价	机构评价
准备与实施	照护人员：衣着干净、整洁	10			
	环境：安静整洁，通风良好，光线柔和	10			
	老年人：衣着干净、整洁、宽松	10			
	用物：床或沙发干净、舒适	10			
	实施过程中照护人员要注意语音、语速、语调	10			
	注意语言的引导和节奏的准确性	10			
	告知老年人按操作步骤在家训练的方法及操作注意事项	10			
整理用物	收拾-整理床或沙发	3			
	引导老年人离开	2			
记录	训练结果及训练过程中老年人出现的问题及处置等	5			
整体评价	老年人对训练的满意度	5			
	操作规范，达到预期目标	5			
总分		100			

（五）任务小结

	姓名： 班级： 学号：	
学习索引		学生自测
知识点	老年人心理变化的特点	老年人记忆变化的特点：
		老年人智力变化的特点：
		老年人情绪变化的特点：
		老年人人格变化的特点：
	老年人心理健康的标准	老年人心理健康的标准：

续表

学习索引		学生自测	
技能点	增进老年人心理健康的具体方法	1.	
		2.	
		3.	
		4.	
	渐进式肌肉放松训练	评估与沟通：	
		准备：	
		实施：	
		放松要点及注意事项：	

姓名：　　　　班级：　　　　学号：

（赵　梦）

第二节　老年人心理健康促进

 任务 学习增进老年人心理健康的具体方法

（一）任务导入

1. 任务描述　黄奶奶，64岁，退休教师，个性开朗外向，为人和善。在从事教育工作的30年里，黄奶奶工作十分敬业，并且有很好的人际关系，得到同事和领导的一致好评。老伴几年前因脑出血去世，黄奶奶当时由于工作忙并没有太多的身体不适，但自从退休后便产生了强烈的失落感和孤独感，常自感身体不舒服，其儿子、儿媳带老太太多次去医院检查，但没有查出大的问题，黄奶奶常要求儿子陪伴，由此导致儿子与儿媳之间经常发生矛盾，儿子为此非常烦恼。

黄奶奶出现了什么样的心理问题？如何促进黄奶奶的心理健康？

2. 任务目标

（1）知识目标：分析老年人心理变化的特点和老年人心理健康的标准。

（2）技能目标：根据老年人心理变化的特点及心理健康的标准，掌握老年人的心理应对及处理策略。

（3）素质目标：发扬爱老敬老的职业精神，做到细心、耐心和有责任心。

（二）任务分析

1. 心理健康的定义　第三届国际心理卫生大会将心理健康定义为："所谓心

理健康，是指在身体、智能及情感上与他人的心理健康不相矛盾的范围内，将个人心境发展成最佳状态。"

2. 老年人心理健康的标准　综合国内外心理学专家对老年人心理健康标准的研究，结合我国老年人的实际情况，老年人心理健康的标准基本可以从以下5个方面进行界定。

（1）有正常的感觉和知觉、正常的思维及良好的记忆：在判断事物时，基本准确，不发生错觉；在回忆往事时，记忆清晰，不发生大的遗忘；在分析问题时，条理清晰，不出现逻辑混乱；在回答问题时，能对答自如，不答非所问；在平时生活中，有比较丰富的想象力，并善于用想象力为自己设计一个愉快的奋斗目标。

（2）有健全的人格，情绪稳定、意志坚强：积极的情绪多于消极的情绪，能正确评价自己和外界事物，能控制自己的行为，办事较少盲目性和冲动性。意志力坚强，能经得起外界事物的强烈刺激。在悲痛时能找到发泄的方法，而不至于被悲痛所压倒；在欢乐时能有节制地欢欣鼓舞，而不得意忘形和过分激动；在遇到困难时，能沉着地运用自己的意志和经验去加以克服，而不是一味地唉声叹气或怨天尤人。

（3）有良好的人际关系：乐于帮助他人，也乐于接受他人的帮助。在家中，与老伴、子女、儿媳等都能保持情感上的融洽，能得到家人发自内心的理解和尊重；在外面，与过去的朋友和现在结识的朋友都能保持良好的关系。对人不求全责备，不过分要求于人，对他人不是敌视态度，从来都是以与人为善的态度出现。无论在正式群体内，还是在非正式群体内，都有集体荣誉感和社会责任感。

（4）能正确地认识社会，与大多数人的心理活动一致：对社会的看法、对改革的态度、对国内外形势的分析、对社会道德伦理的认识等，都能与社会上大多数人的态度基本保持一致。如果不是这样，那就是不接纳社会，与时代前进的步伐不能同向、同步。

（5）能保持正常的行为：能坚持正常的生活、工作、学习、娱乐等活动，一切行为都符合自己在各种场合的身份和角色。

以上五个方面只是界定老年人心理健康的基本标准。目前许多国内外学者从自己研究的角度提出了许多具体的标准。但无论多少标准，都不约而同地认为最重要的一条是"基本正常"，即说话办事、认识问题、逻辑思维、人际交往等都在正常状态中。只要不偏离"正常"的轨道，心理健康就是达标的。

3. 维护和促进老年人心理健康的原则

（1）适应原则：心理健康强调人与环境能动地协调适应。环境包括自然环境和社会环境，环境中随时都有打破人与环境协调平衡的各种刺激，尤其是社会环境中的人际关系对心理健康有重要意义。人对环境的适应、协调，不仅仅是简单的顺应和妥协，更主要的是积极、能动地对环境进行改造，以适应个体的需要，或者改造自身以适应环境的需要，因此，需要积极主动地调节环境和自身，减少环境中的不良刺激，学会协调人际关系，发挥自己的潜能，以维护和促进心理健康。

（2）整体原则：每个个体都是一个身心统一的整体，身与心相互影响。因此，通过积极的体育锻炼、卫生保健及培养良好的生活方式来增强体质和生理功能，将有助于促进心理健康。

（3）系统原则：人是一个开放系统，无时无刻不与自然、社会文化、人际关系之间相互影响、相互作用，如生活在家庭或群体中的个体会影响家庭或群体，同时也受到家庭或群体的影响。个体心理健康的维护需要个体发挥积极主观能动性来做出努力，同时也依赖于家庭或群体的心理健康水平。要促进个体的心理健康，创建良好的家庭或群体心理卫生氛围也很重要。因此，只有从自然、社会文化、人际关系等多方面、多角度、多层次考虑和解决问题，才能达到系统内外环境的协调与平衡。

（4）发展原则：人和环境都在不断变化和发展，人在不同年龄阶段、不同时期、不同身心状况下及不同或变化的环境中，其心理健康状况不是静止不变的，而是动态发展的，因此，要以发展的观点动态地把握和促进心理健康。

4. 老年人常用沟通技巧 老年人因生理上听力和视力的减退，接收信息的能力较差，对与护理人员之间的交流会产生影响。因此，应注意应用语言和非语言沟通技巧。

（1）语言沟通：包括口头沟通和书信沟通。

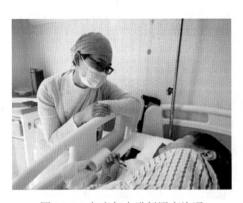

图4-2-1 与老年人进行语言沟通

1）口头沟通（图4-2-1）：是老年人抒发情感和维持社会互动的较好途径。为了增进沟通效果，应注意以下事项：①安排适宜的沟通环境，减少干扰。②有效控制自我情绪的反应，态度诚恳、自然，以适宜的称谓称呼老人。③提供充分的时间和耐心，老年人未完全表达时应避免做片面或仓促的回复。当老年人表达出不恰当或不正确的信息和意见时，千万不可辩白或当场使其困窘，不要坚持把沟通信息传达清楚方才罢休。④说话简短得体，多主动倾听并鼓励老年人畅所欲言。注意说话音量和速度，既要考虑到老年人听力下降、反应较慢等因素，又要避免因提高音量而被误认为生气或烦躁，从而诱发老年人的不悦与反感。⑤沟通过程中应多运用非语言形式回答老年人，如点头、微笑可表示认同或支持。

2）书信沟通：随着年龄增长，老年人的性格会变得比较内向和退缩，加之听力减退、记忆力下降，会影响沟通效果。书信沟通方式能克服老年人记忆力的减退，起到提醒的作用，也增加了老年人的安全感和对健康教育的遵从性。使用书信沟通方式时要注意以下事项：①使用与背景色对比度大的大体字；②对重要名词，可以使用语言加以辅助说明；③尽可能使用非专业术语的一般用词；④ 可运用简明的图表、图片来解释必要的过程；⑤写明治疗和护理后的注意事项或健康维持行为；⑥运用核对标签，如用小卡片列出每天健康流程该做的事，并且贴于常见的地方。

（2）非语言沟通：非语言沟通对于因逐渐出现认知障碍而越来越无法表达和理解谈话内容的老年人来说非常重要。要想了解和分享老年人的感觉、需求及思想，就要加强非语言沟通。

1）面部表情：面部表情是经常用来表达感受的一种非语言行为。护士可以从老年人的面部表情中得到许多信息，如疼痛的老年人会愁眉苦脸，内心害怕的老年人看起来显得畏缩。同样，老年人也可以通过观察护士的面部表情与自己的病情联系起来。因此，在面对老年人时，必须控制有关惊慌、紧张、厌恶及害怕接触的表情，以避免老年人以为自己的病情恶化。要多展露微笑，护士的微笑是美的象征，是爱心的体现，对老年人的精神安慰可能胜过良药，在微笑中为老年人营造一种愉悦、安全、可信赖的气氛。

2）触摸：人在伤心、生病时特别需要关爱、温暖的触摸，尤其是老年人更需要触摸。触摸寓意着护理人员对老年人的关爱，而被触摸的老年人可以感受到其自身存在的价值和被照顾的温暖。触摸要轻柔，体现出热情与关爱，但触摸时应尊重老年人的尊严与文化社会背景，注意观察老年人对触摸的反应。接触不当也可以产生消极效应，因此，要审时度势地进行。

3）倾听：要善于听老年人讲话，在倾听过程中，要注意力集中，保持双方眼睛在同一水平线，并注意眼神的接触，以利于平等的交流与沟通。要使用能表达信息的举动，如点头、微笑等。用心倾听不仅表达对老年人的关心，还表达对话题的兴趣，应鼓励老年人继续说下去。

（三）任务实施

评估与沟通	1. 与老年人沟通，评估老年人的情绪和心理状态，告知心理疏导的目的和方法，取得老年人的支持与配合。"任务描述"中的黄奶奶，64岁，退休教师，原本个性开朗外向，为人和善，老伴几年前因为脑出血去世，自从退休后便产生了强烈的失落感和孤独感，常自感身体不舒服。黄奶奶常要求儿子陪伴，由此导致儿子与儿媳之间发生矛盾，儿子为此非常烦恼。 2. 指导老年人学会正确的配合，向其交代注意事项。 3. 对老年人进行心理疏导的目的是调整老年人抑郁的情绪状态，维持心理健康，恢复正常生活。

续表

准备	1. 护理人员准备：着装干净整洁，态度亲近，举止端庄。 2. 老年人准备：知晓心理疏导的目的和时间。 3. 环境准备：光线明亮、安静、整洁、气氛轻松的独立房间。 4. 物品准备：记录单、笔、纸巾。
建立护理评估资料	建立信任关系，搜集资料，具体步骤如下。 1. 护理人员应给老年人良好的第一印象。 2. 护理人员要体会到老年人的处境，使老年人得到充分的鼓励与支持，愿意与护理人员接近、交谈，倾诉自己的心理问题，要使老年人觉得有希望改善自己的问题，对心理疏导感兴趣。 3. 在首次心理疏导中，护理人员的耐心倾听尤为重要，耐心细致地倾听老年人叙述自己的苦闷，本身就是对老年人的鼓励和安慰。 4. 注意事项：咨询者应综合运用谈话、调查、观察的方法与老年人进行交谈，平时注意对老年人的情绪和行为进行观察，全面收集老年人的资料。与老年人一起共同找出目前最关心、最困扰、最需要解决的问题，从而确定优先解决的问题，并进一步了解问题的来龙去脉，包括问题的起因、过程、已经采取的措施等。另外，应评估老年人的视力、听力、语言表达能力及理解能力。
分析与诊断	1. 根据搜集的资料，确定老年人问题的类型、形成的原因及深层心理原因。 2. 根据老年人的问题类型进行评估和诊断。
实施	针对评估结果，与社会工作者、护士等专业人员共同制订心理照护计划（包括心理照护的目标形式与方法、时间与频次、内容提纲、效果评价的时间和方法等）并实施计划。 1. 目标：应与老年人共同制订目标，双方达成一致。目标应具体、可行、积极，双方可以接受、可评估。同时注意近期目标与远期目标的结合。对于黄奶奶，近期目标为睡眠和饮食恢复到以前的水平，抑郁量表分值降至正常范围，远期目标是能运用所学的应对方法调整情绪状态。 2. 形式与方法：可采用一对一的心理疏导、团体心理疏导、心理健康知识宣讲、安排老年人参加休闲娱乐活动和适当的体育活动等形式。对于黄奶奶，可以采用一对一的心理疏导、音乐放松训练、参加休闲体育活动的形式。 3. 时间与频次：通常每周1～2次，每次60 min。对于黄奶奶，每周安排1次心理疏导，时间50 min左右；每周参加3次休闲体育活动，如手指操等。 4. 列出内容提纲：列出每次心理疏导的内容提纲，以使心理疏导紧扣主题、提高效率。尽量使用开放式问题，以引导老年人充分表达内心的感受。针对黄奶奶，对第一次心理疏导的内容可列出如下提纲："您觉得自己最近为什么心情不好呀？""您以前心情不好时，会怎么做？" 5. 评价的时间和方法：分别在每次心理疏导结束后和完成4次心理疏导后进行效果评价。评价的方法包括量表评估、观察病情和生理症状的变化及老年人的自我评价。 6. 注意事项：充分利用各种语言和非语言疏导技术，如保持恰当的空间距离、明确地表达、全神贯注地倾听、适时地反应、开放式提问，以及保持恰当的身体姿势、目光和面部表情等，调动老年人的积极性，启发和引导老年人表达内心的感受，发现自身问题并思考解决问题的方法，鼓励和支持老年人，增强其解决问题的信心和力量。
最终效果评价	完成最后一次心理疏导后，进行最终的效果评价。具体方法：①采用量表进行评估；②观察情绪、生理症状的改善情况；③老年人对实施效果进行评价。如果未见改善，应与社会工作者、护士等讨论该个案的情况，调整心理疏导计划。对于心理问题严重的老年人，应及时转介，寻助社会工作者或精神科专业人员的帮助和治疗。
整理和记录	正确记录、签名并存档，内容包括心理疏导的过程及出现的问题等。

（四）任务评价

班级：　　姓名：　　学号：　　成绩：					
评分项	项目内容	分值	自我评价	教师评价	机构评价
工作准备	与老年人沟通，评估老年人的年龄、身体状态、心理状况等	3			
	告知老年人心理疏导的目的	2			
	告知老年人心理疏导的方法和频次	3			
	取得老年人的理解和配合	2			
建立关系、搜集资料、分析诊断	照护人员的语言技术	10			
	照护人员的非语言技术	10			
	照护人员的心理评估技术	10			
	照护人员采用语言和非语言技术引导老年人，帮助老年人认识自身问题	10			
制订方案	方案的目标	3			
	形式与方法，时间与频次	3			
	内容提纲	4			
实施方案	启发与引导	10			
	支持与鼓励	10			
结果评价	总结性解释	10			
整体评价	老年人对训练的满意度	5			
	操作规范，达到预期目标	5			
总分		100			

（五）任务小结

姓名：　　班级：　　学号：		
学习索引		学生自测
知识点	心理健康	心理健康的定义：
		老年人心理健康的标准：
		维护和促进老年人心理健康的原则：
	老年人常用沟通技巧	语言沟通和非语言沟通技巧：

续表

姓名：		班级： 学号：	
学习索引		学生自测	
技能点	实施前准备	1.	
		2.	
		3.	
		4.	
	实施步骤	1.	
		2.	
		3.	
		4.	
		5.	
		6.	

（赵　梦）

第三节　老年人常见心理问题的应对

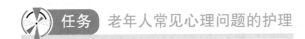 **任务** 老年人常见心理问题的护理

（一）任务导入

1. 任务描述　龚奶奶，83岁，在养老院里被评估为二级护理老年人。龚奶奶日常生活基本能自理，头脑比较清楚，也能比较积极地参加院内组织的各种活动，与其他老年人和照护人员相处很好，为人和善，易沟通，与同在养老院入住的老伴相亲相爱。但老伴身体有病，需要长期卧床，龚奶奶无微不至地照顾着老伴。老人家有两个儿子，大儿子由于患有糖尿病，很少来养老院看望老人；二儿子则因为离异，还要照顾有精神障碍的女儿，也没有精力来养老院看望老人。时隔不久，龚奶奶的老伴由于心脏病发作不幸去世，老人的追悼会等事宜基本由二儿子操办，而这时围绕老人的部分遗产继承问题，大儿子和二儿子在龚奶奶面前争论不休，甚至在老人的葬礼上争吵起来。龚奶奶开始变得郁郁寡欢，经常一个人盯着窗外一动也不动，也不愿意与别人交流，偶尔自言自语"这样活着还有什么意思"。

龚奶奶遇到了什么样的心理问题？如何指导龚奶奶应对这些心理问题？

2. 任务目标

（1）知识目标：掌握老年人常见的心理问题及护理，熟悉老年人常见的精神

障碍及护理。

（2）技能目标：能根据实际情况分析老年人的心理问题，并提出合适的护理措施。

（3）素质目标：发扬敬老爱老的职业精神，做到细心、耐心和有责任心。

（二）任务分析

1. 老年人常见的心理问题及护理

（1）自卑：即自我评价偏低，自己看不起自己，这是一种消极的情感体验。当人的自尊需要得不到满足，又不能恰如其分、实事求是地分析自己时，就容易产生自卑心理。老年人产生自卑心理的原因：①老化引起的生活能力下降；②疾病引起的部分或全部生活自理能力和适应环境能力的丧失；③离退休后，角色转换出现障碍；④家庭矛盾。一个人形成自卑心理后，往往从怀疑自己的能力发展为不能表现自己的能力，从而怯于与人交往，甚至孤独地自我封闭。本来经过努力可以达到的目标，也会认为"我不行"而放弃追求。具备自卑心理的人看不到人生的光环和希望，领略不到生活的乐趣，也不敢去憧憬美好的明天。应为老年人创造良好、健康的社会心理环境，尊老敬老；鼓励老年人参与社会活动，做力所能及的事情，挖掘潜能，得到一些自我实现，增加生活的价值感和自尊；对生活完全不能自理的老年人，应注意保护，在不影响健康的前提下，尊重其原来的生活习惯，使老年人尊重的需要得到满足。

（2）孤独：孤独是一种心灵的隔膜，是一种被疏远、被抛弃和不被他人接纳的情绪体验。孤独感在老年人中很常见。上海一项调查发现，60～70岁的人群中有孤独感的占33%左右，80岁以上者占60%左右。美国医学家詹姆斯等对老年人进行了长达14年的调查研究，发现独隐居者患病的概率为正常人的1.6倍，死亡的可能性是爱交往者的2倍。他对7000例美国居民做了长达9年的调查研究，结果显示，在排除其他原因的情况下，那些孤独老年人的死亡率和癌症发病率比正常人高2倍。因此，解除老年人孤独感是个不容忽视的社会问题。导致老年人孤独的可能原因：①离退休后远离社会生活；②无子女或因子女独立成家后成为空巢家庭；③体弱多病，行动不便，因而降低了与亲朋来往的频率；④性格孤僻；⑤丧偶。孤独寂寞、社会活动减少会使老年人产生伤感、抑郁的情绪，精神萎靡不振，常偷偷哭泣，顾影自怜，如体弱多病、行动不便时，上述消极情绪会加重，久而久之，身体免疫功能降低，为疾病"敞开"大门。孤独也会使老年人选择更多的不良生活方式，如吸烟、酗酒、不爱活动等，不良的生活方式与心脑血管疾病、糖尿病等慢性疾病的发生和发展密切相关。有的老年人会由孤独转化为抑郁症，出现自杀倾向。摆脱老年人孤独，需要子女和社会的共同努力。家庭功能和社会支持是影响老年人孤独的重要因素。首先，子女必须从内心深处诚恳地关心父母，充分认识到空巢老人在心理上可能遭遇的危机。与父母住同一城镇的子女，与父母住房的距离最好不要太远；身在异地，与父母天各一方的子女，除了托人照顾父母，更要注重对父母的精神赡养，尽量常回家看看老人，或经常与父母通过电话等形式进行情感和思想的交流。丧偶的老年人独自生活，会感到寂寞，子女照顾也非长久之事，别人都代替不了老伴的照顾，子女应该支持老年人的求偶需求。其次，社会要多关注老年人，对离开工作岗位而尚有工作能力和学习要求的老年人，要为他们创造工作和学习的机会。当老年人住院后，医护人员要积极、热情、主动地进行接诊，同时向老年人详细地介绍医院内的环境及护理工作的详细情况。丰富老年人的业余生活，如在病房开设老干部活动中心，中心可设象棋、跳棋、电视、报纸、扑克等娱乐项目。这样做的目的是减轻老年人因生病后住院所导致的孤独感，使老年人能尽快消除陌生感、熟悉环境，而老年人也可以做出力所能及的努力。老年人应参与社会活动，积极而适量地参加各种力所能及的、有益于社会和家人的活动，在活动中扩大社会交往，做到老有所为，既可消除孤独与寂寞，更能从心理上获得生活价值感的满足，增添生活乐趣。另外，通过参加老年大学的学习可以消除孤独，培养广泛的兴趣爱好，挖掘潜力，增强幸福感和生存的价值。

（3）老年疑病症：以怀疑自己患病为主要特征的一种神经性人格障碍。老年疑病症如果不能得到及时的缓解和治疗，在心理上就有可能从怀疑自己有病发展为对疾病的恐惧，甚至是对死亡的恐惧，这对老年人的身心健康将会产生更严重的不利后果。老年人对此要提高警惕，及时对自己的心理反应做出正确的调整。老年疑病症的临床表现有如下4个特点：①老年人长时间地相信自己体内某个部分或某几个部分有病，求医时对病情的诉说不厌其详，甚至喋喋不休，从病因、首发症状、发病部位到就医经过，均一一介绍，生怕自己说漏一些信息，唯恐医师疏忽大意。②老年人对自身变化特别敏感和警觉，哪怕是一些微不足道的细小变化，也显得特别关注，并且会不自觉地加以夸大和曲解，形成患有严重疾病的证据。③老年人常感到烦恼、忧虑甚至恐慌，其严重程度与实际情况极不相符，他们对自己的病症极为焦虑，别人劝得越多，疑病就越严重。④即使客观的身体检查结果证实患者没有疾病，老年人仍然不能相信，医师的再三解释和保证不能使其消除疑虑，老年人甚至会认为医师有故意欺骗和隐瞒的行为。

指导老年人正确认识自身健康问题。老年人普遍自我健康评价欠佳，由于对健康状况的消极评价，使其对疾病过分忧虑，更感因衰老而无用，对老年人心理健康十分不利。因此，在老年人身心健康的实践指导和健康教育中，应实事求是，正确评价老年人的健康状况，使老年人对健康保持积极乐观的态度。老年人应正确看待退休、离职等问题。随着老年人年龄增长，从原来的职业功能上退下来，这是一个自然、正常、不可避免的过程。只有充分理解新陈代谢、新老交替的规律，才能对离退休的生活变动泰然处之。应鼓励老年人丰富自己的晚年生活，勤用脑可以防止脑功能衰退，因此，老年人可以根据自身的具体条件和兴趣，学习和参加一些文化活动，如阅读、写作、绘画、书法、音乐、舞蹈、园艺、棋类等，不但可以开阔视野，陶冶情操，丰富精神生活，减少孤独、空虚和消沉之感，而且是一种健脑、健身的手段，有人称之为"文化保健"。向家属宣教，以增进家庭成员之间的互相理解。老年人需要家庭的和睦及家庭成员的理解、支持和照料。在中国传统文化的作用下，老年人在家庭中一般起着主导作用，可以维系亲子、婆媳、翁婿等家庭生活氛围。但老年人与子女之间在思想情感和生活习惯等方面有时会因看法和处理方法不同，出现所谓的"代沟"。作为子女，应尽孝道，赡养与尊重老人；作为老人，不可固执己见、独断专行或大摆长辈尊严，应理解子女，以理服人，遇事多与老伴、子女协商，切不可自寻烦恼和伤感。

对于老年人来说，身体的病痛往往并不可怕，可怕的是对疾病的恐惧。疑病症的产生究其根源便是对疾病的恐惧，因此，应加强对老年人的心理疏导，防止他们产生疑病情绪。

2．老年人常见精神障碍及护理

（1）老年焦虑症

1）临床表现：焦虑和烦恼，自主神经功能兴奋，运动性不安，过分警觉和惊恐发作。

2）护理措施：帮助老年人处理日常卫生，包括洗脸、刷牙、漱口、梳头、整理床铺、更衣、排二便等。因为焦躁不安出现食欲缺乏是焦虑老年人常出现的胃肠方面的问题，应向老年人宣传摄取营养的重要意义，并给予营养丰富的饮食。可以组织老年人集体进食，也可以采取少量多餐的方法。如果患者坚持不进食或进食少，或者体重持续减轻，就必须采取必要的措施。老年焦虑症患者常会因情绪极度偏激而出现自杀，因此，安全防护对保护患者的生命十分必要。应密切观察老年人的情绪变化及异常言行，观察老年人有无流露出厌世的想法并收藏危险物品。在夜间、凌晨、午休、饭前、交接班等病房护理人员较少时，在走廊尽头、厕所、洗漱室、暗角处等地方都应定时巡视和仔细观察。老年人夜间入睡难，易早醒，不能让老年人蒙头睡觉，要采取措施保证老年人有足够的睡眠并及时记录睡眠时数。发特殊药品时，对情绪有问题的老年人，应仔细检查其口腔，严防藏药或蓄积后吞服。测体温时，应严防老年人咬、吞体温计。密切观察老年人的病情，主动找其谈心，取得其信任，从而劝导老年人面对现实，激发老年人对生活的向往，学习新的适应方法。此外，应充分调动老年人家庭成员的积极性，使老年人在生活中得到关心、体贴，解决老年人的实际问题，使其从心理上树立信心，感受到自己在社会中的地位，以及在家庭及家人心目中的地位。根据老年人的临床表现，协助医师给予老年人个别心理治疗，以利于早日康复。

（2）老年抑郁症

1）临床表现：情绪低落、兴趣缺乏、自责、自罪、自我评价低；思维迟缓和妄想，甚至产生厌世想法和自杀观念；意志消沉，严重者可表现为不语不动、不吃不喝；入睡困难，早醒或睡眠不深，噩梦；食欲缺乏，多伴有体重下降；记忆力减退，存在比较明显的认知障碍。重度抑郁发作者常自感极度忧伤、悲观、绝望，内心十分痛苦。

2）护理措施：减轻心理压力，帮助老年人正确认识生存的价值；阻断老年人的负性思考，提高自身心理素质，增强应对心理压力的能力；建立有效的护患沟通，鼓励老年人抒发内心感受，并耐心倾听，注意运用非语言沟通；改善老年人的睡眠状态；加强老年人的营养，增进其食欲；督促、协助老年人完成自理生活。

评估老年人抑郁可用的量表有汉密尔顿抑郁量表（Hamilton depression scale，HAMD）、老年抑郁量表（geriatric depression scale，GDS）、患者健康问卷-9（patient health questionnaire-9，PHIQ-9）、流调中心用抑郁量表（center for epidemiological studies de-pression，CES-D）、抑郁自评量表（self-raling depression scale，SDS）、贝克抑郁量表（Beck depression inventory，BDI）等。其中汉密尔顿抑郁量表、老年抑郁量表和患者健康问卷-9是比较常用的抑郁筛查量表。

现以汉密尔顿抑郁量表举例。该量表由Hamilton于1960年编制，是临床上评定抑郁状态时应用最广泛的量表，后经过多次修订。现介绍的是目前使用广泛的17项版本。该量表可测评抑郁情绪、有罪感、自杀、入睡困难、睡眠不深、早醒、工作、兴趣等内容。应由经过训练的2名评定员对被测评者进行联合检查。一般采用交谈与观察的方式，待检查结束后，2名评定员分别独立评分。该量表大部分项目采用0～4分的5级评分法，0＝无，1＝轻度，2＝中度，3＝重度，4＝很重。少数项目为0～2分的3级评分法，0＝无，1＝轻中度，2＝重度。该量表的总分能较好地反映病情的严重程度，总分越高，抑郁程度越重。一般认为总分≥25分为重度抑郁；18～24分为中度抑郁；8～17分为轻度抑郁；0～7分没有抑郁。量表中第8、9及11项，依据对被测评者的观察进行评定，其余各项则根据被测评者自己的口头叙述评分，但其中第1项需两者兼顾；第7项需向被测评者家属或病房工作人员收集资料；第16项应根据体重记录，也可依据被测评者的主诉及家属或病房工作人员所提供的资料评定。

自杀是抑郁症最危险的症状。抑郁症患者由于情绪低落、悲观厌世，严重时很容易产生自杀念头，且由于患者思维逻辑基本正常，实施自杀的成功率也较高。据统计，抑郁症患者的自杀率比一般人群高20倍。自杀行为在老年期抑郁症患者中很常见，一旦决心自杀就很坚决，而且行动隐蔽。部分患者可以在下定决心自杀之后，表现得镇定自若，不再有痛苦的表情，进行各种安排，如会见亲人、寻求自杀的方法及时间等。因此，常由于患者表现出的这种假象，使亲人疏于防范，很容易使自杀成为无可挽回的事实。由于自杀是在疾病发展到一定程度时才发生，所以及早发现疾病、及早治疗，对老年期抑郁症患者非常重要。应严格执行护理巡视制度，尤其对于有自杀企图者；评估自杀的原因和可能的自杀方式；向企图自杀者提供安全的环境；成立自杀者监护小组，给予企图自杀者重新生活下去的动力。

（三）任务实施

评估与沟通	1. 与老年人沟通，评估老年人的情绪和心理状态，告知老年人心理疏导的目的、方法，取得老年人的支持与配合。"任务描述"中的龚奶奶，83岁，由于家庭纠纷变得郁郁寡欢，经常一个人盯着窗外一动也不动，也不愿意与他人交流，偶尔自言自语"这样活着还有什么意思"。 2. 指导老年人学会正确配合，向其交代注意事项。 3. 心理疏导的目的是调整老年人抑郁的情绪状态，严防自杀情况的发生。
准备	1. 护理人员准备：着装干净整洁，态度亲近，举止端庄。 2. 老年人准备：知晓心理疏导的目的和时间。 3. 环境准备：光线明亮、安静、整洁、气氛轻松的独立房间。 4. 物品准备：记录单、笔、纸巾。
建立信任关系、评估自杀风险	建立信任关系，搜集资料。 1. 护理人员应给老年人良好的第一印象。 2. 护理人员要体会到老年人的处境，使老年人得到充分的鼓励与支持，愿与护理人员接近、交谈，倾诉自己的心理问题，并觉得有希望改善自己的问题，对心理疏导感兴趣。 3. 在与老年人的接触中，应能识别自杀动向，如在近期内曾经有过自我伤害或自杀未遂的行为，或者焦虑不安、失眠、沉默少语，或者抑郁的情绪突然"好转"，在危险处徘徊、拒餐、卧床不起等。给予老年人心理上的支持，使他们振作起来，避免意外的发生。
分析与诊断	1. 根据搜集的资料，确定老年人心理问题的类型、形成的原因及深层心理原因。 2. 根据老年人的问题类型进行评估和诊断。
工作实施	1. 环境布置：老年人住处应光线明亮，空气流通，整洁舒适，墙壁以明快色彩为主，并挂上壁画，摆放适量的鲜花，以利于调动老年人积极良好的情绪，焕发对生活的热爱。 2. 专人守护：对于有强烈自杀企图的老年人要专人24 h看护，不离视线，必要时经解释后予以约束，以防意外。尤其夜间、凌晨、午间、节假日等人少的情况下，要特别注意防范。 3. 安全管理：自杀多发生于一刹那间，凡能成为老年人自伤的工具都应管理起来；妥善保管好药物，以免老年人一次性大量吞服，造成急性药物中毒。 4. 学习应对技巧：为老年人创造并利用各种个人或团体人际接触的机会，以协助老年人改善处理问题、人际互动的方式，增强社交的技巧。教会老年人的亲友识别和鼓励老年人的适应性行为，忽视不适应的行为，从而改变老年人的应对方式。 5. 评价：分别在每次心理疏导结束后和完成4次心理疏导后进行评价。评价的方法包括量表评估、观察病情和生理症状的变化及老年人的自我评价。

续表

最终效果评价	完成最后一次心理疏导后，进行最终的效果评价。评价方法：①采用量表进行评估；②观察情绪、生理症状的改善情况；③老年人自身对效果的评价。如果未见改善，应与社会工作者、护士等讨论该个案的情况，调整心理疏导计划。对于心理问题严重的老年人，应及时转介，求助于社会工作者或精神科专业人员的帮助和治疗。
整理和记录	正确记录、签名并存档，内容包括心理疏导的过程及出现的问题等。

（四）任务评价

班级： 姓名： 学号： 成绩：				
评分项	分值	自我评价	教师评价	机构评价
老年人身体健康状况的评估 / 自我评估	10			
职业素质评估	20			
能力素质评估	25			
业务素质评估	30			
评估与反馈	15			
总分	100			

（五）任务小结

姓名： 班级： 学号：		
学习索引		学生自测
知识点	老年人常见的心理问题及护理	自卑的表现及护理：
		孤独的表现及护理：
		老年疑病症的表现及护理：
	老年焦虑症	焦虑情绪的表现及护理：
	老年抑郁症	老年人抑郁情绪的临床表现：
		老年人抑郁情绪的心理照护：

续表

姓名：		班级：　　　学号：
学习索引		学生自测
技能点	沟通与准备	沟通： 准备：
	心理疏导的实施	1.
		2.
		3.
		4.
		5.
		6.

（赵　梦）

第五章　老年人用药管理

第一节　老年人用药安全

 任务　老年人常见药物不良反应的识别

（一）任务导入

1. 任务描述　李大爷，75岁，退休工人，中专学历，高血压病史15年，前列腺增生1年。平时按时服用盐酸贝那普利降压，血压波动在120～140/85～95 mmHg。1天前李大爷出现起立后黑矇、乏力、耳鸣，平卧数分钟后症状缓解。李大爷平时经常因失眠自行服用地西泮等镇静药，还喜食用高丽参等滋补品。

问题：①分析李大爷出现一系列症状的原因；②如何预防药物不良反应？

2. 任务目标

（1）知识目标：熟悉老年人常见的药物不良反应。

（2）技能目标：能够准确识别并采取正确护理措施以预防药物不良反应的发生。

（3）素质目标：提升自我职业技能水平，使自己成为一名严谨、认真、负责的养老服务技能人才，满足老年人健康服务的需求。

（二）任务分析

1. 老年人用药常见不良反应

（1）精神症状：中枢神经系统尤其是大脑最易受药物作用的影响。老年人的中枢神经系统对某些药物的敏感性增高，可导致神经系统的不良反应。例如：吩噻嗪类、洋地黄、降压药、吲哚美辛等可引起老年抑郁症；中枢抗胆碱药苯海索，可致精神错乱；老年痴呆患者使用中枢抗胆碱药、左旋多巴或金刚烷胺，可加重痴呆症状；长期使用咖啡因、氨茶碱等可导致精神不安、焦虑或失眠；长期服用巴比妥类镇静催眠药可致惊厥，产生身体及精神依赖性，停药会出现戒断症状。

（2）直立性低血压：老年人血管运动中枢的调节功能没有年轻人灵敏，压力感受器发生功能障碍，即使没有药物的影响，也会因为体位的突然改变而出现头晕。使用降压药、三环类抗抑郁药、利尿药、血管扩张药时，易发生直立性低血压，因此，在使用这些药时应特别注意。

（3）耳毒性：老年人由于内耳毛细胞数量减少，听力有所下降，易受药物的影响而产生前庭症状和听力下降。前庭损害的主要症状有眩晕、头痛、恶心和共济失调；耳蜗损害的症状有耳鸣、耳聋。由于毛细胞损害后难以再生，因此，可产生永久性耳聋。年老体弱者应用氨基糖苷类抗生素和多黏菌素可致听神经损害。因此，老年人在使用氨基糖苷类抗生素时应减量，最好避免使用此类抗生素和其他影响内耳功能的药物，如必须使用时应减量。

（4）尿潴留：三环类抗抑郁药和抗帕金森病药物有副交感神经阻滞作用，老年人使用这类药物可引起尿潴留，特别是伴有前列腺增生及膀胱颈纤维病变的老年人。因此，在使用三环类抗抑郁药时，开始应以小剂量分次服用，然后逐渐加量。患有前列腺增生的老年人，使用呋塞米、依他尼酸等强效利尿药也可引起尿潴留，在使用时应加以注意。

（5）药物中毒：老年人各个重要器官的生理功能减退，60岁以上老年人的肾脏排泄毒物的功能比25岁时下降20%，70～80岁时下降40%～50%。60岁以上老年人肝脏血流量比年轻时下降40%，解毒功能也相应降低。老年人出现心功能减退，心排血量减少，窦房结内起搏细胞数目减少，心脏传导系统障碍。因此，老年人用药容易产生肝毒性反应、肾毒性反应及心脏毒性反应。

2. 密切观察和预防不良反应　老年人药物不良反应发生率高，护士要密切观察和预防药物不良反应，提高老年人的用药安全。

（1）密切观察药物不良反应：要注意观察老年人用药后可能出现的不良反应，及时处理。如对服用降压药的老年患者，要注意提醒其在直立、起床时动作应缓慢，避免发生直立性低血压。

（2）注意观察药物的矛盾反应：老年人在用药后容易出现药物矛盾反应，即用药后出现与用药治疗效果相反的特殊不良反应，如用硝苯地平治疗心绞痛反而会出现心绞痛，甚至诱发心律失常，因此，用药后要注意观察，一旦出现不良反应要及时停药、就诊，根据医嘱改服其他药物，注意保留余药。

（3）用药从小剂量开始：用药剂量一般从成年人用药剂量的1/4开始，逐渐增加至1/3、1/2、2/3、3/4，同时要注意个体差异，治疗过程要求进行连续性的观察。一旦发生不良反应，及时协助医师处理。

（4）选用便于老年人服用的药物剂型：对吞咽困难的老年人不宜选用片剂、胶囊制剂，宜选用液体剂型，如冲剂、口服液等，必要时也可选用注射给药。胃肠功能不稳定的老年人不宜使用缓释剂，因为胃肠功能的改变会影响缓释药物的吸收。

（5）规定适宜的服药时间和服药间隔：根据老年人的服药能力和生活习惯，给药方式应尽可能简单，当口服药物与注射药物疗效相似时，应采用口服给药。许多食物和药物同时服用会导致彼此之间的相互作用而影响药物的吸收，如含钠基或碳酸钙的制酸剂不可与牛奶或其他富含维生素D的食物一起服用，以免刺激胃液过度分泌，或者造成血钙或血磷过高。此外，给药间隔时间长往往达不到治疗效果，而频繁地给药又容易引起药物不良反应，因此，在安排服药时间和服药间隔时，既要注意老年人的作息时间，又要保证有效的血药浓度。

（6）其他预防药物不良反应的措施：由于老年人用药依从性差，当药物未能取得预期疗效时，更要仔细询问老年人是否按医嘱服药。对长期服用某一种药物的老年人，要特别注意监测其血药浓度。对老年人所用的药物要进行认真记录并注意保存。指导老年人及其家属不随意购买和服用药物，即便是一些滋补类药物，也要在医师指导下适当使用。

（三）任务实施

评估与沟通	1. 与老年人沟通交流，评估老年人的服药能力、作息时间、疾病史和用药史、各系统的功能状况及心理社会状况。对"任务描述"中李大爷的评估结果：75岁，视力、听力、理解能力、吞药能力、获取药物的能力正常，记忆力下降，缺乏发现不良反应的能力；高血压病史15年，服用盐酸贝那普利降压，失眠自行服用地西泮镇静，食用高丽参等滋补品；本月体检显示肝肾功能下降；中专学历，经济状况和家庭支持良好。经分析，李大爷服药后出现了不良反应。实施任务的目的是指导李大爷正确用药以预防不良反应的发生。 2. 向老年人解释目的，取得老年人的配合。
准备	1. 护士熟悉疾病相关知识和药物作用及不良反应相关知识。 2. 护士熟悉老年人用药常见不良反应、老年人不良反应发生率高的原因及预防不良反应的护理措施。
实施	1. 分析李大爷出现一系列症状的原因：老年人血管运动中枢的调节功能没有年轻人灵敏，压力感受器发生功能障碍，即使没有药物的影响，也会因为体位的突然改变而产生头晕；地西泮在老年人中的半衰期延长，造成镇静作用延长；高丽参具有扩张血管的作用，能改善血液循环，其中的皂苷成分通过促进血管内皮细胞释放一氧化氮，可达到降血压的作用；李大爷服用盐酸贝那普利降压，三药合用使其出现了直立性低血压的症状。 2. 采取正确的护理措施以预防不良反应。 （1）密切观察药物不良反应，要注意观察老年人用药后可能出现的不良反应并及时处理。如对服用降压药的老年患者，要注意提醒其在直立、起床时动作应缓慢，避免发生直立性低血压。 （2）指导老年人及其家属不随意购买和服用药物，即便是一些滋补类药物，也要在医师指导下适当使用。
整理	整理学习内容和学习心得。
记录	撰写工作日志，定期总结，积累经验，反思不足。

（四）任务评价

班级：	姓名：	学号：	成绩：			
评分项	项目内容	分值	评分要求	自评	互评	教师评价
评估与沟通	与老年人沟通和交流，评估老年人的服药能力和作息时间、疾病史和用药史、各系统的功能状况及心理社会状况。	10				
	解释目的，取得老年人的配合。	10				

续表

评分项	项目内容		分值	评分要求	自评	互评	教师评价
准备	护士熟悉疾病相关知识、药物作用及不良反应相关知识。		15				
	护士熟悉老年人用药常见不良反应、老年人不良反应发生率高的原因及预防不良反应的护理措施。		15				
实施	分析李大爷出现一系列症状的原因		10				
	护士采取正确护理措施预防不良反应	密切观察药物不良反应	10				
		指导老年人及其家属不随意购买和服用药物	10				
整理和记录	整理学习内容和学习心得		10				
	撰写工作日志，定期总结，积累经验，反思不足		10				
总分			100				

（五）任务小结

学习索引		学生自测
知识点	老年人用药常见不良反应	1.
		2.
		3.
		4.
		5.
	预防药物不良反应的措施	1.
		2.
		3.
		4.
		5.
		6.
技能点	评估与沟通	1.
		2.
	准备	1.
		2.
		3.
	实施	1.
		2.
		3.
	整理记录	1.
		2.

（郝亚兴）

第二节 老年人服药问题的解决办法

任务一 老年人服药依从性问题的应对

（一）任务导入

1. 任务描述 王先生，64岁，离休干部。1年前被诊断为糖尿病，医师建议其采取饮食控制和运动治疗，而王先生自认为身体状况很好，对疾病重视度不够，故血糖控制一直不佳。3个月后给予格列齐特药物治疗，但王先生仍时常忘记服药，查空腹血糖＞9.8 mmol/L。

请问如何提高王先生的服药依从性。

2. 任务目标

（1）知识目标：掌握提高老年人服药依从性的护理措施，熟悉老年人服药依从性差的原因。

（2）技能目标：能够采取针对性的护理措施提高老年人的服药依从性。

（3）素质目标：提升自我职业技能水平，使自己成为一名严谨、认真、负责的养老服务技能人才。

（二）任务分析

老年人慢性病治疗效果不满意，除与病因、发病机制不明、缺乏有效的治疗药物有关之外，还有一个不容忽视的问题，就是服药依从性差。老年人服药依从性差的原因：由于记忆力减退，容易忘记服药或错服药；经济收入减少，生活相对拮据；担心药物不良反应；家庭社会的支持度不够。提高老年人服药依从性的护理措施如下。

1. 加强用药护理

（1）住院老年人：护士要严格执行给药操作流程，按时将清晨空腹服、食前服、食时服、食后服、睡前服的药物分别送至老年人床前，并照顾其服下。

（2）居家老年人：护士要通过口头和书面的形式，向老年人介绍药物名称、用量、用药时间、作用及不良反应。可将老年人每天需要服用的药物放置在专用的塑料盒内，盒子有几个小格，每个小格用较大字体的标签标明服药时间，并将塑料盒放置在醒目的位置。此外，社区护士应定期到老年人家中清点其剩余药片的数目，有助于提高老年人的服药依从性。

（3）精神异常或不配合治疗的老年人：护士需协助和督促老年人用药，并确定其是否将药物服下。患者若在家中，应要求其家属配合做好协助和督促工作。可通过电话追踪并确定患者的服药情况。

（4）吞咽困难和意识不清的老年人：一般通过鼻饲给药。对意识清楚但有吞咽障碍的老年人，可将药物加工成糊状物后再给予服用。

（5）使用外用药物的注意事项：护士要详细说明外用药的名称、用法及用药时间，并在药盒外贴红色标签，注明外用药不可口服，并告知家属。

2. 开展健康教育 护士可借助宣传媒介，采取专题讲座、小组讨论、发宣传材料、个别指导等方式，通过门诊教育、住院教育和社区教育三个环节紧密相扣的全程健康教育计划的实施，反复促进老年人循序渐进地学习疾病相关知识，提高老年人的自我管理能力，提高其服药依从性。

3. 建立合作性护患关系 护士要鼓励老年人参与治疗方案与护理计划的制订，与老年人交谈对病情的看法和感受，让老年人知道每种药物在治疗方案中的作用和轻重关系，倾听老年人的治疗意愿，注意老年人是否非常关注费用。与老年人建立合作性护患关系，使老年人对治疗充满信心，形成良好的治疗意向，可促进老年人的服药依从性。

4. 行为治疗措施

（1）行为监测：建议老年人写服药日记及病情观察记录等。

（2）刺激与控制：将老年人的服药行为与日常生活习惯联系起来，如通过设置闹钟来提醒服药时间。

（3）强化行为：当老年人服药依从性良好时给予肯定，依从性差时给予批评。

5. 指导老年人保管药品 定期整理药柜，保留常用药和正在服用的药物，弃除过期变质的药物。

（三）任务实施

评估与沟通	1. 与老年人沟通和交流，评估老年人的年龄、现病史、既往史、既往用药和现在用药情况、血糖情况、意识状态、自理能力。对"任务描述"中王先生的评估结果：64岁，1年前被诊断为糖尿病，既往采取饮食和运动控制血糖，血糖控制一直不佳，3个月后给予格列齐特药物治疗，查空腹血糖>9.8 mmol/L，意识清楚，能自理。经分析，王先生服药依从性差的原因是对疾病重视程度不够，时常忘记服药。实施任务的目的是提高王先生服药的依从性，控制血糖，预防并发症的发生。 2. 向老年人解释目的，取得老年人的配合。
准备	1. 护士熟悉口服给药的操作流程和糖尿病相关知识。 2. 搜集糖尿病相关视频，联系护理专家为王先生等糖尿病患者开展专题讲座，邀请糖尿病病友参与经验交流分享会。

续表

实施	1. 按时给药：王先生住院期间，护士要严格执行给药操作流程，按时将格列齐特等药物送至王先生床前，并照顾其服下。 2. 开展健康教育：护士借助移动查房车播放糖尿病相关视频，邀请护理专家为王先生等糖尿病患者开展专题讲座，开展糖尿病病友经验交流分享会，反复促进老年人循序渐进地学习糖尿病相关知识，了解血糖控制不佳的危害，提高自我管理能力和对疾病的重视程度。 3. 建立合作性护患关系：鼓励王先生参与治疗方案和护理计划的制订，请王先生谈谈对病情的看法和感受，让王先生知道自己目前的健康状态及降糖药在治疗方案中的作用和轻重关系。 4. 行为治疗措施 （1）行为监测：建议王先生每天记录血糖数值和服药日记，养成服药习惯。 （2）刺激与控制：通过设置闹钟来提醒服药。 （3）强化行为：服药依从性好时给予肯定，服药依从性差时给予批评。
整理	整理理论学习内容和实践学习心得。
记录	撰写工作日志，定期总结，积累经验，反思不足。

（四）任务评价

班级：	姓名：	学号：		成绩：			
评分项	项目内容		分值	评分要求	自评	互评	教师评价
评估和沟通	与老年人沟通和交流，评估老年人的年龄、现病史、既往史、既往用药和现在用药情况、血糖情况、意识状态、自理能力		10				
	向老年人解释目的，取得老年人的配合		10				
准备	护士熟悉口服给药操作流程和糖尿病相关知识		10				
	搜集糖尿病相关视频，联系护理专家为王先生等糖尿病患者开展专题讲座，邀请糖尿病病友参与经验交流分享会		10				
实施	王先生住院期间，护士要严格执行给药操作流程，按时将格列齐特等药物送至王先生床前，并照顾其服下		10				
	开展健康教育：护士借助移动查房车播放糖尿病相关视频，邀请护理专家为王先生等糖尿病患者开展专题讲座，开展糖尿病病友经验交流分享会，反复促进老年人循序渐进地学习糖尿病相关知识，了解血糖控制不佳的危害，提高自我管理能力和对疾病的重视程度		10				
	建立合作性护患关系：鼓励王先生参与治疗方案和护理计划的制订，请王先生谈谈对病情的看法和感受，让王先生知道自己目前的健康状态及降糖药在治疗方案中的作用和轻重关系		10				
	行为治疗措施	行为监测	3				
		刺激与控制	3				
		强化行为	4				
整理记录	整理理论学习内容和实践学习心得		10				
	撰写工作日志，定期总结，积累经验，反思不足		10				
总分			100				

（五）任务小结

姓名：　　班级：　　学号：		
学习索引		学生自测
知识点	服药依从性差的原因	1.
		2.
		3.
	服药依从性差的护理措施	1.
		2.
		3.
		4.
		5.
技能点	评估与沟通	1.
		2.
	准备	1.
		2.
	实施	1.
		2.
		3.
		4.
	整理和记录	1.
		2.

任务二　日常服药中药品的选择与保管

（一）任务导入

1. 任务描述　李大爷，71岁，离退休干部，近日开始喜欢喝普洱茶和下棋，吸烟30余年，每天1包。高血压病史10余年，服用利血平降压，平时血压控制在120～140/85～95 mmHg。前列腺增生5年，服用非那雄胺进行治疗。多饮、多食、多尿1个月，遂上网查找相关资料认为自己患了糖尿病，自行服用二甲双胍控制血糖。近日晚上入睡困难，自行服用地西泮镇静药，还喜食高丽参等滋补品。1天前出现起立后黑矇、乏力、耳鸣。

问题：老年人用药时应遵循什么原则？

2. 任务目标

（1）知识目标：掌握药物保管措施，熟悉用药原则。

（2）技能目标：能正确保管药物，确保药物疗效。

（3）素质目标：提升自我职业技能水平，使自己成为一名严谨、认真、负责的养老服务技能人才，满足老年人健康服务需求，助力积极老龄化。

（二）任务分析

1. 用药原则　临床上对老年人用药时，要充分考虑老年人的年龄、生理特点及病情，在控制不良反应、保证用药安全的前提下，使药物效能发挥到最大程度。

（1）受益原则：受益原则首先要求老年人用药要有明确的指征，其次要求用药的受益/风险比值＞1。即使有适应证但用药的受益/风险比值＜1，就不应给予药物治疗。例如，无危险因素的非瓣膜性心房纤颤的成年人，若用抗凝治疗，并发出血的比例每年约13%，而未采用抗凝治疗每年发生脑卒中的比例仅为0.6%，因此，对这类患者不需要抗凝治疗。再如，对于老年人的心律失常，如果无器质性心脏病也无血流动力学障碍，则发生心源性猝死的可能性很小，而长期使用抗心律失常药可能发生药源性心律失常，使死亡率增加，故此类患者应尽可能不用或少用抗心律失常药。选择药物时要考虑既往疾病及各器官的功能情况，对有些病症可以不用药物治疗时不要急于用药，如失眠、多梦的老年人，可通过避免晚间过度兴奋的因素（如抽烟、喝浓茶等）来改善。

（2）5种药物原则：许多老年人多病共存。老年人平均患有6种疾病，常多药合用，平均用药9.1种，多者达36种。过多使用药物不仅会增加经济负担，而且会增加药物相互作用。有资料表明，2种药物合用可使药物相互作用增加6%，5种药物合用可增加50%，8种药物合用可增加100%。虽然并非所有药物的相互作用都能引起药物不良反应，但无疑会增加潜在的危险性。40%的非卧床老年人处于药物相互作用的危险之中，其中27%的老年人处于严重危险中。联合用药种类越多，药物不良反应发生的可能性就越高。对患有多种疾病的老年人，不宜盲目应用多种药物，可单用药物时绝不联用多种药物，用药种类应尽量简单，最好5种以下，治疗时分轻重缓急，注意药物间潜在的相互作用。

执行5种药物原则时要注意：①了解药物的局限性。许多老年性疾病无相应有效的治疗药物，若用药过多，药物不良反应的危害反而大于疾病本身。②抓主要矛盾，选主要药物治疗。凡疗效不明显、耐受性差、未按医嘱服用药物，应考虑终止服用药物，病情不稳定者可适当增加药物种类，病情稳定后要遵守5种药物原则。③选用具有兼顾治疗作用的药物，如高血压合并心绞痛者可选用β受体阻滞剂及钙通道阻滞剂，高血压合并前列腺增生者可选用α受体阻滞剂。④重视非药物治疗。老年人并非所有自觉症状、慢性疾病都需要药物治疗。如轻度消化不良、睡眠欠佳等，只要注意饮食卫生、避免情绪波动均可避免用药。治疗过程中若病情好转、治愈或达到疗程时应及时减量或停药。⑤减少和控制服用补药。一般健康老年人不需要服用补药。体弱多病的老年人，可在医师的指导下适当服用滋补药物。

（3）小剂量原则：老年人用药量在中国药典中的规定为成人量的3/4，一般开始时用成人量的1/4～1/3，然后根据临床反应调整剂量，直至出现满意疗效而无药物不良反应为止。剂量要准确、适宜，老年人用药要遵循从小剂量开始逐渐达到适宜个体的最佳剂量。有学者提出，从50岁开始，每增加1岁，剂量应比成人药量减少1%，60～80岁应为成人量的3/4，80岁以上为成人量的2/3即可。只有把药量掌握在最低有效剂量，才是老年人的最佳用药剂量。

老年人用药剂量的确定要遵守剂量个体化原则，主要根据老年人的年龄、健康状况、治疗反应等进行综合考虑。

（4）择时原则：即根据时间生物学和时间药理学的原理，选择最合适的用药时间进行治疗，以提高疗效和减少药物不良反应。许多疾病的发作、加重与缓解都具有昼夜节律的变化，如夜间容易发生变异型心绞痛、脑血栓和哮喘，而类风湿关节炎常在清晨出现关节僵硬，加之药代动力学也有昼夜节律的变化规律，因此，在进行择时治疗时，要根据疾病的发作、药代动力学和药效学的昼夜节律变化来确定最佳用药时间。

（5）暂停用药原则：老年人在用药期间，应密切观察，一旦出现新的症状，应考虑是药物不良反应还是病情进展。前者应停药，后者则应加药。服药的老年人若出现新的症状，停药的受益可能多于加药的受益。因此，暂停用药是现代老年病学中最简单、最有效的干预措施之一。

2. 药品的保管

（1）药柜放置：药柜放置应选择光线明亮、干燥、通风处，避免阳光直射，应有专人负责、经常保持清洁。

（2）分类保管：药品按内服、外用、注射、剧毒等分类放置，并按有效期的先后顺序有计划地使用，以防失效、浪费。剧毒药、麻醉药、贵重药应有明显标记，加锁保管，班班交接。

（3）标签清晰：药瓶应有明显的标签标识。标签标识脱落或辨认不清时不能使用，标签标识上应注明药品名称、剂量、浓度。内服药用蓝色边标签、外用药用红色边标签、剧毒麻醉药用黑色边标签。

（4）定期检查：定期检查药品质量，如发现药品有变色、异味、潮解、沉淀、浑浊、变性或过期，应立即停止使用，及时处理和补充，以保证药物质量安全。

（5）根据药物不同性质妥善保存

1）易被热破坏的某些生物制品、抗生素等应根据其性质和对贮藏条件的要求保存。如抗毒血清、疫苗、免疫球蛋白、胰岛素等须冷藏于2～10 ℃的冰箱内现用现取，青霉素应贮藏于干燥阴凉、温度约20 ℃处。

2）易挥发、潮解、风化的药物，如乙醇、过氧乙酸、酵母片、糖衣片等，应密闭保存，使用后盖紧瓶盖。

3）易氧化和遇光变质的药物，如维生素C、氨茶碱、盐酸肾上腺素等，应保存于有色密闭瓶中，或者放在用黑纸遮光的纸盒内，并置于阴凉处。

4）易燃、易爆的药物，如环氧乙烷、乙醚、乙醇等，应单独存放，密闭保存于阴凉处，远离明火，以防意外。

5）患者个人专用药应单独存放，并注明床号、姓名，或者交由患者自己保管，使用时取用。

（三）任务实施

评估与沟通	1. 与老年人沟通和交流，评估老年人的年龄、现病史、既往史、既往用药和现在用药情况、生活习惯、意识状态、自理能力。对"任务描述"中李大爷的评估结果：71岁，高血压病史10余年，服用利血平降压；前列腺增生5年，服用非那雄胺进行治疗；自行服用二甲双胍控制血糖，可能有糖尿病；自行服用地西泮镇静药，可能存在睡眠障碍；喜食高丽参等滋补品，爱饮茶、下棋和吸烟，意识清楚，能自理。经分析，李大爷用药后出现不良反应，应指导李大爷正确用药。实施任务的目的是指导李大爷正确用药，保证用药安全。 2. 向老年人解释目的，取得老年人的配合。
准备	1. 护士熟悉疾病相关知识、老年人常用药物的作用及不良反应相关知识。 2. 护士熟悉用药原则。
实施	1. 受益原则：要求用药受益/风险比值>1，选择药物要充分考虑既往疾病，有些病症可以不用药物治疗则不要急于用药。患者多饮、多食、多尿，并未去医院诊断为糖尿病，不能乱用药。即使诊断为糖尿病，也可以先采用饮食和运动的方法来控制血糖，不要急于用降糖药控制血糖。 2. 5种药物原则：联合用药的种类越多，药物不良反应发生的可能性越高。对患有多种疾病的老年人，不宜盲目应用多种药物，可单用药物时绝不联用多种药物，用药种类尽量简单，最好5种以下。治疗时应分轻重缓急，注意药物间潜在的相互作用。 （1）选用具有兼顾治疗作用的药物。李大爷同时患有高血压和前列腺增生，利血平为肾上腺素能受体拮抗剂类降压药，李大爷可遵医嘱改为α受体阻滞药，既能降压又能治疗前列腺增生。 （2）一般健康老年人不需要服用补药。体弱多病的老年人，可在医师的指导下适当服用滋补药物。高丽参可降压，李大爷之前采用利血平降压，同时服用会出现直立性低血压，应遵医嘱适当服用高丽参。 （3）重视非药物治疗。患者近日入睡困难在很大程度上可能与饮浓茶、吸烟、下棋、情绪激动等有关，应嘱李大爷调整生活习惯，忌浓茶、戒烟、避免情绪激动。 3. 暂停用药原则：老年人在用药期间应密切观察，一旦出现新的症状，应考虑为药物不良反应或病情进展。前者应停药，后者则应加药。李大爷1天前出现起立后黑矇、乏力、耳鸣，应考虑药物不良反应，应停药。
整理	整理学习内容和学习心得。
记录	撰写工作日志，定期总结，积累经验，反思不足。

（四）任务评价

			班级：	姓名：	学号：	成绩：		
评分项		项目内容		分值	评分要求	自评	互评	教师评价
评估与沟通		与老年人沟通和交流，评估老年人的年龄、现病史、既往史、既往用药和现在用药情况、生活习惯、意识状态、自理能力		10				
		向老年人解释目的，取得老年人的配合		10				
准备		护士熟悉疾病相关知识和老年人常用药物的作用及不良反应相关知识		10				
		护士熟悉用药原则		10				
实施		受益原则		10				
	5种药物原则	选用具有兼顾治疗作用的药物		10				
		一般健康老年人不需要服用补药		10				
		重视非药物治疗		10				
		暂停用药原则		10				
整理记录		整理学习内容和学习心得		5				
		撰写工作日志，定期总结，积累经验，反思不足		5				
总分				100				

（五）任务小结

		姓名：	班级：	学号：
学习索引		学生自测		
知识点	用药原则	1.		
		2.		
		3.		
		4.		
		5.		
技能点	评估和沟通	1.		
		2.		
	准备	1.		
		2.		
	实施	1.		
		2.		
		3.		
	整理和记录	1.		
		2.		

（郝亚兴）

第六章　老年人常见疾病的管理

第一节　老年人心血管系统常见疾病的管理

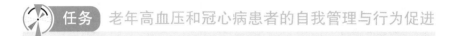 **任务** 老年高血压和冠心病患者的自我管理与行为促进

（一）任务导入

1. 任务描述　王某，男性，65岁，持续心前区疼痛4 h。4 h前午饭后突感心前区疼痛，伴左肩臂酸胀，含硝酸甘油1片未见好转。患者伴憋气、乏力、出汗，二便正常。既往高血压病史6年，最高血压160/100 mmHg，未规律治疗。吸烟10年，每天20支左右，不饮酒。

问题：①为明确患者的情况，还需要进一步询问患者哪些情况？应采取哪些辅助检查？②目前患者主要存在哪些护理诊断/问题？护士可提供哪些护理措施？

2. 任务目标

（1）知识目标

1）掌握老年患者高血压、冠心病的临床特点及护理措施。

2）学会监测血压、观察病情变化，为老年人制定个性化的护理措施。

3）掌握心绞痛和心肌梗死的临床特点及护理措施。

4）能做好心肌梗死的急救护理配合，预防心绞痛的发作及冠心病的进一步发展。

（2）技能目标

1）指导老年人正确测量血压。

2）学会对老年高血压和冠心病患者进行正确的护理和健康指导。

（3）素质目标

1）认识老年人的生理和心理退化，从而能对老年人给予充分的关爱与理解。

2）学会换位思考，切实从老年人的角度制定各项护理措施。

（二）任务分析

1. 概述

（1）高血压（hypertension）：一种常见的以体循环动脉血压升高为主要临床表现的综合征。老年高血压是指年龄≥65岁，在未使用降压药的情况下，非同日3次测量血压，收缩压（systolic blood pressure，SBP）≥140 mmHg和/或舒张压（diastolic blood pressure，DBP）≥90 mmHg。高血压是冠状动脉粥样硬化性心脏病（简称"冠心病"）的重要病因和危险因素。治疗老年高血压的主要目的是最大限度地降低心血管疾病的发病率和死亡率。老年高血压的治疗措施如下。

1）非药物治疗：减轻体重；限制钠盐摄入；补充钙和钾盐；调整饮食结构，减少食物中饱和脂肪酸的含量和脂肪总量；戒烟、限制饮酒；制订并执行锻炼计划；减少精神压力，保持心理平衡等。

2）药物治疗：凡高血压2级或以上老年人，高血压合并糖尿病，或者已有心、脑、肾靶器官损害和并发症的老年人，血压持续升高6个月以上，使用非药物治疗手段仍不能有效控制血压者，必须使用降压药治疗。用药时要严格掌握药物适应证及不良反应，剂量宜小，降压宜平稳，避免血压发生大的波动，防止脑血管意外及直立性低血压等并发症的发生。

① 降压药的种类及作用特点：目前常用的降压药可归纳为5类，即利尿药、β受体阻滞剂、钙通道阻滞剂、血管紧张素转化酶抑制剂（angiotensin-converting enzyme inhibitor，ACEI）及血管紧张素Ⅱ受体阻滞剂（angiotensin Ⅱ receptor blocker，ARB）。

利尿药适用于轻、中度高血压患者，使用时应注意监测电解质的改变。β受体阻滞剂主要用于轻、中度高血压，尤其是心率较快的患者，使用时应注意观察心率、血糖、血脂及有无心力衰竭的发生。钙通道阻滞剂为治疗老年收缩期高血压的有效药物，但仍应注意老年人有无心率加快、下肢水肿及直立性低血压的发生。ACEI主要适用于合并糖尿病或心功能不全、肾损害且有蛋白尿的患者，使用时应注意有无直立性低血压、白细胞减少、高血钾及干咳症状，应定期复查肝肾功能、白细胞及血清电解质。

② 降压药的应用方案：降压药及和治疗方案的选择应个体化。药物治疗应从小剂量开始，逐渐增加剂量，在达到满意的血压水平所需药物的种类和剂量后进行长期降压治疗。联合用药治疗可以增强药物疗效，减少不良反应，目前比较合理的联合治疗方案有利尿药＋β受体阻滞剂，利尿药＋ACEI或ARB，二氢吡啶类钙通道阻滞剂＋β受体阻滞剂，钙通道阻滞剂＋ACEI或ARB。3种降压药的联合治疗方案除有禁忌证外必须包含利尿药。

（2）冠心病：指因冠状动脉粥样硬化使管腔狭窄或阻塞，导致心肌缺血、缺氧而引起的心脏病，亦称缺血性心脏病。心绞痛是冠心病最常见的类型，急性心肌梗死在老年人中的发病率较一般成人高，高龄者的病死率高。心绞痛的特点为发作性心前区压榨性疼痛，可放射至左肩、左上肢。劳累、情绪激动、饱食、受凉、吸烟、心动过速等均可诱发，持续约数分钟。休息或含服硝酸甘油后可迅速缓解。老年急性心肌梗死的发生率明显高于中青年，老年人的心肌梗死多无先兆表现，症状不典型，并发症多，变化快，死亡率高。严重者出现心律失常、心源性休克、心力衰竭，甚至心源性猝死。因此，应及早发现老年人心肌梗死，以便及早处理，降低病死率。

治疗心绞痛的原则是改善冠状动脉的供血和减轻心肌耗氧量。治疗心肌梗死的原则是尽早血液再灌注（到达医院后30 min内开始溶栓或开始介入治疗），以挽救濒死的心肌，防止梗死面积扩大，缩小心肌缺血的范围，保护和维持心功能，及时处理严重心律失常和各种并发症，防止猝死。强调入院前就地处理，并尽量缩短老年人就诊、各种检查、处置、转运等的时间。

1）非药物治疗

① 避免诱发因素：稳定性冠心病患者应避免各种诱发因素，如避免进食过饱（尤其是饱餐后运动），戒烟限酒，避免过度劳累，减轻精神负担，保持充足的睡眠，避免感染，避免输液量过多或输液速度过快。心绞痛发作时应立即休息，一般老年人停止活动后症状即可消除。心肌梗死的老年人未行再灌注治疗前，应绝对卧床休息，以减少不良刺激。

② 吸氧：心肌梗死患者因大流量吸氧会引起血管收缩，反而使心肌缺血，因此，应保持小流量间断或持续性吸氧2～3天。

③ 监测：心肌梗死急性期应住在监护室，进行心电、血压、呼吸监测3～5天，必要时行血流动力学监测。

④ 介入治疗：老年心肌梗死患者介入治疗的并发症相对较多，应严密观察有无心律失常、心肌缺血、心肌梗死等急性并发症的发生。

⑤ 手术治疗：可行冠状动脉旁路移植术，新近又有冠状动脉腔内旋切术和冠状动脉腔内激光成形术。

2）药物治疗

① 解除疼痛：心绞痛发作时首选硝酸酯类药物。如硝酸甘油片舌下含服，可即刻发挥疗效，持续30 min左右，或者使用硝酸异山梨酯5～10 mg，舌下含服或喷雾吸入。缓解期可选用作用持久的抗心绞痛药物，常用长效硝酸酯制剂、β受体阻滞剂（如普萘洛尔）、钙通道阻滞剂（如硝苯地平）、抗血小板凝集药（如阿司匹林）及他汀类调脂药等，可单独、交替应用或联合应用。心肌梗死患者应尽早解除疼痛，常用药物有哌替啶、吗啡、硝酸甘油或硝酸异山梨酯。

② 溶栓疗法：心肌梗死起病 6 h 内没有溶栓禁忌证时，可使用纤溶酶激活剂溶解冠状动脉内的血栓，常用药物有尿激酶、链激酶。溶栓治疗的主要危险是出血，因此，在溶栓过程中，应密切监测出/凝血时间和血小板，观察出血的各种表现。

③ 消除心律失常：心律失常是引起病情加重及死亡的重要原因。要特别警惕室性期前收缩演变为室性心动过速或心室颤动的可能。发生心室颤动时，尽快采用非同步直流电除颤。

④ 控制休克：有条件者应在血流动力学监测下，进行补充血容量、应用血管扩张药、纠正酸中毒等抗休克处理。

⑤ 治疗心力衰竭：除严格休息、镇痛或吸氧外，可选用利尿药，安全有效。出现急性肺水肿者，可选用硝普钠或酚妥拉明以减轻心脏后负荷，对伴有高血压者尤为适用。发生心肌梗死 24 h 内不宜用洋地黄制剂。

⑥ 抗凝疗法：多用在溶栓治疗后，对防止梗死面积扩大及再梗死有积极的疗效。常用肝素、阿司匹林或氯吡格雷。有出血倾向者、新进手术者、血压过高者及严重肝肾功能不全者禁用。老年人慎用。

⑦ 挽救濒死的心肌：发病早期即应用 β 受体阻滞剂，可防止梗死范围的扩大，改善预后。钙通道阻滞剂中的地尔硫䓬亦有类似效果。血管紧张素转化酶抑制剂中的卡托普利有助于改善恢复期心肌的重构，降低心力衰竭的发生率。

2. 护理评估

（1）健康史及相关因素

1）健康史：了解老年人有无高血压、肥胖、高脂血症、糖尿病等疾病危险因素。了解老年人的生活习惯，有无摄入高脂饮食、吸烟等不良生活习惯，是否有充足的睡眠，有无锻炼身体的习惯，有无心绞痛发作史，有无家族史。详细询问老年人平时的血压水平，是否服药，以及服用的药物名称、种类及效果，是否能坚持服药。评估老年人有无头痛，以及头痛的程度、持续时间、缓解方式，是否伴有头晕、耳鸣、烦躁、心慌、乏力、恶心等症状。评估老年人有无心前区不适、一过性失语、肢体麻木、瘫痪、晕厥、视物模糊、下肢水肿、夜尿增多等。冠心病急性发作者需评估本次发病的特点及目前的病情，评估老年人此次发病有无明显的诱因及胸痛发作的特征，尤其是起病的时间、疼痛的程度及是否进行性加重，有无恶心、上腹部疼痛、反复呕吐、乏力、头晕、呼吸困难等伴随症状，是否有心律失常、休克、心力衰竭的表现。

2）病因：高血压的发病机制尚未完全阐明，目前认为是在各种复杂因素的影响下，因血压调节功能失调而产生。一般认为遗传因素约占40%，环境因素约占60%。原发性高血压有家族聚集倾向，双亲均患高血压的子女，以后发生高血压的比例会增高。钠盐摄入过多、精神刺激、肥胖、阻塞性睡眠呼吸暂停综合征等因素与高血压的发生有关。

心绞痛的主要易患因素是高龄、高血压、高脂血症、吸烟、糖尿病及糖耐量异常、肥胖、好强性格、遗传、生活方式等。心肌梗死的基本病因是冠状动脉粥样硬化（偶为栓塞、炎症、先天性畸形、痉挛等所致）造成血管管腔狭窄和心肌供血不足。常见诱因为情绪激动、体力活动、饱餐、用力排便及应激情况（如休克、脱水、外科手术等）。

3）病理生理：老年高血压的早期外周小动脉痉挛，动脉壁由于缺氧呈透明玻璃样变性。由于老年人大动脉粥样硬化，使主动脉及其分支的血管弹性减弱，心脏收缩时泵入主动脉的血液得不到缓冲，使收缩期血压升高，因动脉回缩的作用减弱，心脏舒张压则相对变低。因此，老年人单纯收缩期高血压较多见，收缩压随年龄增长而增高，舒张压则降低或稳定不变。单纯收缩期高血压对心脏功能的影响较大，且易发生脑血管意外。同时血压波动大，尤其在应用血管扩张药和利尿药时，要注意直立性低血压的发生。小动脉压力持续增高，则动脉内膜出现纤维组织和弹性纤维增生，管腔变窄，呈现动脉硬化的表现，使之更加缺血，可进一步发展为各靶器官的继发性改变，即心、脑、肾等器官的受累。

老年心绞痛从解剖上来看有两种情况：一种是冠状动脉有狭窄，至少有一主支狭窄，其狭窄程度达横切面的75%以上，才会发生心绞痛；另一种情况是冠状动脉的主要分支无狭窄，是由于冠状动脉痉挛、冠状动脉循环的小动脉病变、血红蛋白和氧的离解异常、交感神经兴奋性增强、儿茶酚胺分泌过多及心肌代谢异常而引起心肌缺血缺氧。

心肌梗死主要出现心室泵血功能障碍引起的血流动力学变化，其严重程度和持续时间取决于梗死的部位和程度。心肌收缩力减低、心肌收缩不协调、心排血量下降，会出现血压下降、心律失常，严重者出现心力衰竭和心源性休克。

（2）身体状况

1）临床表现：老年高血压通常起病缓慢而隐匿，单纯收缩期高血压多见。早期症状不明显，部分表现为头痛、头晕、头胀、耳鸣、疲劳、眼花、四肢麻木、失眠、烦闷、气促等，也可出现视物模糊等较严重的症状，但并不一定与血压水平相关。血压昼夜波动幅度较大，易发生直立性低血压。听诊可闻及主动脉瓣区第二心音亢进、主动脉瓣区收缩期杂音或收缩中晚期喀喇音。长期持续高血压可有左心室肥厚并可闻及第四心音。

老年人冠心病的临床表现及疼痛部位多不典型，可仅表现为劳动后气急、心悸而无明显胸痛，或者感觉为心前区不适及胸闷。偶有左侧咽痛、牙痛、上腹痛或反复发作的左肩疼痛而导致误诊。因此，老年人如发生上述症状，且伴出汗和不能解释的呼吸困难，脉搏又突然改变，应考虑发生心绞痛的可能。心绞痛发作时常有面色苍白、出冷汗、心率增快、血压升高，心尖部听诊出现第四心音奔马律，可有暂时性心尖部收缩期杂音（乳头肌缺血致功能失调，引起二尖瓣关闭不全所致）。

心肌梗死的老年患者中约有1/3无明显胸痛，首发休克和心力衰竭，突然发生阵发性呼吸困难，伴有意识不清、晕厥或血压急剧下降。也有的老年人表现为上腹部疼痛、恶心、反复呕吐等酷似急性胃炎的症状，或者表现为下颌、颈部、肩部等部位的疼痛，往往被误诊为骨关节痛。感染发热是老年人尤其是高龄老年人最常见的诱因，主要是上呼吸道感染和肺炎，少数是胃肠道和泌尿系统感染。体征示心脏浊音界可轻至中度增大，心率增快或减慢，心尖区第一心音减弱或出现奔马律。少数患者在发病后出现心包摩擦音。发生二尖瓣乳头肌功能失调者，心尖区可出现粗糙的收缩期杂音。除急性心肌梗死早期血压可增高外，几乎都有血压下降的表现，还可有心律失常、休克、心力衰竭等体征。

2）并发症

① 高血压并发症：高血压并发症多且严重，病残率较高，常并发冠心病心绞痛、心肌梗死、脑血管意外、肾功能不全等，可危及生命或致残。A. 高血压危象。老年人表现为头痛、烦躁、眩晕、恶心、呕吐、心悸、胸闷、气急、视物模糊等严重症状，以及伴有动脉痉挛累及的靶器官缺血症状。多由于紧张、劳累、突然停服降压药等引起血压急剧升高。B. 高血压脑病。血压极度升高突破了脑血流自动调节范围，可发生高血压脑病，以脑病的症状与体征为特点，表现为严重头痛、恶心、呕吐及不同程度的意识障碍、惊厥。C. 脑血管病。包括脑出血、脑血栓形成、腔隙性脑梗死、短暂性脑缺血发作等。D. 心力衰竭。左心室后负荷长期增高可致心室肥厚、扩大，最终导致心力衰竭。E. 慢性肾衰竭。长期持久血压升高可致进行性肾小球硬化，并加速肾动脉粥样硬化的发生，可出现蛋白尿、肾损害，晚期可出现肾衰竭。F. 主动脉夹层。严重高血压可促使主动脉夹层形成，血液渗入主动脉壁中层形成血肿，并沿着主动脉壁延伸剥离，此为严重的血管急症，常可致死。

② 冠心病并发症：心绞痛易诱发心肌梗死。老年人的心肌梗死多无先兆表现，症状不典型，并发症多，变化快，死亡率高。严重者可出现心律失常、心源性休克、心力衰竭，甚至发生心源性猝死。A. 心律失常。老年人心律失常发生概率高，见于75%～95%的患者。室性心律失常多见，心室颤动是急性心肌梗死的主要原因。B. 心力衰竭。主要是急性左心衰竭，发生率为32%～48%，可出现咳嗽、发绀，严重者可发生肺水肿。C. 心源性休克。老年人可以此为首发表现，为心肌广泛坏死、心输出量急剧下降所致。D. 心室壁瘤。主要见于左心室，发生率为5%～20%，常有附壁血栓。心电图示ST段持续抬高。X线、超声心动图、放射性核素心血池扫描及左心室造影，均能显示心缘有局部突出，动态观察

时有反常搏动。E. 心脏破裂。少见，常在1周内出现，多为游离壁破裂，可造成急性心脏压塞，患者可迅速死亡。偶有室间隔破裂。F. 栓塞。起病后1～2周出现，发生率为1%～6%，为左心室附壁血栓所致的脑栓塞、肾栓塞、脾栓塞及下肢动脉栓塞。下肢血栓栓子脱落可导致肺动脉栓塞。

（3）辅助检查

1）常规检查：检查血常规、尿常规、肾功能、血糖、血脂、血尿酸等，可判定高血压对靶器官的损害情况。心肌梗死患者发病24 h后白细胞计数可增多，中性粒细胞增多，嗜酸性粒细胞减少或消失，红细胞沉降率增快，C反应蛋白增多，这些指标的变化均可持续1～3周。

2）心电图：高血压患者可见左心室肥大、劳损。心电图是发现心肌缺血和诊断心绞痛最常用的检查方法。心肌梗死患者的心电图呈现特征性改变，ST段抬高型急性心肌梗死患者的心电图特点：A. 在面向透壁心肌坏死区的导联ST段明显抬高，呈弓背向上型，宽而深的病理性Q波，T波倒置；B. 在背向心肌坏死区的导联则出现相反的改变，即R波增高、ST段压低和T波直立并增高。非ST段抬高型心肌梗死患者的心电图特点：A. 无病理性Q波，有普遍性ST段压低，背向坏死区导联ST段抬高，或有对称性T波倒置；B. 无病理性Q波，也无ST段变化，仅有T波倒置变化。

3）X线检查：高血压者可见主动脉弓迂曲延长，左心室增大，出现心力衰竭时肺野可有相应的改变。心绞痛患者一般无异常发现，少数有心影增大和肺淤血。

4）眼底检查：有助于对高血压严重程度的了解。

5）动态血压监测：有助于判断高血压患者的严重程度，了解其血压变异性和血压昼夜节律的变化，指导降压治疗，评价降压药的疗效。

6）超声心动图：可了解心室各壁的厚度、心腔大小、心脏收缩和舒张功能、心室壁瓣膜情况等，同时可评估左心室梗死面积、测量左心功能、诊断室壁瘤和乳头肌功能不全，为临床治疗及判断预后提供重要依据。

7）放射性核素检查：能显示心肌缺血区域和缺血程度，也能显示心肌梗死的部位和范围，可观察左心室壁的运动和左心室的射血分数。

8）冠状动脉造影：迄今为止诊断冠心病最可靠的方法，可发现冠状动脉狭窄的部位并估计其程度。管腔狭窄75%以上可出现心肌缺血的表现。

9）血清心肌坏死标志物增高：肌钙蛋白、血清心肌酶谱等的检查具有诊断价值。天冬氨酸氨基转移酶、肌酸激酶、肌酸激酶同工酶是传统的诊断急性心肌梗死的血清标志物，可致假阳性。肌红蛋白在急性心肌梗死后出现最早，但骨骼肌损伤可影响其特异性，如早期检测结果为阳性，应测定其他心肌坏死特异性标志物予以证实。

（4）心理和社会支持状况：了解老年人的个性、职业及人际关系中是否有引起血压波动的应激因素，评估老年患者是否遵循高血压患者的生活方式，是否知晓自我保健知识。心绞痛患者因症状反复发作，会影响其日常生活，容易产生焦虑、恐惧的心理，表现为消极被动、减少社会活动及家庭和社会角色的改变。急性心肌梗死时胸痛程度异常剧烈，老年人可有濒死感，有时须行紧急介入治疗，因而会产生恐惧心理。老年人入住监护病房时，还需要面对一系列的检查和治疗，往往表现为消极、被动、无力。另外，以往的休闲或社会活动减少了，家庭和社会角色也发生了改变，加之对预后的担心、对生活的顾虑等，易产生焦虑情绪。老年人的家庭成员也可能面临知识缺乏、经济压力等，从而出现无效应对。因此，须评估老年人存在的心理问题和家庭及社会支持状况。

3. 常见护理诊断/医护合作问题

（1）高血压

1）疼痛（头痛）：与血压升高有关。

2）有受伤的危险：与血压高致头晕、视物模糊、意识改变或发生直立性低血压有关。

3）知识缺乏：与缺乏疾病预防、自我保健知识和高血压用药知识有关。

4）潜在并发症：高血压危象、高血压脑病。

（2）冠心病

1）疼痛（胸痛）：与心肌缺血、缺氧有关。

2）活动无耐力：与心肌氧的供需失调有关。

3）焦虑：与恐惧、疼痛、担心预后有关。

4）有便秘的危险：与进食少、活动少、不习惯床上排便有关。

5）知识缺乏：缺乏控制诱发因素及预防心绞痛发作的知识。

6）潜在并发症：心肌梗死、心律失常、心力衰竭、心源性休克。

4. 护理目标

（1）高血压

1）老年人主诉疼痛次数减少，程度减轻。

2）避免老年人受伤，预防直立性低血压。

3）老年人能说出高血压预防、自我保健及用药的有关知识。

4）及时发现高血压重症患者并处理。

（2）冠心病

1）老年人主诉疼痛程度减轻或消失。

2）老年人活动耐力增强，活动后无不适反应。

3）老年人减轻或消除焦虑、恐惧的心理。

4）老年人能描述预防便秘的措施，不发生便秘。

5）老年人能说出诱发因素及预防性用药的知识。

6）老年人能自觉避免诱发因素，不发生并发症。

5. 护理措施

（1）一般护理

1）休息与活动：制定有规律的作息时间，保证每天有充足的睡眠。在服用降压药期间，老年人起床或改变体位时，动作宜缓慢，如有突发眩晕、头晕，则应尽快卧床，待感觉舒适后再缓慢起床，以免发生直立性低血压，造成跌伤、撞伤。鼓励老年患者坚持适量的运动，如慢跑、散步、练气功、打太极拳、做健身操、以走楼梯代替坐电梯等，可加强血液循环，改善心脏功能，但要禁止较剧烈的体力活动。心绞痛发作时应立即停止活动，卧床休息，解开衣领，协助老年患者采取舒适的体位，一般停止活动后症状可得到缓解。心肌梗死患者应卧床休息2周，保持环境安静，减少探视，防止不良刺激，解除思想负担。病情稳定无并发症者，2～3周后可坐起，4～6周后可逐渐下床活动。最初几日可间断或持续通过鼻管、面罩给氧。

2）饮食护理：老年患者的饮食应清淡，以低盐、低脂、易消化的饮食为宜。

① 限制钠盐摄入，每天应＜6 g。

② 保证充足的钾、钙摄入，多食新鲜蔬菜、水果、豆类及谷类食物。油菜、芹菜、蘑菇、木耳、虾皮、紫菜等食物含钙较高，橘子、香蕉等含钾较多。

③ 适量补充鱼类、蛋类等优质蛋白。

④ 增加粗纤维食物的摄入，预防便秘，因用力排便可使收缩压上升，甚至造成血管破裂。便秘者可给予缓泻剂。

⑤ 戒烟、限酒，控制体重。

⑥ 不宜过饱，少量多餐。心肌梗死患者可遵循流质饮食—半流质饮食—软食—普通饮食的顺序。

（2）病情观察及护理

1）监测：每天定时监测血压并做好记录。老年人有头晕、眼花、耳鸣、视物模糊等症状时应立即卧床休息，抬高其下肢以增加回心血量。老年人如厕或外出时要有人陪伴，若头晕严重，应协助其在床上排二便。应密切观察并及时预防高血压并发症的发生。对心绞痛患者，应密切观察疼痛的部位、性质、范围、放射性、持续时间、诱因及缓解方式，以利于及时、准确地做出判断和处理，在有条件的情况下应进行心电监护，无条件时对心绞痛发作者应定期监测心电图并观察其改变。临床上疑为心肌梗死先兆或急性心肌梗死者，应密切观察其病情变化。在急性心肌梗死发病后24～48 h尤其要密切观察患者的血压、心率、呼吸、意识、疼痛及全身情况，并进行心电图监测。必要时还需监测肺毛细血管楔压和中心静脉压。

2）用药护理

① 强调长期药物治疗的重要性，告知老年患者降压药的名称、剂量、用法、作用及不良反应，并提供书面材料。用降压药使血压降至理想水平后，应继续服用维持量，以保持血压相对稳定，对无症状者更应强调这一点。

② 按时按量服药，不可随意停药、改变药量。不可根据自觉症状来增减药物、忘记服药或在下次服药时补服。用药时注意观察用药后的反应，静脉滴注硝酸甘油时应监测心率和血压的变化。

③ 进行溶栓治疗前，应协助医师做好溶栓前的检查，准确迅速地配制和输入溶栓药物。观察用药后的反应，一旦老年患者出现皮肤、黏膜及内脏出血，应立即处理。

（3）心理护理：指导患者学会自我心理调节，养成规律生活，保持乐观的情绪，培养良好的性格。老年人常因疾病、丧偶、子女工作、生活变动、社会角色及家庭角色的改变、经济状况的变化等因素产生过度压力。护理人员应协助老年人找出生活中的压力来源，与老年人共同探讨减轻、缓解压力的方法，帮助老年人建立"顺应自然、防病防忧、随遇而安、老有所乐"的生活态度。

6. 健康宣教

（1）疾病知识：让老年人了解自己的病情，了解控制血压的重要性和终身治疗的必要性，掌握高血压的治疗、护理及预防知识，学会自我监测血压。告知老年人每次就诊时携带就诊记录，以作为医师调整药量或选择用药的依据。教会老年人及其家属心绞痛发作时的缓解方法，告知若服用硝酸甘油不能缓解，或心绞痛发作比以往频繁、程度加重、疼痛时间延长，应立即到医院就诊。

（2）用药指导：治疗、控制血压在正常水平或接近正常水平。教会老年患者掌握常用药物的名称、剂量、用法及不良反应。告知老年患者应严格按医嘱用药，不可擅自突然停药，要正确使用心绞痛发作期及预防心绞痛的药物，随身携带硝酸甘油以应急，注意其有效期，及时更换，并监测不良反应。

（3）饮食指导：指导老年人调节饮食结构，以低盐、低脂饮食为主，强调少食多餐，避免过饱。

（4）生活方式：指导老年患者合理安排生活，急性发作期应就地休息。当病程进入康复期后可进行康复锻炼，锻炼过程中应注意观察有无胸痛、呼吸困难等症状，一旦出现应停止活动并及时就诊。告知老年患者适当参加室外活动，气候变化时应注意保暖防寒，严冬时不宜进行体育锻炼。向老年患者宣传饮食保健的重要性，戒烟、戒酒，肥胖者应控制体重，并保证充足的休息和睡眠。

（5）调整心态：保持精神愉快，性格乐观、开朗，避免情绪激动，以免诱发血压升高。家属应对老年人充分理解、宽容和安慰。冠心病患者应避免体力劳动、情绪激动、饱餐、寒冷、吸烟、心动过速等诱发因素。

（6）定期复诊：根据老年人的危险分层及血压水平决定复诊时间。危险分层属低危或中危者，可安排老年人每1～3个月随诊1次；若为高危者，应至少每个月随诊1次。告知老年患者及其家属坚持定期复查的重要性及定期复查的内容，如心电图监测、血糖和血脂的检查及血压监测。

（7）建立支持系统：教会家属测量血压的方法，使其能帮助老年人监测血压并记录。教会家属心绞痛或心肌梗死发作时的救护方法。指导家属协助老年人改变不良的生活方式，给老年患者创造一个良好的身心休养环境。

（三）任务实施

评估	针对老年高血压及冠心病患者，评估时需注意以下问题。 1. 准确评估患者的症状及体征，为疾病诊断明确方向。 2. 评估患者的病程、既往史、现病史、家族史、烟酒史等。 3. 测量患者的血压、心率，必要时对其进行监护。 4. 评估患者起病有无诱发因素，发病后的疼痛性质、持续时间、有无放射痛、有无胸闷及恶心等其他伴随症状。 5. 评估现有辅助检查的结果，完善检查，必要时进行介入等治疗准备。 6. 评估患者自我管理意识及社会支持系统。 7. 评估患者的饮食、运动及睡眠等生活方式是否规律、健康。 8. 评估患者的用药情况，是否遵医嘱用药。 9. 评估患者的心理状态。
沟通	1. 与老年人沟通时要注意语气平和，耐心听取老年人的主诉。 2. 心绞痛或心肌梗死患者症状发作时，会存在焦虑、恐惧、濒死感，应安抚患者的情绪，同时给予有效的治疗措施。 3. 与患者家属进行沟通，了解患者的病情，关注家属的情绪。 4. 向患者及其家属认真交代病情。 5. 向患者及其家属提供与疾病相关的宣传资料，文字图片要通俗易懂。 6. 告知患者及其家属疾病相关知识，告知正确测量血压和使用急救药品的方法。
准备	1. 学习疾病相关知识，根据慢性病预防相关国家政策、方针、指南，开展相关医疗护理工作。 2. 具备良好的沟通能力，学会与老年人沟通的技巧，做到有效沟通，帮助老年人获得更多家庭及社会的支持。 3. 具备评判性思维，会有效评估，能及时发现并解决问题。 4. 具备医护沟通及互相合作的能力。 5. 具备紧急救治危重患者的能力，熟练掌握心电监护、除颤等技术操作。 6. 学会运用有效的方法对老年患者及其家属进行健康教育，助力老年患者及其家属掌握疾病相关知识。 7. 社区联动，重视慢性病发病前的预防和发病后的康复问题，减少患者再住院的风险。 8. 延续性护理。定期随访，有效应用药物、运动、营养、精神心理及行为干预、戒烟限酒处方，使高血压、冠心病患者获得正常或接近正常的生活状态，降低再次发生心血管事件和猝死的风险，尽早恢复体力、回归社会。

续表

实施	1. 对高血压患者，需评估其既往血压情况和用药情况。对心绞痛或心肌梗死患者，应根据患者的症状进行紧急处置，如给予低流量吸氧、心电监护、获取生命体征、识别异常心电图及指导患者卧床休息等。 2. 进行沟通和评估，询问患者的既往史、家族史、生活方式、自我管理能力、血压监测情况、发病经过、有无诱因等。若患者无法配合时需与其家属沟通。 3. 主动查看患者现有的检查结果，遵医嘱进行抽血化验检查及其他辅助检查。 4. 治疗过程中应关注患者的病情变化，有序处理医嘱，让患者遵医嘱用药，注意观察有无不良反应。 5. 安慰患者及其家属，协助其进行生活护理。 6. 关注患者病情，及时与医师沟通，评估症状是否有所缓解。 7. 能解答患者及其家属的问题。若患者需要行介入等治疗时，应进行术前准备及宣教。 8. 对患者进行健康宣教和疾病康复指导，告知其正确测量血压和使用急救药品的方法，帮助其提高自我管理能力。 9. 社区联动，定期复查及随访。
整理	整理任务实施过程前后存在的优点及不足，进行过程性评价及结果性评价。
记录	记录总结，积累经验，反思不足。

（四）任务评价

班级：	姓名：	学号：	成绩：		
评分项		分值	自我评价	教师评价	机构评价
老年高血压和冠心病患者自我管理与行为促进	自我评估	10			
	职业素质评估	15			
	能力素质评估	20			
	业务素质评估	20			
	对职业素质的认知	20			
	评估与反馈	15			
总分		100			

（五）任务小结

姓名：	班级：	学号：
学习索引		学生自测
知识点	高血压	高血压分级：
	冠心病	心绞痛患者的临床表现：
		心肌梗死患者的护理要点：

续表

姓名:		班级: 学号:		
学习索引		学生自测		
技能点	有序询问病史	1.		
		2.		
		3.		
		4.		
		5.		
	健康教育内容	1.		
		2.		
		3.		
		4.		
		5.		

（李　瑾）

第二节　老年人内分泌系统常见疾病的管理

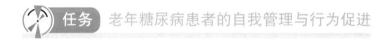 **任务** 老年糖尿病患者的自我管理与行为促进

（一）任务导入

1. 任务描述 张奶奶，66岁，身高156 cm，体重80 kg，肥胖体型。糖尿病病史20年，现应用门冬胰岛素30注射液（12 U）早、晚餐时注射，因考虑自己注射不会污染，因此，胰岛素针头用完后会用酒精消毒针头，用1周后再丢弃。自诉平日控制饮食，加餐多选择无糖点心、无糖饼干，自觉血糖控制良好，未规律监测血糖。1个月前出现双下肢发凉、视物模糊，于社区化验糖化血红蛋白为9%，空腹血糖为11.0 mmol/L。

作为护士，请结合该病例，讨论以下内容：①张奶奶在糖尿病自我管理过程中都存在哪些问题？②该如何对张奶奶进行糖尿病教育？

2. 任务目标

（1）知识目标：了解中国老年糖尿病的现状、危害及特点，熟悉老年糖尿病

的概念和诊断标准，掌握老年糖尿病的治疗、护理措施、健康教育内容和方法。

（2）技能目标：通过结合临床实例，学会正确的临床思维判断能力，掌握老年糖尿病的护理及宣教要点，学以致用。

（3）素质目标：通过护理行为干预，帮助患者掌握正确的糖尿病自我管理技巧和方法，提升自身的职业认同感和责任感。

（二）任务分析

1. 老年糖尿病概述

（1）定义：糖尿病（diabetes mellitus，DM）是由遗传和环境因素共同作用引起的一组以慢性高血糖为特征的代谢性疾病。由于体内胰岛素分泌不足和/或作用障碍，导致糖代谢紊乱，同时伴有脂肪、蛋白质、水和电解质等代谢障碍。老年糖尿病是指60岁以后发病，或者青年、中年发病而延续到老年的糖尿病患者。

（2）现状及特点：糖尿病已成为老年人的常见病、多发病，其患病率随年龄增长而上升。2020年我国老年人口（≥60岁）占总人口的18.7%（2.64亿），其中约30%的老年人罹患糖尿病，女性患病率高于男性。糖尿病防治已被写入《"健康中国2030"规划纲要》。老年糖尿病患者可合并虚弱、肌肉减少症、认知障碍、骨质疏松、吞咽困难、牙齿缺损等，出现低血糖事件、摔倒、骨折，营养不良风险高，死亡率高。糖尿病可致人均寿命损失5.4～6.8人年。

（3）诊断标准：糖尿病的临床诊断应依据静脉血浆血糖而不是毛细血管血糖的检测结果。目前国际通用的诊断标准和分类是1999年WHO的标准。

糖尿病的诊断标准是有典型糖尿病症状（如烦渴多饮、多尿、多食、不明原因体重下降），再加上以下任意一项：①随机血糖≥11.1 mmol/L；②空腹血糖≥7.0 mmol/L；③葡萄糖负荷后2 h血糖≥11.1 mmol/L；④糖化血红蛋白≥6.5%。无糖尿病典型症状者需改日复查后确认。注意事项：①随机血糖指不考虑上次用餐时间，一天中任意时间的血糖，其不能用来诊断空腹血糖受损或糖耐量异常；②空腹状态指至少8 h没有进食热量；③糖化血红蛋白需在符合标准化测定要求的实验室进行检测。

糖代谢状态分类标准见表6-2-1。WHO建议在具备条件的国家和地区采用糖化血红蛋白≥6.5%作为糖尿病的诊断切点。国内符合要求的实验室检测的糖化血红蛋白也可作为糖尿病的诊断指标。无糖尿病史的老年患者于门诊就诊需静脉采血时，应测定其空腹或随机血糖，6.1 mmol/L≤空腹血糖<7.0 mmol/L、7.8 mmol/L≤随机血糖<11.1 mmol/L的患者，建议其到内分泌科就诊，以进一步明确糖代谢状态。

表6-2-1　糖代谢状态分类（1999年WHO标准）

糖代谢分类*	静脉血浆葡萄糖/（mmol·L⁻¹）	
	空腹血糖	糖负荷后2 h血糖
正常血糖	<6.1	<7.8
空腹血糖受损	≥6.1，<7.0	<7.8
糖耐量异常	<7.0	≥7.8，<11.1
糖尿病	≥7.0	≥11.1

注：*. 分类中的空腹血糖受损和糖耐量异常统称为糖调节受损，也称糖尿病前期。

（4）分型：老年糖尿病患者以2型糖尿病为主，少数为1型糖尿病或其他特殊类型糖尿病。

（5）病因：糖尿病的病因尚未完全阐明，与下列因素有关。

1）遗传易感性：有关因素包括自身免疫、老化、营养因素、中心性肥胖、体力活动不足、环境及应激等。

2）基础代谢率降低：老年人机体代谢葡萄糖的能力和葡萄糖在周围组织的利用率明显降低。

3）糖耐量降低：老年人糖耐量降低是多种因素综合作用的结果，如体力活动减少、肥胖、能量摄入减少等。

4）胰岛素分泌功能异常：老年人胰岛B细胞功能缺陷，导致低生物活性的胰岛素分泌增多，可能在老年糖尿病发生和发展过程中起驱动作用。同时老年人外周组织细胞胰岛素受体数目减少，造成对胰岛素不敏感。

5）胰岛素抵抗：主要指机体对胰岛素的生物学效应低于预计的正常水平。老年人普遍存在胰岛素抵抗，这可能是肥胖型老年人糖尿病的主要致病因素。

（6）临床表现：糖尿病的典型表现为"三多一少"，即多饮、多食、多尿和体重减轻。

糖尿病患者体内胰岛素缺乏，葡萄糖通过细胞膜的速率降低，且糖原的合成大大减少，导致体内有过多的糖无法利用和贮存，进而使血糖升高。当血液中葡萄糖的浓度增高且超出肾糖阈时，多余的糖随尿液排出体外，出现糖尿。身体为补充损失的糖分和维持机体的正常活动，会出现进食增加。肾在排出糖的同时由于渗透性利尿的作用，导致大量水分排出，从而产生多尿。多尿即会失水，患者常烦渴多饮。另外，因葡萄糖利用障碍使供能不足，身体内贮存的脂肪、蛋白质被动员，转变为能量以供身体使用，使蛋白质、脂肪不断消耗，导致体重减轻。

（7）治疗要点：糖尿病的综合治疗包括糖尿病教育、患者自我管理和血糖监测、饮食治疗、运动治疗等基本措施，以及重要的支持治疗，即降糖药物治疗。饮食治疗是所有糖尿病治疗的基础，可减轻胰岛负担，改善胰岛素的敏感性，控制和保持理想体重。运动治疗有利于减轻体重，提高胰岛素的敏感性，改善血糖和脂代谢紊乱，还可减轻患者的压力和紧张情绪，使患者心情舒畅，尤其适合肥胖的2型糖尿病患者。药物治疗可应用口服降糖药和胰岛素进行治疗，可控制血糖，消除症状，减少和延缓并发症的发生和发展。

2. 护理评估

（1）健康史

1）家族史：询问老年人有无糖尿病家族史。

2）既往史：了解老年人是否曾患自身免疫性疾病等。

3）用药史：询问老年人既往的健康状况、有无长期服用某些药物，以及服用每一种药物的原因、剂量、时间、出现的不良反应等。

（2）身体评估

1）一般状态评估：评估老年人既往健康状况、生命体征、意识状态等。

2）营养状态评估：评估老年人的体型、饮食习惯、饮食结构、患病后的饮食情况，以及近期有无明显的体重变化。

3）皮肤和黏膜：评估老年人的皮肤有无破溃、感染，尤其是注射胰岛素的患者，应查看其注射部位皮肤有无硬结、脂肪萎缩；评估老年人的足背动脉搏动情况，以及下肢痛觉、触觉、温度觉有无异常。

4）眼部：评估老年人有无糖尿病视网膜病变，有无白内障、视物模糊等。

5）神经和肌肉系统：评估老年人有无下肢疼痛、间歇性跛行等。

（3）心理-社会状况评估：糖尿病是一种慢性代谢性疾病，须终身治疗，且需要严格控制饮食，因此，患者常因感到失去生活乐趣而产生悲观情绪。但也有的患者抱着无所谓的态度，不认真配合治疗，满不在乎，听之任之，易产生严重的并发症，甚至致残，从而又产生沮丧、恐惧的心理。

（4）并发症

1）慢性并发症

① 感染：以皮肤和泌尿系统感染多见。

② 血管病变：心、脑、肾等器官的严重并发症是糖尿病患者的主要死亡原因。大血管病变主要为大、中动脉的粥样硬化引起冠心病、脑血管意外、高血压等；微血管病变主要引起肾小球硬化和视网膜血管的病变，前者可出现蛋白尿、水肿、肾功能不全，后者可出现视网膜出血、水肿，甚至视网膜剥脱，可导致失明。视网膜病变是致盲的主要原因。

③ 神经病变：以周围神经病变最为多见，主要表现为对称性肢端感觉异常，如袜套和手套样感、蚁行感、刺痛感、四肢麻木等，可有感觉过敏或消失。

④ 眼部病变：除视网膜血管病变外，青光眼、白内障也易发生，还可引起屈光改变。

⑤ 糖尿病足：指与下肢远端神经异常和不同程度的周围血管病变相关的足部感染、溃疡和/或深层组织破坏。

2）急性并发症：糖尿病酮症酸中毒多见于1型糖尿病患者，2型糖尿病患者在某些诱因下也可发生。常见诱因有胰岛素、口服降糖药治疗中断或剂量不足、感染、应激（如手术、分娩、妊娠）及饮食不当。临床表现为早期仅有多尿、烦渴多饮等原有症状加重的表现，当病情迅速恶化后，随即出现恶心、呕吐、食欲缺乏、头痛、嗜睡，还可出现深而大的呼吸，呼气有烂苹果味；后期患者严重脱水，出现皮肤干燥且弹性差、尿少、血压下降、眼球内陷、嗜睡，甚至昏迷、休克等。

（5）辅助检查

1）血糖：确认血糖是否正常或维持在较好的水平。

2）尿液：包括尿液分析、尿微量白蛋白/肌酐检测等，可根据需要选择。

3）口服葡萄糖耐量试验：对诊断有疑问者可进行该试验。

4）糖化血红蛋白：可反映取血前8～12周的血糖水平，是糖尿病患者监测病情的指标。血糖控制不好的患者该项指标较高。

5）血浆胰岛素和C-肽测定：即馒头餐试验，用于判定患者的胰岛功能，为临床诊断及治疗提供依据。1型糖尿病患者明显低于正常值，2型糖尿病患者可正常或偏高。

6）其他：胆固醇、甘油三酯、游离脂肪酸均增高，对血尿酮体的测定可及时发现酮症。

3. 常见护理诊断/医护合作问题

（1）营养失调高于或低于机体需要量：与胰岛素相对或绝对不足，导致三大物质代谢紊乱有关。

（2）焦虑：与疾病的慢性过程、血糖控制不佳等有关。

（3）有感染的危险：与营养不良、机体抵抗力降低有关。

（4）知识缺乏：缺乏自我护理、病情监测、并发症防护、运动锻炼方式、胰岛素使用等方面的知识。

（5）有皮肤完整性受损的危险：与皮肤营养不良及感觉异常有关。

（6）潜在并发症：酮症酸中毒、低血糖昏迷、高渗性非酮症糖尿病昏迷。

4. 护理目标

（1）患者的焦虑情绪得到缓解。

（2）患者及其家属能说出饮食治疗的基本要求及其与控制血糖之间的关系。患者的体重恢复至正常范围。

（3）患者及其家属能识别高血糖和低血糖的症状，掌握简单的处理方法，学会血糖自我监测。

（4）患者及其家属能讲述降糖药的不良反应并掌握其使用方法。

（5）患者及其家属能掌握皮肤护理、足部护理的要点，患者无严重并发症的发生。

5. 护理措施

（1）营养治疗：进入老年期后，身体代谢水平随着年龄的增长而下降，同时运动功能也降低，从而导致肌肉功能衰减。部分老年患者能量摄入过多，引起内脏脂肪增多，出现肌肉衰减型肥胖。也有老年患者因为食欲减退、口腔或牙齿问题导致体重过低。

1）控制热量：控制总能量是糖尿病饮食治疗的首要原则，摄入的能量以能够维持正常体重或略低于理想体重为宜。肥胖者必须减少能量的摄入，消瘦者可适当增加能量。碳水化合物的能量摄入占比为50%～60%，200～250 g/d；蛋白质的能量摄入占比为10%～15%；脂肪的能量摄入占比为20%～25%（饱和脂肪酸<10%）。纤维素的摄入量每天不少于30 g，葡萄糖和蔗糖忌用。适当多摄入含蛋白质、钙、铁丰富的食物，不吃或少吃含脂肪多及胆固醇高的食物，多吃富含膳食纤维的食物。饮食宜清淡、少盐。少量多餐，有利于维持血糖稳定，防止低血糖的发生。

2）平衡膳食

① 吃主食：在主食中，除常提到的细粮外，还应包括富含膳食纤维的粗杂粮。米饭、面粉、土豆等为多糖食物，不会使血糖急剧增加，而且体积大，饱腹感强，应作为身体热量的主要来源。

② 限脂肪：脂肪过多，可加重肥胖，既增加胰岛素的不敏感性，又能导致高脂血症（心脑血管疾病）。糖尿病患者每天的烹调油用量最好控制在30 g以内，并尽量选择植物油（如青油、花生油），不吃动物油及煎炸食品。同时，还要注意胆固醇的摄入量，特别是患有高胆固醇血症的患者（胆固醇只存在于动物性食物中，如脑、肝、肾、肺、蛋黄等），摄入量应少于总热量的30%。

③ 补蛋白：糖尿病患者由于蛋白质合成减少，分解代谢增加，因此，补充适量的蛋白质尤为重要。蛋白质的食物来源有两种，一种是动物性食物，如奶类、蛋类、瘦肉、鱼、虾、禽类等，另一种是植物性食物，如豆类、谷类等。建议蛋白质的摄入量为1.2～1.5 g/（kg·d）（1～2个鸡蛋），占总热量的20%，动物类蛋白与植物类蛋白各占50%。

④ 增纤维：糖尿病患者要多食膳食纤维，即粗粮，它是一组不被消化的多糖类物质，分为可溶性纤维和不可溶性纤维。前者溶于水，如燕麦、荞麦、海藻中的藻胶及魔芋制品等；后者不溶于水，如粗粮、水果的皮核、蔬菜的茎叶、玉米面等。建议每天补充纤维素以25～30 g为宜。

⑤ 讲营养：增加维生素、矿物质的摄入，多食富含维生素B和维生素C的食物，尤其是B族维生素，可以改善由糖尿病引起的神经症状。长期服用二甲双

胍者应防止维生素B_{12}的缺乏。

3）注意事项

① 少食多餐，目的是减少血糖波动，减轻胰腺负担，有利于控制血糖。需要注意的是，应用胰岛素或口服降糖药易发生低血糖者，应在三餐之外加餐，加餐不是额外增加食物，而是从正餐中扣除。还要注意的是，进餐量和时间要与使用胰岛素、口服降糖药、运动时间保持一致，这样可使血糖不会波动太大。

② 多饮水、限制饮酒。女性一天饮酒的酒精量不超过15 g，男性不超过25 g（15 g酒精相当于350 ml啤酒、150 ml葡萄酒或45 ml蒸馏酒）。每周饮酒不超过2次。

③ 限制钠摄入量，盐摄入量控制在每天5 g以内。合并高血压的患者可进一步限制摄入量，同时应限制摄入含盐高的食物，如味精、酱油、盐浸等加工食品、调味酱等。

④ 食物的选择以低升糖指数及食物的营养特点为参考。

⑤ 烹调方法优选蒸、煮、炖、拌、氽、水溜等少油的烹调方式。

4）控制方法：临床上，为了方便患者快速掌握糖尿病饮食控制的方法，可以使用食物交换份法、标准餐盘法、手掌法等方法。食物交换份法因老年人理解能力的差异，不适合普遍推广，本节主要介绍标准餐盘法及手掌法。

① 标准餐盘法：准备一个标准的圆形餐盘，将餐盘分为4个部分，1/4放置谷薯类等碳水化合物，1/4放置肉、蛋、牛奶等蛋白质类食物，其余部分放置蔬菜水果，其中蔬菜占多数，水果为少量。

② 手掌法（图6-2-1）：该方法是加拿大糖尿病协会临床实践指南专家委员会推荐的在糖尿病饮食教育中使用的方法。

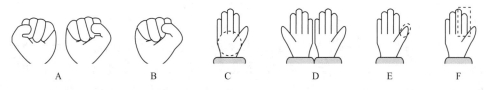

A   B   C   D   E   F

图6-2-1　手掌法

注：A. 碳水化合物，每天可食用2个拳头大小的生米、生面，200～250 g；B. 水果，血糖达标可食用1个拳头的量，约200 g；C. 蛋白质，每天可食用1～2个掌心量，50～100 g；D. 蔬菜，两手抓量，热量低，可适当多吃，500～1000 g；E. 脂肪，体积约为拇指尖的量，每天不超30 g；F. 瘦肉，食指与中指并拢量，约50 g。

5）控制误区

① 为了控制血糖，不吃主食。主食作为身体热量的主要来源（占总热量的50%～60%），每天需按时进餐。建议多食用粗纤维、粗杂粮，以增加饱腹感。

② 无糖食品不升糖。"无糖"可能只是不含蔗糖，需关注是否含有果糖等其他糖类，老年人多被"无糖"字样误导而不会限量食用。

③ 控制严苛，营养不良。老年人因知识缺乏，认为糖尿病饮食应严格控制进食量及种类，存在单纯进食蔬菜，或者蛋白质摄入不足的情况，极易造成营养不均衡。

④ 水果加餐，饭后即食。糖尿病患者进食水果，应在血糖达标的情况下选择在两餐之间食用，如与餐同食，可促进血糖升高。

（2）运动管理：运动能增强机体对胰岛素的敏感性，有利于葡萄糖的利用，使血糖水平下降。

1）运动适应证及禁忌证

① 适应证：A. 2型糖尿病，特别是肥胖者；B. 血糖＜14 mmol/L；C. 1型糖尿病稳定期；D. 轻度合并症，可选小运动量的运动。

② 禁忌证：A. 血糖超过16.7 mmol/L时，尤其是尿酮体阳性时暂时不宜运动，待血糖稳定、酮体消失后再运动；B. 明显低血糖或血糖波动大者暂不运动，待血糖平稳后再运动；C. 并发各种急性感染尤其是发热时，切忌强行运动，待感染控制后再运动；D. 血压＞180/120 mmHg时，应待药物治疗血压平稳后再进行运动；E. 合并严重心功能不全者，稍活动即可感到胸闷、心悸，需待药物治疗心功能稳定后再运动，但应进行心脏康复训练；F. 严重糖尿病肾病患者应咨询医师选择合适的运动；G. 严重视网膜病变或眼底出血者应咨询医师后再选择合适的运动；H. 合并新发血栓者，应先进行康复运动训练，再进行有氧运动。

2）运动计划的制订

① 运动原则：循序渐进，量力而行，持之以恒。A. 循序渐进。从10 min开始，随运动能力的提高逐渐延长运动时间，维持在30～60 min。B. 量力而行。运动量适宜，运动量太小达不到治疗的目的，运动过量又会对身体造成伤害。C. 持之以恒。运动是治疗糖尿病必需的手段，要像吃药一样应该规律地执行，并保证充足的运动时间和频率。为了实现持之以恒的运动，可不乘电梯而走楼梯，尽量步行，少乘车，多做有一定运动量的家务，如拖地、浇花、清洁等。

② 运动方式：老年糖尿病患者可以选择个性化、易于进行和坚持、有增肌作用的全身和肢体运动方式及运动时间（30～45 min/d）。运动以有氧运动为主，如散步、慢跑、太极拳、广播体操、广场舞等，其中步行活动最安全，容易坚持，可作为首选的锻炼方式。根据个体情况慎重选择无氧运动，如短跑、篮球、跳绳等。

③ 运动量：运动时间为每次30～60 min，运动频率为每周3～5次，合适的运动强度为活动时患者的心率应达到个体最大心率的50%～70%。简易计算法为心率＝170－年龄。使用胰岛素或口服降糖药者最好每天定时活动，肥胖患者可适当增加活动次数。若有心、脑血管疾病或严重微血管病变者，应根据具体情况

选择合适的运动方式和运动量。

④ 运动注意事项：运动前评估患者血糖控制的情况，根据个体情况选择合适的运动方式、运动量及时间；不宜空腹运动，以免发生低血糖；应随身携带糖果以预防低血糖（表现为心慌、出冷汗、头晕、四肢无力等）；若出现身体不适应暂停活动。

⑤ 科学选择运动时间：以早餐或晚餐后90 min开始锻炼较为适宜。餐前锻炼易造成因未进食而出现低血糖，或者因未服药而出现高血糖。提倡晚餐后90 min进行锻炼，因为中国人多数习惯吃丰盛的晚餐，而且饭后主要的活动是看报纸、看电视，这对控制血糖和减轻体重十分不利。

（3）用药管理：选择降糖药需关注心脑血管病变、肾脏功能、低血糖风险、药物对体重的影响、药物成本、药物不良反应的发生风险及患者医保的承受能力，制订更多可获益的个体化降糖治疗方案。

1）口服降糖药（表6-2-2）：口服降糖药可分为主要以促进胰岛素分泌为主的药物和通过其他机制降低血糖的药物。

表6-2-2　不同的口服降糖药

药物分类	作用机制	代表药物	不良反应	使用方法及注意事项
磺脲类	刺激胰岛β细胞分泌胰岛素	格列齐特、格列美脲	低血糖、消化道反应、体重增加	进餐前30 min服用；注意应激状态，1型糖尿病患者禁用
非磺脲类	通过刺激胰岛素的早时相分泌降低餐后血糖，也有降低空腹血糖的作用	瑞格列奈、那格列奈	低血糖反应、体重增加	餐前15 min、餐前即刻或进餐时服用
DPP-4抑制剂	减少GLP-1在体内的失活，使内源性GLP-1水平升高，进而增加胰岛素的分泌	西格列丁、沙格列丁、维格列汀	肝肾功能不全、减少药物剂量监测指标、胃肠道反应	1次/天
双胍类	通过减少肝脏葡萄糖的输出和改善外周胰岛素抵抗降低血糖	盐酸二甲双胍、二甲双胍肠溶片	胃肠道反应、单独使用不导致低血糖	1型糖尿病、肝肾功能不全、碘造影检查、哺乳期女性禁用
α-糖苷酶抑制剂	通过抑制碳水化合物在小肠上部的吸收降低餐后血糖	伏格列波糖、阿卡波糖	胃肠道反应	与第一口饭同时嚼服
噻唑烷二酮类	增加靶细胞对胰岛素作用的敏感性	吡咯列酮、罗格列酮	体重增加、水肿	1次/天；心力衰竭、肝病、严重骨质疏松患者禁用
SGLT2i	可抑制肾脏对葡萄糖的重吸收，降低肾血糖阈值，促进尿糖的排出	达格列净、恩格列净、卡格列净	泌尿系统及生殖系统感染	每天多饮水

注：DPP-4.二肽基肽酶4；GLP-1.胰高血糖素样肽-1；SGLT2i.钠-葡萄糖共转运蛋白2抑制剂。

2）肠促胰素类药物：胰高血糖素样肽-1（glucagon-like peptide-1，GLP-1）受体激动剂通过激活体内GLP-1受体而发挥降糖效应，以葡萄糖浓度依赖的方式增强胰岛素分泌、抑制胰高血糖素的分泌，并能延缓胃排空，通过抑制食欲中枢减少进食量。目前国内上市的 GLP-1 受体激动剂为艾塞那肽、利拉鲁肽、利司那肽、贝那鲁肽、度拉糖肽（周制剂）和司美格鲁肽（周制剂），均需皮下注射。原则上这类药物的应用没有年龄限制，但可能导致恶心、厌食等胃肠道不良反应及体重减轻，因而不适用于较瘦弱的老年患者。另外，因其有延迟胃排空的作用，存在胃肠功能异常尤其是有胃轻瘫的老年患者，不宜选用该类药物。肾功能不全患者使用时需减量，胰腺炎和甲状腺 C 细胞肿瘤患者禁用。

3）胰岛素：胰岛素是最有效的降糖药。老年患者在饮食治疗、运动治疗和其他药物治疗效果不佳的情况下，应评估低血糖的发生风险，慎重应用胰岛素，避免发生低血糖。

① 分类（表6-2-3）：根据来源和化学结构的不同，胰岛素可分为动物胰岛素、人胰岛素和胰岛素类似物。根据作用特点的差异，胰岛素又可分为超短效胰岛素类似物、常规（短效）胰岛素、中效胰岛素、长效胰岛素、长效胰岛素类似物、预混胰岛素、预混胰岛素类似物及双胰岛素类似物。

表6-2-3　胰岛素的分类及使用方法

胰岛素类别	胰岛素代表	用药时间
超短效胰岛素类似物	门冬胰岛素注射液、赖脯胰岛素	进餐前注射
短效胰岛素	生物合成人胰岛素注射液、重组人胰岛素注射液	进餐前30 min注射
中效胰岛素	精蛋白生物合成人胰岛素注射液、精蛋白锌重组人胰岛素注射液、精蛋白重组人胰岛素注射液	睡前注射或每12小时注射1次
长效胰岛素	甘精胰岛素、地特胰岛素	每天固定时间注射1次
长效胰岛素类似物	德谷胰岛素	每天固定时间注射1次
预混胰岛素	精蛋白生物合成人胰岛素注射液（预混30R）、精蛋白生物合成人胰岛素注射液（预混50R）、精蛋白人胰岛素混合注射液（30R）	进餐前30 min注射
预混胰岛素类似物	门冬胰岛素30注射液、精蛋白锌重组赖脯胰岛素混合注射液（25R）、精蛋白锌重组赖脯胰岛素混合注射液（50R）	进餐前注射
双胰岛素类似物	德谷门冬双胰岛素注射液	进餐前注射

② 注射：目前主要的胰岛素注射装置包括胰岛素注射笔（胰岛素笔或特充装置）、胰岛素注射器及胰岛素泵。在为患者选择胰岛素注射装置时，应综合考虑患者的个人需求、实际情况及各种注射装置的优缺点，进行个体化选择。此外，还需要通过合适长度的针头将药物输送至皮下组织内。腹部、大腿外侧、上臂外侧和臀部外上侧是人体适合注射胰岛素的部位。当皮肤表面到肌肉的距离小于或等于针头长度时，需要捏皮或调整注射角度，以提高注射的安全性。

③ 不良反应：最常见的是低血糖反应，多为注射后未及时进食造成，表现

为强烈饥饿感、头晕、乏力、心慌、出汗、手抖，重者可出现昏迷甚至死亡。一旦发生低血糖，应立即抽血送检，轻者可口服糖水，昏迷患者于家中可在牙龈处涂抹蜂蜜，重者可给予50%的葡萄糖40～60 ml静脉注射。患者清醒后再进食，防止再次昏迷。注射胰岛素可能会出现脂肪增生、脂肪萎缩、疼痛、出血、淤血及特发性皮肤色素沉着等并发症，为了尽可能减少并发症的发生，需定期轮换注射部位，包括不同注射部位之间的轮换和同一注射部位内的轮换，以及避免针头重复使用。老年患者在进行精细型操作时存在困难，尤其是存在视物模糊的患者，在调节注射剂量及注射过程中容易出现差错，需要予以特殊关注。

④ 保存：未开封的瓶装胰岛素和胰岛素笔芯应放在冰箱冷藏室（2～8 ℃）内保存，直到有效期结束之前，胰岛素都会保持其有效的生物效应。已开启的胰岛素可在温度为25 ℃左右、阴凉的条件下保存，保存时间可参考说明书，也可在2～8 ℃的条件下储存，但在注射前，应先放在室内让胰岛素回温30 min。

（4）病情监测：应指导糖尿病患者了解糖尿病的控制目标，掌握监测血压、血糖、体重指数的方法。一般情况下，老年糖尿病合并高血压患者的血压控制目标为＜140/85 mmHg；已有糖尿病肾脏疾病或合并肾损伤的患者，血压控制标准可调整为＜130/80 mmHg，但不宜＜110/60 mmHg；有脑梗死、长期血压控制不良的老年患者血压控制在150/80 mmHg 以下即可。老年糖尿病患者50%以上为超重或肥胖，体重管理以适中（20 kg/m^2＜体重指数＜25 kg/m^2）为宜，应指导其定期监测血糖（表6-2-4）。对健康状态差的老年患者可适当放宽血糖控制目标，但需注意以不发生明显的糖尿病症状、感染及高血糖危象为原则。

表6-2-4　老年2型糖尿病患者血糖控制标准

项目	良好控制标准	中间过渡阶段	可接受标准
HbA1c/%	≤7.0	7.0～8.0	8.0～8.5
空腹血糖/(mmol · L^{-1})	4.4～7.0	5.0～7.5	5.0～8.5
餐后2 h血糖/(mmol · L^{-1})	＜10.0	＜11.1	＜13.9

注：HbA1c. 糖化血红蛋白。

（5）心理护理：护士应重视老年患者的情绪反应，向患者说明积极的生活态度对疾病康复的重要性。鼓励老年患者参加糖尿病教育活动，运用疏导、分散、转移等方法，帮助老年患者克服消极情绪，积极配合治疗和护理。

6. 护理评价

（1）老年人的焦虑情绪是否得到缓解。

（2）老年人及其家属是否能说出饮食治疗的基本要求及其与控制血糖之间的关系，老年人的体重是否恢复至正常范围。

（3）老年人及其家属是否能识别高血糖和低血糖的症状，是否能掌握简单的处理方法并学会血糖的自我监测。

（4）老年人及其家属是否能讲述降糖药的不良反应并掌握其使用方法。

7. 健康教育

（1）指导老年人进行饮食疗法，选择营养素配比适当的治疗性饮食，每天定时定量进餐，每周测体重。

（2）指导老年人根据个人情况选择适当的运动方式，循序渐进，持之以恒。

（3）告知老年人生活规律，戒烟、戒酒，保持身体清洁，预防感染。

（4）教会老年人及其家属测量尿糖、血糖的方法。

（5）指导老年患者严格遵照医嘱服用降糖药，不可自行调整用药剂量及随意停药，并教会老年患者及其家属识别药物常见的不良反应及简单的应对方法。

（6）告知老年患者保持乐观情绪，积极配合治疗。教会老年患者几种简单的放松技术。

（7）告知老年患者外出时应随身携带糖尿病治疗卡，写明病情及联系方式，以便发生意外时及时处理，同时随身备糖果，在突发低血糖时可及时自救。

（三）任务实施

1. 针对本节案例的任务实施

评估	针对本节案例，评估该患者自我管理过程中存在的问题。 1. 患者重复使用了胰岛素针头，需要评估患者注射部位皮肤有无感染、增生、脂肪萎缩等情况。 2. 患者对无糖食品的食用存在误区，需详细评估患者的日常膳食总热量、食物比例及有无其他不良习惯。 3. 患者忽视了血糖监测，需评估患者是否会应用血糖仪，是否知晓其监测方法和频率。 4. 患者体重超标，需评估患者是否有体重管理行为，运动是否合理、充分。 5. 患者出现双下肢发凉、视物模糊，需进一步评估其有无糖尿病并发症。 6. 患者知识欠缺，自我管理意识差，需评估患者是否了解糖尿病管理的"五驾马车"，是否有意愿进行自我管理，是否有家庭支持。
沟通	1. 沟通过程中应注意谈话技巧，站在患者的角度考虑问题，避免说教等强硬语气。 2. 向患者耐心讲解或演示胰岛素注射的操作方法。 3. 使用鼓励性语言，提高患者的依从性，促进患者行为的改变。 4. 利用图片或胰岛素注射教育工具告知患者胰岛素针头需一次一换，多次重复使用会增加感染及断针的风险。
准备	1. 护士准备 （1）学习前沿知识，掌握正确的老年糖尿病护理新进展及健康教育的内容。 （2）学会与老年人沟通的技巧，做到有效沟通，帮助老年糖尿病患者解决控糖过程中的实际困难。 （3）建立评判性思维，会有效评估，发现问题并解决问题。 （4）合理运用合适的教育工具或方法，助力老年患者掌握相关知识。 2. 环境、用物准备 （1）环境安静、整洁，适合交谈。 （2）适当屏风遮挡，方便查看患者注射部位的皮肤。 （3）准备教育工具，如胰岛素注射教育工具包、饮食模型、宣传手册等。

续表

实施	1. 向患者进行自我介绍，根据化验报告，借用宣教手册，告知老年糖尿病患者血糖控制的目标。 2. 倾听患者主诉，建立双方之间的信任。告知患者糖尿病慢性并发症相关知识及并发症筛查的方法，使患者清楚并发症可防、可控，护士可向其提供正确的指导。 3. 评估患者注射部位的皮肤。借用教育工具进行演示，告知患者胰岛素注射的正确方法（包括注射部位、进针角度、停留时间、针头型号的选择、针头一次一换等）。利用图片向患者介绍针头不及时更换带来的风险，包括断针、感染、剂量不准确等，使患者明白针头及时更换的必要性。 4. 经饮食评估，告知患者在无糖食品方面存在的误区，同时指导患者学会应用餐盘法或拳头法进行合理饮食。 5. 鼓励患者定期复查，帮助患者获得更多的教育方式和途径，获得更多同伴的支持。 6. 定期跟踪随访，评价患者血糖控制的情况及自我管理能力提升的水平。
整理	整理任务实施过程前后存在的优点及不足，进行过程性评价及结果性评价。
记录	记录总结，积累经验，反思不足。

2. 针对老年糖尿病患者的任务实施

评估	针对老年糖尿病患者，评估需注意以下问题。 1. 患者的病程、既往史及现病史。 2. 患者的自我管理意识及社会支持系统。 3. 评估患者饮食控制的方法是否得当，是否规律进餐，是否存在口腔疾病，对饮食有无特殊需求。 4. 评估患者的运动习惯，有无基础疾病，有无运动禁忌证。 5. 评估患者的用药安全，是否存在漏服、错服等情况，用药过程中有无低血糖的发生。 6. 评估患者的血糖监测频率及血糖监测方法。 7. 注射胰岛素的患者，应评估其注射部位皮肤。 8. 评估患者是否为糖尿病足高危人群。
沟通	1. 沟通过程中注意谈话技巧，站在患者的角度考虑问题，避免说教等强硬语气。 2. 老年人反应能力减弱，需耐心讲解，语速放慢。 3. 多使用鼓励性语言，提高患者的依从性，促进患者不良行为的改变。 4. 利用图片、模型等教育工具进行辅助教育。 5. 提供文字性材料或音频、视频素材，方便患者反复查阅。
准备	1. 护士准备 （1）学习前沿知识，掌握正确的老年糖尿病护理新进展及健康教育的内容。 （2）学会与老年人沟通的技巧，做到有效沟通，帮助老年糖尿病患者解决控糖过程中的实际困难。 （3）建立评判性思维，会有效评估，发现问题并解决问题。 （4）合理运用合适的教育工具或方法，助力老年患者掌握相关知识。 2. 环境、用物准备 （1）环境安静、整洁，适合交谈。 （2）适当屏风遮挡，方便评估皮肤。 （3）准备教育工具，如胰岛素注射教育工具包、饮食模型、宣传手册等。

续表

实施	1. 向患者进行自我介绍，借用宣教手册，告知老年糖尿病患者血糖控制的目标。 2. 认真倾听患者主诉，建立信任。 3. 告知患者糖尿病的危害，包括急、慢性并发症。向患者讲解相关知识及并发症筛查的方法，使患者清楚并发症可防、可控，需配合治疗。 4. 应用胰岛素的患者，应评估其注射部位皮肤。借用教育工具进行演示，告知患者胰岛素注射的正确方法（包括注射部位、进针角度、停留时间、针头型号的选择、针头一次一换等）。利用图片介绍针头不及时更换带来的风险，包括断针、感染、剂量不准确等，使患者明白针头及时更换的必要性。 5. 饮食评估，告知糖尿病患者在饮食方面存在的误区，同时指导患者学会应用餐盘法或拳头法进行合理饮食。 6. 根据老年糖尿病患者的个体化差异，给予针对性的运动指导。 7. 鼓励患者定期复查，帮助患者获得更多的教育方式和途径，获得更多同伴的支持。 8. 定期跟踪随访，评价患者血糖控制的情况及自我管理能力提升的水平。
整理	整理任务实施过程前后存在的优点及不足，进行过程性评价及结果性评价。
记录	记录总结，积累经验，反思不足。

（四）任务评价

	班级：　　姓名：　　学号：　　成绩：				
评分项		分值	自我评价	教师评价	机构评价
内分泌系统常见疾病的管理	自我评估	10			
	职业素质评估	15			
	能力素质评估	20			
	业务素质评估	20			
	对职业素质的认知	20			
	评估与反馈	15			
总分		100			

（五）任务小结

	姓名：　　班级：　　学号：	
	学习索引	学生自测
知识点	糖尿病的定义	糖尿病的定义：
	老年糖尿病患者的并发症	老年糖尿病的并发症：
	老年糖尿病患者的治疗要点	治疗要点：

续表

	姓名： 班级： 学号：		
学习索引		学生自测	
技能点	健康宣教内容	1.	
		2.	
		3.	
		4.	
		5.	

（王丽丽）

第三节　老年人呼吸系统常见疾病的管理

 任务 老年慢性阻塞性肺疾病患者的自我管理与行为促进

（一）任务导入

1. 任务描述　赵先生，63岁，慢性咳嗽、咳痰20余年。2个月来咳喘发作，心悸、气促，不能平卧，尿量减少，双下肢水肿，服氨茶碱及利尿药治疗后效果不佳，遂来医院就诊，收入院治疗。既往无传染病史及过敏史。25岁开始吸烟，每天10余支。

查体：体温37 ℃，脉搏110次/分，呼吸26次/分，血压120/90 mmHg，发育正常，营养中等，唇颊发绀，半坐卧位，神清合作。颈静脉怒张，气管居中，胸廓呈桶状，肺部叩诊过清音，两肺散在中、小水泡音夹有哮鸣音，心尖冲动弥散，未触及震颤，叩诊心界轻度向两侧扩大，肝颈静脉回流征阳性，无移动性浊音，双下肢Ⅱ度凹陷性水肿。

请结合所学知识列出赵先生存在的护理问题，如何对赵先生进行护理？

2. 任务目标

（1）知识目标：掌握慢性阻塞性肺疾病、慢性支气管炎、慢性阻塞性肺气肿的概念，能够说出疾病的病因、主要临床症状及体征，以及老年慢性阻塞性肺疾病患者的特点，熟悉慢性阻塞性肺疾病的分级及相关辅助检查。

（2）技能目标：能根据病例提出相关的护理诊断及护理措施，针对患者病因做出相应的健康指导。

（3）素质目标：提升自我职业知识水平，具有爱心、耐心和责任心，尊重、爱护患者，促进患者康复。

（二）任务分析

1. 相关概念及临床表现

（1）慢性阻塞性肺疾病（chronicobstructivepulmonarydisease，COPD）：一组以气流受限为特征的肺部疾病。COPD 的气流受限虽然不完全可逆，呈进行性发展，但是可以预防和治疗。

COPD 与慢性支气管炎和慢性阻塞性肺气肿有密切相关性，当慢性支气管炎和慢性阻塞性肺气肿患者的肺功能检查出现气流受限且不完全可逆时，可诊断为COPD。

COPD 是老年人的常见病、多发病，呈进行性发展，主要累及肺部，但也可以引起肺外各器官的损害，后期常并发肺心病、肺性脑病、酸碱失衡及电解质紊乱、自发性气胸等，患病率和病死率均居高不下。1992 年研究者在我国北部和中部地区对 102 230 例农村成人进行了调查，COPD 的患病率为 3%。近年来研究者对我国7 个地区 20 245 例成年人进行调查，COPD 的患病率在 40 岁以上人群中为 8.2%。

COPD 患者的肺功能进行性减退，可严重影响患者的劳动力和生活质量，并且造成巨大的社会和经济负担。

（2）慢性支气管炎（chronic bronchitis）：指气管、支气管黏膜及周围组织的慢性非特异性炎症。临床上主要是以慢性反复发作的咳嗽、咳痰或伴有喘息为病变特征，每年发病持续 3 个月，连续 2 年或 2 年以上，并排除具有咳嗽、咳痰、喘息症状的其他疾病（如肺结核、肺尘埃沉着病、肺水肿、心脏病、心功能不全、支气管扩张、支气管哮喘、慢性鼻咽炎、食管反流综合征等）。

慢性支气管炎在老年人群中的患病率可高达 15% 左右，是一种严重危害健康的常见病。患病率以 50～60 岁人群最高，男性显著高于女性。临床上可分为单纯型慢性支气管炎和喘息型慢性支气管炎。

单纯型慢性支气管炎主要表现为咳嗽、咳痰；喘息型慢性支气管炎除咳嗽、咳痰外还有喘息症状，并伴有哮鸣音。发病初期症状轻微，若吸烟、接触有害气体、气候变化或受冷感冒后，则会引起急性发作或加重，在夏季气候转暖时可自然缓解。随着病情缓慢进展，最终可并发阻塞性肺气肿或肺源性心脏病。

（3）慢性阻塞性肺气肿（chronicobstructive emphysema）：由慢性支气管炎或其他原因引起的慢性小气道阻塞，致使终末细支气管远端（呼吸性细支气管、肺泡管、肺泡囊和肺泡）弹性减退，肺组织持续性过度充气、膨胀和肺容积增大，同时伴有肺泡壁破坏而无明显纤维化的一种病理状态。临床上多为慢性支气管炎的常见并发症。一般起病隐匿，缓慢进展，常有多年咳嗽、咳痰史，主要表现为劳力性呼吸困难。若有慢性支气管炎病史并出现逐渐加重的呼吸困难表现，体检显示肺气肿体征，胸部 X 线片有肺气肿征象，呼吸功能发生改变，一般可明确诊断。慢性支气管炎和慢性阻塞性肺气肿均会随病情的进展而出现气流受限不完全可逆，进而发展为COPD。

肺气肿按其发病原因有老年性肺气肿、代偿性肺气肿、间质性肺气肿、局灶性肺气肿、旁间隔性肺气肿、阻塞性肺气肿6种类型。其中以阻塞性肺气肿最为常见，其发病机制尚未完全清楚，一般认为与支气管阻塞及蛋白酶-抗蛋白酶失衡有关，吸烟、感染、大气污染等因素可引起细支气管炎症，导致管腔狭窄或阻塞，表现为吸气时细支气管管腔扩张。

2. 护理评估

（1）健康史及相关因素

1）健康史：询问老年患者有无与COPD相关的内、外因素，如吸烟、环境污染、反复呼吸道感染等。评估老年患者的发病情况与季节气候的关系、症状特点、持续时间、治疗及用药情况，询问患者近期发病有无诱因、发作情况、活动能力及饮食和睡眠情况。

2）病因：COPD病因复杂，是内、外因素共同作用的结果。

① 内因：主要是由老年人机体的老化特点决定的。A. 呼吸系统退行性变。气管和肺组织的老化导致纤毛运动及咳嗽反射减弱，气道清除分泌物或异物的能力下降，增加了呼吸道感染的机会。B. 防御能力下降。老年人机体免疫系统退化，呼吸道的防御能力减弱，易发生感染。C. 其他原因，如年老体弱、营养不良、耐寒能力下降、自主神经功能失调、肾上腺皮质功能减退等因素也与COPD的发生有关。骤冷空气可刺激腺体，增加黏液分泌，使黏膜血管收缩，局部血液循环障碍，导致继发感染。老年人细胞免疫功能下降、肾上腺皮质功能减退、溶菌酶活性降低，更容易造成呼吸道的反复感染。

② 外因：吸烟、感染、环境等因素。A. 吸烟。吸烟是COPD的主要危险因素。吸烟者慢性支气管炎的患病率比不吸烟者高2～8倍，烟龄越长，吸烟量越大，COPD的患病率越高。烟草中含焦油、尼古丁等化学物质，可损伤气道上皮细胞和纤毛运动，促使支气管黏液腺和杯状细胞增生肥大，黏液分泌增多，气道净化能力下降，还可使氧自由基的产生增多，诱导中性粒细胞释放蛋白酶，破坏肺弹性纤维，诱发肺气肿的形成。B. 感染。病毒、细菌、支原体等引起的呼吸道感染是COPD发生发展的一个重要因素。病毒感染以流感病毒、鼻病毒、腺病毒和呼吸道合胞病毒较常见。细菌感染常继发于病毒感染，常见病原体为肺炎链球菌、流感嗜血杆菌、卡他莫拉菌、葡萄球菌等。这些感染因素同样造成气管、支气管黏膜的损伤和慢性炎症。反复呼吸道感染使疾病不断进展，急性加重期变得频繁。C. 环境因素。长期吸入污染空气、有害气体、职业性粉尘、浓度过大的化学物质等，也是COPD发病的重要原因。大气中的有害气体（如二氧化硫、二氧化氮、氯气等）可损伤气道黏膜上皮，使纤毛清除功能下降，黏液分泌增加，为细菌感染增加条件。

接触职业粉尘及化学物质，如烟雾、变应原、工业废气及室内污染空气等，在浓度过高或时间过长时，均可导致COPD。

3）发病机制

① 蛋白酶-抗蛋白酶失衡：蛋白水解酶对组织有损伤、破坏作用。吸入有害气体、有害物质可以导致蛋白酶产生增多或活性增强，而抗蛋白酶产生减少或灭活加快，同时氧化应激、吸烟等危险因素也可以降低抗蛋白酶的活性。蛋白酶增多或活性增强、抗蛋白酶的活性降低或不足均可导致肺组织结构破坏，从而产生肺气肿。

② 氧化应激：有许多研究表明COPD患者的氧化应激增加。氧化物可导致细胞功能障碍或细胞死亡，还可以破坏细胞外基质，引起蛋白酶-抗蛋白酶失衡，还可促进炎症反应，参与多种炎症因子的转录，如白细胞介素（interleukin，IL）-8、肿瘤坏死因子-α（tumor necrosis factor-α，TNF-α）、诱导型NO合成酶、环氧化物诱导酶等。

③ 炎症机制：气道、肺实质及肺血管的慢性炎症是COPD的特征性改变，中性粒细胞、巨噬细胞、T淋巴细胞等炎症细胞均参与COPD发病过程。中性粒细胞的活化和聚集是COPD炎症过程的一个重要环节，通过释放中性粒细胞弹性蛋白酶、中性粒细胞组织蛋白G、中性粒细胞蛋白质和基质金属蛋白酶，引起慢性黏液高分泌状态并破坏肺实质。

4）组织病理：COPD的病理改变主要表现为慢性支气管炎及肺气肿的病理变化。

① 慢性支气管炎的病理变化：各级支气管壁均有多种炎症细胞浸润，以中性粒细胞、淋巴细胞为主。急性发作期可见到大量中性粒细胞，严重者为化脓性炎症，支气管黏膜上皮细胞变性、坏死、溃疡形成，纤毛倒伏、变短、不齐、粘连，甚至部分脱落。缓解期黏膜上皮修复、增生、鳞状上皮化生、肉芽肿形成，杯状细胞数目增多、肥大，细胞分泌亢进，腔内分泌物残留，支气管腺体增生肥大，基底膜机化、纤维组织增生导致管腔狭窄。炎症可导致气管壁的损伤-修复过程反复发生，进而引起气管结构重塑、胶原含量增加及瘢痕形成，这些病理改变是COPD气流受限的主要病理基础之一。

② 肺气肿的病理变化（图6-3-1）：肺组织过度膨胀、弹性减退。细支气管壁有炎症细胞浸润，管壁黏液腺及杯状细胞增生、肥大，纤毛上皮破损、纤毛减少。有的管腔纤细狭窄或扭曲扩张，管腔内有痰液存留。按累及肺小叶的部位，可将阻塞性肺气肿的病理变化分为3种类型：A. 小叶中央型，较为多见，由于终末细支气管或一级呼吸性细支气管炎症导致管腔狭窄，其远端的二级呼吸性细支气管呈囊状扩张，特点是囊状扩张的呼吸性细支气管位于二级小叶的中央区。B. 全小叶型，由于呼吸性细支气管狭窄，引起所属终末肺组织，即肺泡管、肺

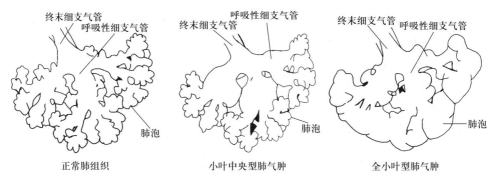

图6-3-1 正常肺组织及肺气肿病理表现

泡囊及肺泡的扩张，其特点是气肿囊腔较小，遍布于肺小叶内。C．混合型，多在小叶中央型基础上，并发小叶周边区域肺组织膨胀。

5）病理生理：在早期，一般可以反映大气道功能的检查指标，如第一秒用力呼气容积（forced expiratory volume in one second，FEV_1）、最大通气量、最大呼气中期流速多为正常，但有些患者小气道（直径＜2 mm的气道）功能已发生异常。随着病情加重，气道狭窄，阻力增加，常规通气功能检查可有不同程度的异常。缓解期大多数可恢复正常。随着疾病进展，气道阻力增加、气流受限发展为不可逆性。

慢性支气管炎并发肺气肿时，视其严重程度可引起一系列病理生理改变。早期病变局限于细小气道，仅闭合容积增大，反映肺组织弹性阻力及小气道阻力的动态肺顺应性降低。当病变累及大气道时，肺通气功能障碍，最大通气量降低。随着病情的发展，肺组织弹性日益减退，肺泡持续扩大，回缩障碍，残气量及残气量占肺总量的百分比增高。肺气肿加重导致大量肺泡周围的毛细血管受膨胀肺泡的挤压而退化，致使肺毛细血管大量减少，肺泡间的血流量减少，此时肺泡虽有通气，但肺泡壁无血液灌流，导致生理无效腔气量增大，也有部分肺区虽有血液灌流，但肺泡通气不良，不能参与气体交换。如此，肺泡及毛细血管大量丧失，弥散面积减小，产生通气/血流比例失调，导致换气功能发生障碍。通气和换气功能障碍可引起缺氧和二氧化碳过剩，从而发生不同程度的低氧血症和高碳酸血症，最终出现呼吸衰竭。

（2）临床表现

1）症状：COPD起病缓慢、病程较长，一般继发于慢性支气管炎。主要症状如下。

① 慢性咳嗽：疾病初期咳嗽呈间歇性，一般以晨间咳嗽为主，随病程发展出现整日咳嗽甚至终身不愈。常晨间咳嗽明显，夜间有阵咳或排痰。少数患者无咳嗽但有明显气流受限。

② 咳痰：痰量以清晨较多，由于夜间睡眠后支气管分泌物增加，因而在起

床后易引起刺激性排痰。一般为白色黏液或浆液性泡沫痰，偶可带血丝。急性发作期痰量增多，可有脓性痰。

③ 气短和呼吸困难：COPD的标志性症状。慢性支气管炎并发肺气肿时，在原有咳嗽、咳痰等症状的基础上出现逐渐加重的呼吸困难。早期在体力劳动或上楼等活动时出现气促。随着病情进展，在轻度活动时，甚至静息状态下也会出现气促或呼吸困难。急性发作时，支气管分泌物增多，进一步加重通气功能障碍，气促、呼吸困难等症状加剧，严重者可出现呼吸衰竭的表现，如头痛、嗜睡、精神恍惚等。

④ 喘息和胸闷：部分患者特别是重度患者常有喘息和胸闷，于劳累后或急性发作时加重。

⑤ 其他症状：晚期患者常有食欲缺乏、营养失调、体重下降等，合并感染时可有血性痰或咯血。部分患者会出现较重的心理、精神问题。

2）体征：COPD患者早期体征可无异常，随疾病进展可出现以下体征。

① 视诊：胸廓前后径增大，肋间隙增宽，剑突下胸骨下角增宽，称为"桶状胸"。部分患者呼吸运动减弱，呼吸变浅，频率增快，严重者可有缩唇呼吸等。出现低氧血症者可有皮肤及黏膜发绀，并发右心衰竭者可出现下肢水肿、肝大等。

② 触诊：双侧语音震颤减弱或消失。

③ 叩诊：肺部过清音，心浊音界缩小或不易叩出，肺下界和肝浊音界下降。

④ 听诊：两肺呼吸音减弱，呼气延长，心音遥远。并发感染时，肺部可闻及湿啰音和/或干啰音。

3）分级：根据COPD患者的气流受限、临床表现及FEV_1和FEV_1/用力肺活量（forced vital capacity，FVC），可将慢性COPD患者的严重程度分为0～Ⅳ级（表6-3-1）。

表6-3-1 COPD的严重程度分级

分级	分级标准
0级（高危患者）	有罹患COPD的危险因素，肺功能在正常范围，仅有咳嗽、咳痰症状
Ⅰ级（轻度）	轻度气流受限，FEV_1/FVC＜70%，FEV_1≥80%预计值，有或无慢性咳嗽、咳痰症状
Ⅱ级（中度）	气流受限加重，FEV_1/FVC＜70%，50%≤FEV_1＜80%预计值，有或无慢性咳嗽、咳痰症状
Ⅲ级（重度）	症状加重，伴有典型的活动后气促，FEV_1/FVC＜70%，30%≤FEV_1＜50%预计值，反复加重会影响患者的生活质量，必须及时处理
Ⅳ级（极重度）	严重气流受限，多伴有呼吸衰竭或右心衰竭的临床表现，FEV_1/FVC＜70%，FEV_1＜30%预计值，患者的生活质量明显受到影响，急性加重时可危及生命

注：COPD. 慢性阻塞性肺疾病；FEV_1. 第一秒用力呼气容积；FVC. 用力肺活量。

4）老年COPD患者的症状特点

① 呼吸困难更为突出：老年人气道阻力增加，呼吸功能为失代偿，轻度活

动甚至安静时亦有胸闷、喘息。

② 机体反应差，症状、体征不典型：急性发作时体温可能正常；白细胞增加不明显；咳嗽、咳痰、气促不显著，仅表现为厌食、胸闷、少尿等；体格检查可有精神萎靡、颜面发绀、呼吸音减弱或干、湿啰音等。

③ 反复感染、并发症多且重：老年人气道防御及免疫功能减退，体质差，反复感染，常并发肺心病、肺性脑病、酸碱失衡、电解质紊乱、休克、弥散性血管内凝血（disseminated intravascular coagulation，DIC）等。肺心病是最常见的并发症，肺、心功能代偿期主要是基础肺部疾病的表现，肺、心功能失代偿期主要表现为呼吸衰竭和心力衰竭。肺性脑病是由于呼吸功能不全，导致严重缺氧及二氧化碳潴留而引起的以精神神经症状为主的一组临床综合征，表现为呼吸困难加重，甚至出现头痛、兴奋、烦躁、嗜睡、昏迷及抽搐等。体检可见皮肤发绀、球结膜充血和水肿，严重时颅内压升高。二氧化碳潴留时因周围血管扩张而出现皮肤潮红、多汗。

（3）辅助检查

1）肺功能检查：肺功能检查是诊断COPD的"金标准"，也是判断气流受限的主要客观指标。定期检查肺功能有助于早期发现肺气肿和肺心病并正确判断病情。常有FEV_1占预计值的百分比和FEV_1/FVC值下降、最大通气量减少、残气量增加、残气量占肺总量的比值增加等。

2）影像学检查：早期COPD时胸部X线片及CT可无变化，合并感染时有肺纹理增粗。发展到肺心病时可有右下肺动脉干扩张，肺动脉段凸出，右心室扩大。

3）实验室检查：长期缺氧可出现红细胞及血红蛋白数量增加，并发感染时白细胞总数及中性粒细胞百分比升高，痰细菌培养可鉴定致病菌。

4）血气分析：病情进展可出现低氧血症、高碳酸血症及酸碱平衡失调，当氧分压（PaO_2）<60 mmHg和/或二氧化碳分压（$PaCO_2$）>50 mmHg时提示呼吸衰竭。对晚期COPD患者进行此项检查有重要意义，可指导临床治疗。

（4）心理和社会支持状况：评估患者及其家属对疾病相关知识的了解程度。由于本病病程长、症状重，可严重影响患者的日常生活，使患者产生不良心理及负性情绪，因此，应评估患者的生活自理能力及有无焦虑、抑郁情绪。评估患者家属对患者的照顾支持情况及家庭经济状况。

3. 常见护理诊断/医护合作问题

（1）气体交换受损：与通气不足、分泌物多且清理不畅及呼吸肌疲劳有关。

（2）清理呼吸道无效：与呼吸道分泌物多且黏稠、咳痰无力有关。

（3）活动无耐力：与呼吸困难、心肺功能下降有关。

（4）营养失调（低于机体需要量）：与咳嗽、呼吸困难、体循环淤血引起的食欲减退、消化功能下降有关。

（5）焦虑：与病程长、疗效差、自理缺陷、担心预后及经济压力有关。

（6）潜在并发症：肺心病、肺性脑病、休克、电解质紊乱、DIC。

4. 护理目标

（1）患者的呼吸困难程度得到缓解。

（2）患者能有效咳嗽、咳痰，保持呼吸道通畅。

（3）患者活动耐力逐渐增加。

（4）患者进食量逐渐增加。

（5）患者情绪稳定，焦虑状态较前减轻。

（6）患者未发生并发症，或并发症能被及时发现并得到及时的处理。

5. 护理措施

（1）一般护理

1）休息与活动：中度以上COPD和急性加重期患者应卧床休息，采取舒适的半卧位；极重度者，宜采取坐位且身体前倾，使辅助呼吸肌参与呼吸。疾病稳定期的患者应视病情选择适当的活动，以不感到疲劳、不加重症状为宜。室内保持合适的温湿度，冬季注意保暖，避免直接吸入冷空气。

2）饮食护理：给予患者高热量、高蛋白、高维生素饮食，为减少呼吸困难，可于饭前休息30 min。为患者安排舒适的就餐环境和喜爱的食物，以促进其食欲。每天正餐应安排在饥饿、休息最好的时间，餐前和进餐时避免过多饮水，避免过早出现饱胀感。用餐前及咳痰后应漱口，保持口腔清洁。餐后避免平卧，有利于消化。腹胀者可给予软食，注意少食多餐，细嚼慢咽。避免进食产气食物，如汽水、啤酒、豆类、马铃薯、胡萝卜等，避免进食易引起便秘的食物，如油煎类食物、干果、坚果等。必要时遵医嘱给予患者鼻饲饮食或全胃肠外营养。

3）氧疗：对呼吸困难伴低氧血症者，可采用鼻导管持续低流量、低浓度吸氧，氧流量1～2 L/min，避免因吸入氧浓度过高而引起或加重二氧化碳潴留。

（2）病情观察：观察患者的咳嗽情况，咳痰是否顺畅，痰液的颜色、量及性状。观察患者呼吸困难的严重程度及其与活动的关系，有无进行性加重。观察患者的营养状况、肺部体征及有无并发症，如慢性呼吸衰竭、自发性气胸、慢性肺源性心脏病等。监测患者的动脉血气分析及水、电解质、酸碱平衡情况。

（3）用药护理：遵医嘱应用抗生素、支气管舒张药、祛痰药等，注意观察药物疗效及不良反应。

1）糖皮质激素类药物

① 吸入给药全身不良反应少，少数患者可出现口腔念珠菌感染、声音嘶哑或呼吸道不适，应指导患者吸药后立即用清水含漱口咽部。

② 口服用药的不良反应为肥胖、糖尿病、高血压、骨质疏松、消化性溃疡等，因此宜饭后服用。

③ 气雾吸入糖皮质激素可减少口服量，但患者不得自行减量或停药。

2）β₂受体激动剂

① 指导患者遵医嘱用药，不宜长期、单一、大量使用，否则易出现耐药性。该药宜与吸入类激素等药物配伍使用。

② 口服沙丁胺醇或特布他林时，应注意观察患者有无心悸、肌肉震颤等不良反应。静脉输入沙丁胺醇时应控制滴速（2～4 µg/min），并注意观察患者有无心悸等不良反应。

3）茶碱类药物

① 不良反应有恶心、呕吐、心律失常、血压下降、抽搐等。

② 氨茶碱用量不宜过大，静脉注射速度不宜过快，静脉注射时间宜在10 min以上，以防中毒的发生。用药时应监测血药浓度，其安全浓度为6～15 µg/ml。

③ 发热、妊娠、小儿或老年人，以及有心、肝、肾功能障碍及甲状腺功能亢进者的不良反应可能会增加。

④ 合用西咪替丁、喹诺酮类、大环内酯类药物等会影响茶碱的代谢，使其排泄减慢，因而应减少其用量。

⑤ 茶碱缓/控释片有控释材料，不能嚼服，必须整片吞服。

4）其他药物

① 吸入抗胆碱药时，少数患者可出现口苦或口干。

② 白三烯调节剂的主要不良反应是胃肠道症状，以及皮疹、血管性水肿、转氨酶升高，停药后可恢复正常。

③ 色甘酸钠可有咽喉不适、胸闷等不良反应，孕妇应慎用。

④ 酮替芬有镇静、口干、嗜睡等不良反应。

（4）呼吸功能训练：COPD患者需要增加呼吸频率来代偿呼吸困难，其代偿多依赖辅助呼吸肌来参与呼吸，即胸式呼吸。而胸式呼吸的效能低于腹式呼吸，会使患者容易疲劳。因此，在疾病缓解期，应指导患者进行呼吸功能训练，如缩唇呼吸、膈式呼吸或腹式呼吸，以及使用吸气阻力器等进行呼吸训练，以加强胸肌、膈肌的肌力和耐力并改善呼吸功能。缩唇呼吸和腹式呼吸每天训练3～4次，每次重复8～10次。

1）缩唇呼吸：通过缩唇形成的微弱阻力来延长呼气时间，增加气道压力，延缓气道塌陷。嘱患者闭口经鼻吸气，然后缩唇（吹口哨样）缓慢呼气，同时收缩腹部。吸气与呼气的时间比为1∶2或1∶3，缩唇的程度及呼气流量以能使距口唇15～20 cm处、与口唇等高水平的蜡烛火焰随气流倾斜而又不至于熄灭为宜。

2）膈式或腹式呼吸：患者取立位、平卧位或半卧位，两手分别放于前胸部和上腹部。用鼻缓慢吸气时，使膈肌最大程度地下降，腹肌松弛，腹部凸出，手能感到腹部向上抬起；呼气时经口呼出，腹肌收缩，膈肌随腹腔内压增加而上抬，推动肺部气体排出，用手能感到腹部下凹。在训练腹式呼吸时，可以在腹部放置小枕头、杂志或书，如果吸气时物体上升，证明是腹式呼吸。腹式呼吸需要增加能量消耗，因此，只能在疾病恢复期或出院前进行训练。

（5）心理护理：详细了解患者对疾病的态度，关心体贴患者，与患者和家属共同制订和实施康复计划，消除诱因，进行呼吸功能锻炼，合理用药，减轻症状，帮助患者树立信心。另外，应教会患者缓解焦虑的放松方法，如听音乐、下棋、做游戏等娱乐活动，以分散注意力、减轻焦虑。

6. 护理评价

（1）患者的呼吸功能是否改善。

（2）患者能否进行有效咳嗽、咳痰，能否保持呼吸道通畅。

（3）患者的活动耐力是否增加。

（4）患者的营养状况是否改善。

（5）患者情绪是否稳定，焦虑状态是否较前有所减轻。

（6）患者有无并发症的发生，并发症能否被及时发现并得到及时的处理。

7. 健康指导

（1）疾病知识指导：指导患者避免病情加重的因素，戒烟是预防COPD的重要措施，应劝导患者戒烟；呼吸道传染病流行期间，应避免到人群密集的公共场所；潮湿、大风、严寒气候时，应减少室外活动，避免或减少有害粉尘、烟雾或气体的吸入；根据气候变化及时增减衣物，避免受凉感冒。教会患者及其家属依据呼吸困难与活动的关系，判断呼吸困难的严重程度，合理安排工作和生活。帮助患者制订个体化训练计划，有效地进行腹式呼吸或缩唇呼吸训练，以及步行、慢跑、气功等运动锻炼。

（2）心理指导：指导患者适应慢性疾病，以积极的心态对待疾病，培养生活兴趣，如外出散步、听音乐、养花种草等，分散注意力，缓解焦虑、紧张的精神状态。

（3）家庭氧疗指导

1）长期家庭氧疗（long-term oxygen therapy，LTOT）指征：①$PaO_2 < 55$ mmHg或$SaO_2 < 88\%$，伴或不伴高碳酸血症；②PaO_2为$55 \sim 70$ mmHg或$SaO_2 < 89\%$，并有肺动脉高压、心力衰竭或红细胞增多症。

2）LTOT的方法：一般用鼻导管吸氧，氧流量为$1 \sim 2$ L/min，吸氧持续时间> 15 h/d，使患者在海平面水平、静息状态下，达到$PaO_2 \geqslant 60$ mmHg或SaO_2升至90%。

3）LTOT的有效指标：患者呼吸困难减轻，呼吸频率减慢，发绀减轻，心率减慢，活动耐力增加。

4）LTOT的指导：①指导患者了解氧疗的目的、必要性及注意事项；②告知患者注意安全，供氧装置周围应严禁烟火，防止氧气燃烧、爆炸；③告知患者氧疗装置应定期更换、清洁、消毒。

（三）任务小结

姓名：		班级：	学号：

学习索引		学生自测
知识点	COPD 概述	COPD的概念：
		COPD的主要病因：
		COPD的常见症状及体征：
		老年COPD患者的特点：
	COPD患者的护理	COPD的主要护理诊断及护理措施：
技能点	实施前准备	1.
		2.
		3.
		4.
	实施步骤	1.
		2.
		3.
		4.
		5.
		6.

（王　静）

第四节　老年人运动系统常见疾病的管理

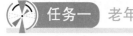 **任务一** 老年人运动系统障碍的康复训练

（一）任务导入

1. 任务描述　患者女性，68岁，行走后右膝关节疼痛6年，加重伴活动受

限4个月。疼痛逐渐加重，受风、受寒后明显，可行走的距离逐渐缩短。曾出现右膝积液，为淡黄色清亮液体。现右膝活动受限，保守治疗效果欠佳。否认外伤史，无发热。

体格检查：右膝关节轻度肿胀，内翻畸形。右膝内侧轻压痛。右膝关节活动度受限，活动范围10°（伸）～110°（屈），髌上10 cm周径右侧38 cm、左侧40 cm，双下肢等长。右膝浮髌试验阴性、髌骨摩擦试验阳性、内外翻应力试验阴性、前后抽屉试验阴性、麦氏征阴性、研磨试验阴性。双下肢感觉、肌力、肌张力正常，腱反射正常，病理征阴性。双侧足背动脉搏动良好，足部皮温正常。

辅助检查：X线片显示右膝关节面凹凸不平，间隙变窄、囊性变。

问题：①目前患者主要存在哪些护理诊断/医护合作问题？判断依据是什么？②护士如何对患者的活动进行护理？

2．任务目标

（1）知识目标：掌握骨关节炎的概念，熟悉骨关节炎的主要临床症状和体征及常见的护理诊断，了解骨关节炎的病因及病理生理。

（2）技能目标：能根据病例提出相关的护理诊断及护理措施，针对患者病因做出相应的健康指导。

（3）素质目标：提升自我职业知识水平，具有爱心、耐心和责任心，尊重、爱护患者，促进患者康复。

（二）任务分析

1．老年人运动系统的解剖生理变化

（1）骨骼：进入中老年阶段后，由于性激素分泌量减少，钙质、维生素D、蛋白质、矿物质摄入减少，吸收不良，骨骼逐渐发生退行性变。另外，活动量少、骨骼肌运动减少、血液循环减慢、营养不良或长期使用类固醇药物也可以引起骨骼的改变。老年人骨骼中有机物的含量减少、无机物含量增多，表现为骨皮质变薄，骨小梁减少、变细，以致单位容积中的骨量（骨密度）降低，出现骨质疏松，骨骼变脆，容易骨折。老年人的椎间盘萎缩、变薄，脊柱变短、弯曲，易致驼背而出现身高降低。因骨细胞和其他组织细胞的老化，骨的修复与再生能力减退，骨折后愈合时间延长或不愈合的比例增高。

（2）关节：正常的关节由关节面、关节囊和关节腔构成。关节面上附有光滑而富有弹性的关节软骨，可减少运动时的摩擦。老年人关节的退化是由于胶原细胞的形成减少，使关节的弹性和伸缩性降低，变化最多的是关节软骨。关节软骨纤维化、弹性减弱、滑囊僵硬，导致关节僵化。有的关节周围发生骨质增生，形成骨刺，增加摩擦力，产生疼痛，致使关节活动不灵敏，运动受限。骨性关节炎是一种常见的慢性关节疾病，又称退行性骨关节病、肥大性关节炎，主要是关节软骨的退行性变和继发性骨质增生引起关节软骨完整性破坏及关节边缘软骨下骨板病变，多见于中老年人，女性多于男性，好发于负重较大的膝关节、髋关节、脊柱及手指关节等部位。

（3）肌肉：随着年龄的增长，老年人的肌纤维体积变小，数量减少。30岁男性肌肉占体重的43%，60岁以上仅占25%，肌肉的灵活性和弹性也减弱。50岁以后，肌肉衰退速度更快，腰腿部的变化较明显，肌肉收缩功能降低，易产生疲劳，发生腰腿酸痛。面部、颈部和背部肌肉的紧张度降低，背部肌肉明显萎缩。胸部肌肉及软骨弹性减弱，导致肺扩张的容积和储存量变小，使老年人易疲劳，肺炎的患病率较高。引起老年人肌肉老化的原因有很多，常与缺乏蛋白质、热量、维生素B_{12}等有关，也与钙、镁、锌的摄入不足有关。老年人因卧床不起或被限制在轮椅上，可使活动量减少，进一步导致肌肉老化，从而形成恶性循环。

2. 护理评估

（1）健康史及相关因素

1）病因：本病的发生是多种因素联合作用的结果。主要原因：软骨基质中黏多糖含量减少，纤维成分增加，软骨弹性降低；软骨下骨板损害使软骨失去缓冲作用；关节内局灶性炎症。另外，其他诱发因素如下。

① 损伤和机械性磨损：软骨下骨板损伤使软骨及关节负重的耐受性降低，造成关节不稳，致使软骨面与关节囊、韧带的附着面发生骨质增生，导致骨关节炎。

② 年龄：随着年龄增长，关节软骨的黏多糖含量减少，使关节含水量和抗疲劳性均下降。

③ 肥胖或超重：中年以后，体重对膝关节骨性关节炎的发生有着重要的影响，特别是症状出现前的8～12年。因此，随着年龄的增长，应避免超重。减肥有助于预防骨性关节炎的发生。体重减轻5 kg，即可使发展成为膝关节骨性关节炎的概率降低50%。

④ 关节外畸形：关节面负重线不正，如佝偻病后遗症膝内翻或膝外翻、邻近关节骨折复位后对线欠佳引起的关节面歪斜等。

⑤ 医源性：如长期服用糖皮质激素或关节内注射激素，可引起关节软骨剥脱病。

⑥ 遗传：不同种族人群的关节受累情况各不相同，如髋关节、腕掌关节的骨性关节炎在白种人中多见，但有色人种少见。性别亦有影响，男性髋关节受累多于女性，手骨关节炎则以女性多见。

2）病理生理：关节软骨的变形发生最早，具有特征性病变。软骨基质内糖蛋白丢失时关节表层的软骨软化，在承受压力的部位出现断裂，使软骨表面呈细丝绒状物，之后软骨逐渐呈现片状脱落，使软骨层变薄甚至消失。软骨下的骨质出现微小的骨折、坏死，关节面及周围的骨质增生构成X线上的骨硬化、骨赘及骨囊性变。关节滑膜可因软骨和骨质破坏，代谢物脱落入关节腔而呈轻度增生性改变，包括滑膜细胞的增生和淋巴细胞的浸润，但其程度远不如类风湿关节炎明显。严重的骨性关节炎患者的关节囊壁有纤维化，周围肌腱亦受损。

（2）临床表现：发病年龄多在50岁以上，女性较男性多见，最常受累的是膝、髋、手指、腰椎、颈椎等部位的关节。

1）关节疼痛：关节疼痛是骨关节炎的主要症状，初期轻微钝痛，之后逐步加剧。活动多时疼痛加剧，休息后好转。疼痛有时与天气变化、潮湿受凉等因素有关。患病关节活动时有各种不同的响声（如摩擦声等）。若增生的骨赘脱落形成游离体，有时可出现关节交锁。膝关节病变的患者在上下楼梯时疼痛明显，久坐或下蹲后突然起身可导致关节剧痛；髋关节病变患者的疼痛常自腹股沟传导至膝关节前内侧、臀部及股骨大转子处，也可向大腿后外侧放射。

2）关节僵硬：由于关节囊纤维化、肌肉痉挛或游离体形成导致关节活动障碍，在清晨起床或久坐起身时出现关节僵硬，稍微活动后症状减轻，称为"晨僵"。但与类风湿关节炎不同，其时间比较短暂，一般不超过30 min。另外，各关节因软骨退化、周围肌肉痉挛及骨赘发生等致活动受限，患者容易摔倒。

3）关节畸形：指间关节最常受累，尤其是远端指间关节。特征性改变为在指关节背面的内外侧出现骨性增生而形成硬结节，只有少数患者最终会出现远端指关节的屈曲或外斜畸形。

4）关节肿胀：膝关节肿胀多见，因局部骨性肥大或渗出性滑膜炎引起，严重者可见关节畸形、半脱位等。

5）功能受限：各关节因软骨退行性改变、关节周围肌肉痉挛及关节破坏而致活动受限。此外，颈椎骨性关节炎患者的脊髓受压时，可引起肢体无力或麻痹，椎动脉受压可致眩晕、耳鸣，严重者可发生定位能力丧失或突然跌倒。腰椎骨性关节炎患者的腰椎管狭窄时，可引起下肢间歇性跛行。

（3）辅助检查

1）X线检查：早期可见关节间隙变窄，软骨下骨硬化，关节面邻近的骨端松质骨内可有囊性变，关节边缘尖锐，并有骨赘形成。晚期关节面凹凸不平，骨端变形，有时可见游离体。有轻度骨质疏松和软组织肿胀。

2）MRI检查：可显示早期关节软骨病变，包括软骨退变、滑囊病变、关节腔积液及半月板、韧带的结构异常等，其对诊断和治疗具有指导意义。

3）关节镜检查：可见滑膜绒毛明显增生、肿胀、充血，多呈细长型羽毛状，绒毛端分支紊乱。关节软骨发黄、粗糙、糜烂，骨赘形成，半月板可呈现不同程度的破坏。

4）血清学检查：临床应用较为广泛的C反应蛋白是监测病情活动的良好指标。

（4）心理和社会支持状况：关节酸痛致使活动受限，使患者的社会交往减少。关节畸形、功能障碍可引起自我形象紊乱。应鼓励患者坚持锻炼，保持关节功能，增强治疗信心。

3. 常见护理诊断/医护合作问题

（1）疼痛：与关节软骨磨损及骨板病变有关。

（2）活动无耐力：与关节肿胀、活动受限有关。

（3）行走障碍：与软组织损伤、关节畸形有关。

4. 护理目标

（1）患者的疼痛减轻或疼痛次数减少、舒适度增加。

（2）患者能在医护人员指导下，按活动计划进行体育锻炼，增强活动耐力。

（3）患者能够做到缓步行走。

5. 护理措施

（1）一般护理

1）控制体重：体重超重的老年人，因下肢承重多，关节负重大，易加快关节退行性病变，因此，应减少高脂、高糖食物的摄入，增加富含蛋白质、维生素、膳食纤维、钙质的食物，坚持锻炼，达到控制体重的目的。

2）体育锻炼：体育锻炼可增强肌肉力量，维持关节稳定性，延缓病情进展。症状缓解期可选择适当的方式进行锻炼，如直腿抬高运动、股四头肌等长收缩运动等。急性发作期可限制关节活动，应以不负重的活动为主，如游泳、做操、打太极拳等。应注意保护关节，避免做抗力性运动。

（2）疼痛护理：对患髋关节炎的老年人来说，减轻关节负重和适当休息是缓解疼痛的重要措施，可使用手杖、拐杖、助行器辅助站立或行走。疼痛严重时，可采用卧床牵引限制关节活动。患膝关节骨性关节炎的老年人除适当休息外，可通过上下楼梯时抓扶手、坐位站起时手支撑扶手的方法减轻关节软骨承受的压力。膝关节积水严重时，应卧床休息。另外，局部理疗与按摩应结合使用，辅以热疗等方法可减轻疼痛，必要时予以药物镇痛。

（3）用药护理：如关节经常肿胀，不能长时间活动或长距离行走，可在物理疗法的基础上增加药物治疗，应注意观察药物疗效和不良反应。

1）非甾体抗炎药：非甾体抗炎药主要起镇痛作用，建议使用不良反应小、能对软骨代谢和蛋白质聚合糖合成具有促进作用的药物，如双氯芬酸等。尽量避免使用不良反应大、对关节软骨有损害的药物，如阿司匹林等。

2）透明质酸：通过关节内注射透明质酸，可较长时间缓解症状并改善关节功能，主要用于膝关节，尤其适用于X线检查结果为轻度至中度的病例。

3）氨基葡萄糖：氨基葡萄糖（如硫酸氨基葡萄糖）能修复损伤的软骨，减轻疼痛。

（4）手术护理：对症状严重、关节畸形明显的骨关节炎晚期老年人，可行人工关节置换术。术后护理因关节部位不同而有所不同。髋关节置换术后患肢需要皮牵引，应保持有效牵引，同时保证老年人在牵引状态下关节处于功能位并保持舒适。膝关节置换术后患肢应用石膏托固定，并做好患肢的护理。

（5）心理护理：为老年人安排有利于交流的环境，如房间距离老年人活动中心应较近，以增加其与外界环境互动的机会。向老年人主动提供一些能使其体会到成功的活动，并对其取得的成就给予诚恳的鼓励和奖赏，以增强其自信心。协助老年人使用有效的应对技巧，以及鼓励其学会自我控制不良情绪的方法，都是切实可行的心理护理措施。

6. 护理评价

（1）患者疼痛减轻或疼痛次数减少，舒适度增加。

（2）患者能在医护人员指导下，按活动计划进行体育锻炼，增强活动耐力。

（3）患者能够做到缓步行走。

7. 健康教育

（1）保护关节：指导老年人正确的活动姿势，避免剧烈运动，以散步、打太极拳等缓和的运动为主。当关节疼痛、僵硬、肿胀时应减量甚至停止运动。关节病变较重的老年人应扶手杖行走，以减轻关节负担。老年人应保持合适的体重，同时应注意保暖，防止关节受凉、受寒，尽量使用大关节而少用小关节，关节部位的热敷可缓解疼痛。老年人应避免从事可诱发疼痛的工作或活动，如长时间站立等，减少爬山、骑车等剧烈活动，少做下蹲动作。

（2）合理饮食：合理营养，多食含硫的食物，如芦笋、鸡蛋、大蒜、洋葱等，因为骨骼、软骨和结缔组织的修补与重建都需要以硫为原料，同时硫也有助于钙的吸收。

（3）增强自理能力：对肢体活动受限的老年人，应根据其自身条件及受限程度，运用辅助器具或特殊设计以保证或提高老年人的自理能力。例如，加宽门及过道的宽度，使其能容许轮椅等辅助器具通过，室内地板应防滑，避免有落差。

（4）康复训练：应进行各个关节的康复训练，通过主动或被动功能锻炼，可以保持病变关节活动，防止关节粘连或功能障碍。不同关节的锻炼形式根据功能不同有所不同。

（三）任务小结

姓名：	班级：	学号：	
学习索引		学生自测	

知识点	骨关节炎概述	骨关节炎的概念：
		骨关节炎的主要病因：
		骨关节炎常见的症状及体征：
		骨关节炎患者的特点：
	骨关节炎护理	骨关节炎的主要护理诊断及护理措施：
技能点	实施前准备	1.
		2.
		3.
		4.
	实施步骤	1.
		2.
		3.
		4.
		5.
		6.

任务二　老年人助行器的使用指导

（一）任务导入

1. 任务描述　王爷爷，78岁，自理老年人，平时可独自乘电梯到养老院楼下小花园散步和打太极拳。近日总感觉头晕，医院诊断为脑供血不足，医师建议其今后下楼活动时使用拐杖并有人陪伴，以防止摔跌等意外情况的发生。照护部王主任在查房时叮嘱照护人员在王爷爷使用拐杖时给予帮助、指导，并做好辅具的安全检查工作。

问题：照护人员应如何对王爷爷正确使用拐杖做出指导？

2. 任务目标

（1）知识目标：了解助行器的种类、基本功能，掌握助行器的选择方法、高度调节等健康宣教知识。

（2）技能目标：掌握助行器的安全检查指导方法，能够为老年人进行助行器安全使用的健康指导。

（3）素质目标：提高与患者的沟通及宣教能力，提高责任心，树立敬老、爱老的观念。

（二）任务分析

1. 助行器的概念 在医学上把辅助人体支撑体重、保持平衡及辅助行走的工具称为"助行器"。英文中将助行器产品统称为"walking aids"，即辅助行走的器具，也可称为步行器、步行架或步行辅助器等，其定义为辅助人站立与行走的工具和装置。

2. 助行器的作用 助行器一般是支撑老年人走路，让走路更方便的一种器具，能够起到辅助人体支撑体重、保持平衡及行走的作用。助行器的使用既能稳身健步，减少并发症的发生，又能提高老年人的生活自理能力，提高生活质量，同时节省体力和人力资源，减轻照护人员的负担。助行器的使用也能帮助老年人改善心理状态，提高自信心。

3. 助行器的种类 助行器从操作力源上可划分为3类：①动力助行器，即由人体外部动力驱动的助行器，配备便携式小型动力源的驱动装置，是能穿戴于瘫痪的下肢、促进步行的助行器，如机器人套装和仿生机器腿。②功能性电刺激助行器，可通过适当的电刺激，使全部或部分丧失神经支配的下肢肌肉、肌群发生相应的收缩，使关节产生运动，帮助患者站立行走。③无动力助行器，即无人体外部力源、使用者利用自身体能操作的助行器，包括助行杖和助行架。

其中无动力助行器的应用最广泛，适用于残疾人、康复期患者，以及因年迈肌力衰退导致行走功能障碍的老年人。发展这三类助行器的共同目标是辅助行走，节省能耗，携带方便，而且更加符合生理习惯，使步态自然。

4. 无动力助行器的概念及种类 无动力助行器是指不借助外力或他人帮助，靠使用者自身动力使用助行器辅助行走的助行工具，可分为助行杖和助行架。

（1）助行杖：又称"拐杖"，根据杖的结构和使用方法，可将其分为手杖、前臂杖、腋杖和平台杖四大类。手杖根据结构和功能的不同又可分为单足手杖、多足手杖、直手杖、可调式手杖、带座式手杖、多功能手杖、盲人手杖等。其中单足手杖适用于握力好、上肢支撑能力强的老年人。多足手杖包括三足和四足，支撑面积较广且稳定。前臂杖又称"洛式杖"，可单用也可双用，用于握力较差、前臂力量较弱但又不必使用腋杖者。腋杖较稳定，可用于截瘫或外伤严重的老年人，分为固定式和可调式。平台杖又称"类风湿杖"，主要将前臂固定在平台式前臂托上，用于关节严重损害的类风湿老年人或手有严重损伤而不能负重者，由前臂负重。

（2）助行架：整体呈框架式的无动力助行器，又可称"步行器（walker）"，是另一种常见的助行器，用来辅助下肢功能障碍者（如偏瘫、截瘫、截肢、全髋置换术后的患者）步行。一般是由铝合金材料制成的金属框架，由双上肢使用，具有左右支撑结构，可将患者保护在其中，起到保持平衡、支持体重和增强上肢伸肌肌力的作用。常见的有框架式助行器（两轮、三轮、四轮）、截瘫助行器、交替式助行器等。框架式助行器支撑力强，便于老年人站立和行走，其支撑面积大、稳定性好，使用时老年人两手扶握左右两侧，于框架当中站立或行走；截瘫助行器需要根据老年人的具体情况进行制作和配置；交替式助行器适用于各种原因导致的第四胸椎以下完全性或更高节段不完全性脊髓损伤的老年人。

5. 助行器的基本功能

（1）保持平衡：助行器可通过增加单个或多个支撑点来增大使用者的身体支撑面，从而有助于保持站立或步行过程中身体的稳定性。

（2）支持体重：助行器可减轻对下肢的负荷，降低对关节的负重要求，弥补下肢的肌力不足，可用于因一侧或双侧下肢不能完全承重而导致行走困难的人群。

（3）增加肌力：在控制和使用助行器的过程中，上肢和躯干相关肌群的肌力相应增加，如拄拐一侧上肢比非拄拐一侧上肢肌力高。

（4）辅助行走：下肢无力、行走困难、不能长时间步行、徒步旅行者及登山爱好者，可使用助行器辅助步行。

6. 老年人使用助行器的观察要点

（1）检查助行器：检查助行器是否完好，把手有无松动，助行器与地面接触的橡胶垫是否牢固，可调高度的助行器的调节卡扣是否锁紧等。

（2）助行器的选择：助行器具主要包括手杖、拐杖、步行器3类。

1）手杖：根据手杖的结构和功能可分为单足手杖、多足手杖、直手杖、可调式手杖、带座式手杖、多功能手杖、盲人手杖等。其中单足手杖适用于握力好、上肢支撑能力强的老年人。多足手杖包括三足和四足，支撑面积较大而且稳定。

2）拐杖：拐杖指靠前臂或肘关节扶持来帮助行走的工具。分为普通木拐杖、折叠式拐杖、前臂杖、腋杖和平台杖。前臂杖又称"洛式杖"，可单用也可双用，用于握力较差、前臂力量较弱但又不必使用腋杖者。腋杖稳定，用于截瘫或外伤严重的老年人，包括固定式和可调式。平台杖又称"类风湿杖"，主要将前臂固定在平台式前臂托上，用于关节严重损害的类风湿老年人或手有严重损伤而不能负重者，主要由前臂负重。

3）步行器：步行器指用来辅助下肢功能障碍者（如偏瘫、截瘫、截肢、全髋置换术后等）步行的工具，可以起到保持平衡、支撑体重和增强上肢伸肌肌力的作用。常见的有框架式助行器（两轮、三轮、四轮）、截瘫助行器、交替式助行器等。

（3）高度选择

1）手杖高度：老年人站立时，肘关节屈曲15°～30°，腕关节背伸，小趾前外侧15 cm处至背伸手掌面的距离即为拐杖的适时高度。站立困难时可仰卧位测量。

2）拐杖高度：身高减41 cm即为腋杖的长度，站立时大转子的高度即为把手的位置。

3）步行器高度：老年人直立，以双手握住助行器的把手、肘关节屈曲15°～30°时的高度为宜。

（4）识别异常情况并及时报告：老年人活动后如出现肿胀、紫斑等情况时，应注意调整步态，减少活动时间，照护人员及时通知护士和医师。若老年人主诉持拐下地后手腕无力，不能持物，则应注意有无臂丛神经受压的现象，若有，应及时通知护士和医师。

（三）任务实施

操作步骤			操作程序
操作前	准备	环境准备	环境安静，光线充足，无障碍物，没有水迹、油渍。
		照护人员准备	着装整洁，了解老年人的一般情况、活动能力及疾病诊断。
		老年人准备	有行走的意愿，身体状况允许，穿合适长度的裤子及防滑的鞋子。
		物品准备	合适的助行器。
操作中	手杖的使用	检查手杖	照护人员携带手杖来到老年人面前，边演示边讲解检查手杖的方法。
		演示讲解	照护人员边演示边讲解使用手杖步行的方法及上下台阶的方法。 1. 三点步行：先伸出手杖，再迈出患足，最后迈出健足，或者先伸出手杖，再迈出健足，最后迈出患足，要求患足努力做到抬腿迈步，避免拖拉。 2. 两点步行：伸出手杖的同时抬腿迈出患足，再迈出健足。 3. 上下台阶的训练：正确上下台阶的原则是上台阶先上健腿后上患腿，下台阶先下患腿再下健腿。可以将手杖放在扶手上，一同向上挪动。
		保护行走	照护人员搀扶老年人手拄手杖站起，检查手杖高度是否合适。手杖放在足的前外侧，目视前方，按照三点步行或两点步行的方式行走。照护人员站在患侧，拉住老年人的腰带或特制的保护腰带予以保护。注意事项如下。 1. 患足努力做到抬腿迈步，避免拖拉。 2. 看护老年人行走前，要避开路线上的水渍及障碍物。行走过程中要保障老年人的安全，避免跌倒。 3. 观察老年人有无劳累，询问其感受，如果出现疲乏，应立即休息。 4. 行走中避免拉、拽老年人手臂，以免造成老年人跌倒和骨折。 5. 循序渐进地增加行走的活动量。

续表

操作步骤			操作程序
操作中	拐杖的使用	检查拐杖	检查拐杖是否完好。
		演示讲解	照护人员边演示边讲解使用拐杖步行方法及上下台阶的方法。向老年人说明配合的要点，取得其配合。 1. 站立：站立时双拐并到一起，立于患侧，一手握住拐杖把手，另一手按住椅子扶手或床面，双手用力将身体撑起，依靠健侧下肢完成站立，将一支拐杖交于健侧手中，双拐平行放置于身体前方，开始行走。 2. 行走：常采用四点法、三点法或两点法。 （1）四点法：先向前移动患侧拐杖，再迈出健侧下肢，再移动健侧拐杖，最后迈出患侧下肢。相同的方法，先向前移动患侧拐杖，再迈出健侧下肢，再移动健侧拐杖，最后迈出患侧下肢。反复进行。 （2）三点法：一般见于患侧下肢不能负重的情况。两侧拐杖一同向前，然后患侧向前迈出，最后健侧向前跟上患侧，如此反复进行。 （3）两点法：向前移动患侧拐杖的同时迈出健侧下肢，向前移动健侧拐杖的同时迈出患侧下肢，移动患侧拐杖时迈出健侧下肢，移动健侧拐杖时迈出患侧下肢，再反复进行。 3. 坐下：患者想要坐下时，将双拐并在一起，立于患侧，一手抓住拐杖把手，另一手按住椅子扶手或床面，健侧下肢用力，重心下移，同时患肢不要碰触地面。 4. 上台阶：患者将身体靠近台阶，双臂用力撑住双拐，健侧下肢迈到台阶上，健侧下肢用力伸直，身体稍向前倾，同时将患侧下肢和双拐带到台阶上，重复动作，迈向上一级台阶。 5. 下台阶：下台阶时，先把双拐平行放在下一级台阶上，将患侧下肢前移，双臂用力撑起，健侧下肢屈曲移到下一级台阶，呈站立位，再将双拐下移，重复以上动作，迈向下一级台阶。
	步行器的使用	检查步行器	检查步行器是否完好，螺丝是否有松动，支脚垫是否完好适用，高度是否合适。
		演示讲解	照护人员边演示边讲解使用步行器步行的方法。向老年人说明配合要点，取得配合。四步法适用于双下肢步行功能障碍的患者，三步法适用于单侧下肢步行功能障碍的患者。 1. 四步法：步行器一侧向前移动一步（25～30 cm），对侧下肢抬高后迈出，落在步行器两后腿连线水平附近，然后步行器另一侧向前移动一步，迈出另一侧下肢。重复上述步骤前进。 2. 三步法：双手同时将步行器向前移动一步（25～30 cm），患肢抬高后迈出。双手臂伸直并支撑身体（患肢遵医嘱确定承重力量），迈出健肢，与患肢平行。重复上述步骤前进。
操作后			行走结束，记录训练过程及结果。

（四）任务评价

	班级：	姓名：	学号：	成绩：	
评分项		分值	自我评价	教师评价	机构评价
老年人助行器的使用指导	掌握助行器的作用、种类、性能及要求	10			
	检查助行器	15			
	助行器高度的选择	20			
	识别异常情况及及时报告的方法	20			
	助行器的使用	20			
	评估与反馈	15			
总分		100			

（五）任务小结

	姓名：	班级：	学号：
学习索引		学生自测	
知识点	助行器概述	助行器的作用：	
		助行器的种类、性能及要求：	
		老年人使用助行器的观察要点：	
	老年人使用助行器的护理	老年人使用助行器的实施措施：	
技能点	实施前准备	1.	
		2.	
		3.	
		4.	
	实施步骤	1.	
		2.	
		3.	
		4.	
		5.	
		6.	

（王　静　刘继红）

第五节　老年人神经系统常见疾病的管理

任务一　失智症老年人认知障碍的照护

(一)任务导入

1. 任务描述　李奶奶，81岁，中专学历，记忆力减退3年。有高血压、糖尿病病史。3年前李奶奶变得精神不振，不愿意说话，记忆力减退，对新近发生的事容易遗忘（如记不起刚刚吃的什么饭），逐渐发展为出门后不认路，曾多次走失。李奶奶常自己不知如何穿衣服，不能计算，常走动不停。简易智力状态检查（MMSE）测试结果为17分，磁共振检查显示脑皮质萎缩明显，特别是海马及内侧颞叶。

请结合实际，判断李奶奶的症状是什么？诊断是什么？存在哪些护理问题？

2. 任务目标

（1）知识目标：掌握认知障碍的定义、症状；掌握阿尔茨海默病的定义、临床表现、护理诊断；能说出痴呆和认知障碍的区别；熟悉阿尔茨海默病的发生机制、辅助检查；了解阿尔茨海默病相关的病理生理知识。

（2）技能目标：对认知障碍和阿尔茨海默病有明确的认识，能够识别认知障碍的症状，能根据实验室检查结果识别阿尔茨海默病。

（3）素质目标：提高护生对认知障碍和阿尔茨海默病的识别能力，培养护生关爱认知障碍老年人的意识。

(二)任务分析

1. 概述　失智症也称"痴呆症"，是一种因脑部伤害或疾病所导致的渐进性认知功能退化性表现。失智症患者中以老年人最常见，以65岁以上的老年人为主。年龄是失智症最主要的危险因素。根据流行病学研究结果，65岁以上的老年人中有5%有失智症，85岁以上则增加至20%。根据WHO的预测，至2050年，失智症患者人数可能达1亿以上。

2. 发病原因　据调查，失智症主要与以下因素有关。

（1）遗传因素：人的性格、智能、情感、气质均有遗传倾向，有些失智症患者可追踪数代人发生本病，还有一些患者的家庭成员中同龄人均罹患本病。

（2）生理因素：随着年龄的增长，脑的重量逐渐减轻，神经细胞数目大量减少，脑代谢率下降，脑的氧耗量也有了显著的减少，脑血流量减少。

（3）疾病影响因素：某些疾病（如心脑血管疾病、呼吸系统疾病、消化系统疾病、泌尿系统疾病、内分泌系统疾病等）在老年人身上有不同的病理演变过程，容易引起精神与神经症状，加速中枢神经系统的退行性改变。而大面积脑梗死则是血管性痴呆的主要致病因素。

（4）社会心理因素：强烈的不良因素可促使老年人发生精神疾病，如退休、健康状况欠佳、焦虑紧张、孤独、配偶的丧亡、生活上的照顾丧失、子女感情改变或家庭矛盾等因素均可加速老年人大脑的衰老，使其向失智症发展。

（5）其他因素：长期烟酒过度、服用有毒物品、机体解毒功能减弱、毒素在大脑中的积蓄、免疫系统进行性衰竭、慢性病毒感染等因素均可加速人体的衰老过程，导致大脑皮质萎缩，最终发生失智症。

3. 分类 认知是指人脑接受外界信息，经过加工处理，转换为内在的心理活动，从而获取知识或应用知识的过程，包括记忆、语言、视空间、执行、计算、理解判断等方面。认知障碍是指上述几项认知功能中的1项或多项受损。当上述认知功能有2项或2项以上受累，并影响个体的日常或社会能力时，可考虑为痴呆。

（1）轻度认知障碍（mild cognitive impairment，MCI）：轻度认知障碍是介于正常衰老与痴呆的一种中间状态，是一种认知障碍综合征。与年龄和教育程度相匹配的正常老年人相比，患者存在轻度认知功能减退，但日常能力不会受到影响。轻度认知障碍的核心症状是认知功能的减退，根据病因或大脑损害部位的不同，可以使记忆、执行功能、语言、运用、视空间结构技能等其中1项或1项以上功能受损，从而导致相应的临床症状。其认知减退必须满足以下2点：①功能下降，符合以下任意一条。A. 主诉或者知情者报告的认知损害，客观检查有认知损害的证据；B. 客观检查证实认知功能较以往减退。②日常基本生活能力正常，复杂的工具性日常生活能力可以有轻微损害。根据损害的认知域，轻度认知障碍的症状可分为两大类：①遗忘型轻度认知障碍，患者表现有记忆损害。②非遗忘型轻度认知障碍，患者表现为记忆功能以外的认知域损害，记忆功能保留。

（2）痴呆（dementia）：由于脑功能障碍而产生的获得性、持续性智能损害综合征，可由脑退行性变（如阿尔茨海默病、额颞叶变性等）引起，可由其他原因（如脑血管病、外伤、中毒等）导致。与轻度认知障碍相比，痴呆患者必须有2项或2项以上认知域受损，并导致患者的日常或社会能力明显减退。

痴呆患者除以上认知症状（如记忆、语言、视觉空间技能、执行功能、运用、计算等）外，还可以伴发精神行为的异常。精神情感症状包括幻觉、妄想、淡漠、意识减退、不安、抑郁、焦虑等，行为异常包括徘徊、多动、攻击、暴力、捡拾垃圾、藏匿东西、过食、异食、睡眠障碍等。

痴呆是一种综合征，按其原因不同可分为2种：①变性病性痴呆，如阿尔茨海默病（Alzheimer's disease，AD）、帕金森病合并痴呆；②非变性病性痴呆，如血管性痴呆（包括脑缺血性痴呆和脑出血性痴呆）。

（3）AD：又称"老年性痴呆"，是发生于老年和老年前期，以进行性认知功能障碍和行为损害为特征的中枢神经系统退行性病变，临床表现为记忆障碍、失语、失用、失认、视空间能力损害、抽象思维和计算力损害、人格和行为改变等。AD是老年期最常见的痴呆类型，占老年期痴呆的50%～70%。随着人们对AD认识的不断深入，目前认为AD在痴呆阶段之前还存在一个极为重要的痴呆前阶段，此阶段可有AD的病理生理改变，但没有或仅有轻微临床症状。

1）流行病学：AD是老年期最常见的慢性疾病之一，WHO估计全球65岁以上老年人群AD的患病率为4%～7%。AD患病率与年龄密切相关，年龄平均每增加6.1岁，患病率升高1倍。在85岁以上的老年人群中，AD的患病率可高达20%～30%。2001年全球AD患者超过2000万，预计2040年将超过8000万。AD是造成老年人失去日常生活能力的最常见疾病，同时也是导致老年人死亡的第五位病因。AD不仅给患者带来巨大的痛苦，给家庭和社会也带来沉重的精神压力及医疗和照料负担。2010年全世界用于AD的费用估计为6040亿美元。因此，AD已经成为影响全球公共健康和社会可持续发展的重大问题。

2）病因和发病机制：AD可分为家族性AD和散发性AD。家族性AD呈常染色体显性遗传，多于65岁之前起病，最常见的是位于21号染色体的淀粉样前体蛋白（amyloid precursor protein，*APP*）基因、位于14号染色体的早老素1（presenilin-1，*PS*1）基因及位于1号染色体的早老素2（presenilin-2，*PS*2）基因突变。携带有*APP*和*PS*1基因突变的人群几乎100%会发展为AD，而携带有*PS*2基因突变的人群，发展为AD的概率约为95%。

有关AD的发病机制，现有多种学说，其中影响较广泛的有β-淀粉样蛋白（amyloid β-protein，Aβ）瀑布假说，该假说认为Aβ的生成与清除失衡是导致神经元变性和痴呆发生的起始事件。家族性AD的3种基因突变均可导致Aβ的过度生成，这是该学说的有力佐证。而Down综合征患者因体内多了一个APP基因，在早年就出现Aβ沉积斑块，也从侧面证实了该假说。另一个重要的假说为tau蛋白学说，该学说认为过度磷酸化的tau蛋白影响了神经元骨架微管蛋白的稳定性，从而导致神经原纤维缠结形成，进而破坏了神经元及突触的正常功能。近年来，也有学者提出了神经血管假说，认为脑血管功能的失常可导致神经元细胞功能障碍，使Aβ清除能力下降，从而导致认知功能损害。除此之外，尚有细胞周期调节蛋白障碍、氧化应激、炎性机制、线粒体功能障碍等多种假说。

AD发病的危险因素有低教育程度、膳食因素、吸烟、女性雌激素水平降低、高血压、高血糖、高胆固醇、高同型半胱氨酸、血管因素等。

3）病理：AD的大体病理表现为脑的体积缩小和重量减轻，脑沟加深、变宽，脑回萎缩，颞叶特别是海马区萎缩。组织病理学上的典型改变为β-淀粉样物质在神经细胞外沉积形成的神经炎性斑块和过度磷酸化的tau蛋白在神经细胞内聚集形成的神经原纤维缠结，神经元缺失，胶质细胞增生。

AD的病理改变可能先于症状多年出现，即有病理改变存在而无认知受损的表现。病理改变和认知功能受损同时存在时，患者多为中度或重度AD。如果认知功能受损的情况下仅观察到了轻度的AD病理改变，很可能存在其他疾病，不能诊断为AD。

4）临床表现：AD通常起病隐匿，呈持续进行性发展，可稳定在某一阶段。对疾病的了解有助于患者和照顾者进行调整和适应。护士确定患者分期，对制订护理计划和护理措施十分重要。AD主要表现为认知功能减退和非认知性神经精神症状。按照最新分期，AD可包括痴呆前阶段和痴呆阶段。

① 痴呆前阶段：此阶段分为轻度认知功能障碍发生前期（pre-mild cognitive impairment，pre-MCI）和轻度认知功能障碍期（mild cognitive impairment，MCI）。AD的pre-MCI期没有任何认知障碍的临床表现，或者仅有极轻微的记忆力减退的主诉，这个概念目前用于临床研究。AD的MCI期是引起非痴呆性认知损害（cognitive impairment not dementia，CIND）的多种原因中的一种，主要变现为记忆力轻度受损、学习和保存新知识的能力下降，其他认知域（如注意力、执行能力、语言能力和视空间能力）也可以出现轻度受损，但不影响基本生活能力，还达不到痴呆的程度。

② 痴呆阶段：即传统意义上的AD，此阶段患者的认知功能损害导致日常生活能力下降，根据认知损害的程度可大致可分为轻度、中度和重度。

轻度患者主要表现是记忆障碍。首先出现的是近事记忆减退，患者常将日常所做的事和常用的一些物品遗忘。随着病情的发展，可出现远期记忆减退，即对发生已久的事情和人物遗忘。部分患者出现空间障碍，外出后找不到回家的路，不能精确地描摹立体图。面对生疏和复杂的事务容易出现疲乏、焦虑及其他消极情绪，还会表现出人格方面的障碍，如不爱清洁、不修边幅、暴躁、易怒、自私多疑等。

中度患者除记忆障碍继续加重以外，工作、学习新知识及社会接触能力减退，特别是原已掌握的知识和技巧出现明显的衰退，可出现逻辑思维和综合分析能力减退、言语重复、计算力下降、明显的视空间障碍等，如在家找不到自己的房间，可出现失语、失用、失认等，有些患者还可出现癫痫、强直-少动综合征。此时患者常有较明显的行为和精神异常，性格内向的患者变得易激惹、兴奋欣快、言语增多，而原来性格外向的患者则变得沉默寡言，对任何事情提不起兴趣，出现明显的人格改变，甚至做出一些丧失羞耻感（如随地大小便等）的行为。

重度患者除上述各项症状逐渐加重外，还有情感淡漠、哭笑无常、言语能力丧失的表现，以致不能完成日常简单的生活事项（如穿衣、进食等）。患者终日无语而卧床，与外界（包括亲友）逐渐丧失接触能力，四肢出现强直或屈曲瘫痪，括约肌功能障碍。此外，此期患者常可合并全身系统疾病症状，如肺部及尿路感染、压疮及全身性衰竭症状等，最终因并发症而死亡。

5）辅助检查

① 实验室检查：血、尿常规及血生化检查均正常。脑脊液检查可发现Aβ水平降低，总tau蛋白和磷酸化tau蛋白增高。

② 脑电图：AD的早期脑电图改变主要是波幅降低和α波节律减慢。少数患者早期就有脑电图α波明显减少，甚至完全消失，随病情进展，可逐渐出现较广泛的θ波活动，以额、顶叶明显。晚期则表现为弥漫性慢波。

③ 影像学检查：CT检查可见脑萎缩、脑室扩大；颅脑MRI检查显示双侧颞叶、海马萎缩。单光子发射计算机体层摄影（single photon emission computed tomography，SPECT）灌注成像和氟脱氧葡萄糖正电子发射体层成像（positron emission tomography，PET）可见顶叶、颞叶和额叶，尤其是双侧颞叶的海马区血流和代谢降低。使用各种配体的PET成像技术可见脑内的Aβ沉积。

④ 神经心理学检查：对AD的认知评估领域应包括记忆功能、言语功能、定向力、应用能力、注意力、知觉（视觉、听觉、感知觉）和执行功能7个领域。临床上常用的工具：A.大体评定量表，如简易精神状况检查表、蒙特利尔认知测验、阿尔茨海默病认知功能评价量表、长谷川痴呆量表、Mattis痴呆量表、认知能力筛查量表等；B.分级量表，如临床痴呆评定量表和总体衰退量表；C.精神行为评定量表，如汉密尔顿抑郁量表、神经精神问卷等；D.用于鉴别的量表，如Hachinski缺血量表等。还应指出的是，选用何种量表及如何评价测验结果，必须结合临床表现和其他辅助检查结果综合得出判断。

4. 认知障碍的临床表现

（1）记忆障碍：临床上记忆障碍的类型多是根据长时记忆分类的，包括遗忘、记忆减退、记忆错误、记忆增强等不同表现。

1）遗忘（amnesia）：对识记过的材料与情节不能再认或回忆，或者表现为错误的再认或回忆。

① 顺行性遗忘：指回忆不起在疾病发生后一段时间内所经历的事件，近期事件记忆差，不能保留新近获得的信息，而远期记忆尚保存。常见于阿尔茨海默病的早期、癫痫、双侧海马梗死、严重的颅脑外伤等。

② 逆行性遗忘：指回忆不起疾病发生之前某一阶段的事件，过去的信息呈现时间梯度相关的丢失。常见于脑震荡后遗症、缺氧、中毒、阿尔茨海默病中晚期、癫痫发作后等。

2）记忆减退：指识记、保持、再认和回忆普遍减退。早期往往是回忆减弱、特别是对日期、年代、专有名词、术语概念等的回忆发生困难，以后表现为近期和远期记忆均减退。临床上常见于阿尔茨海默病及血管性痴呆患者。

3）记忆错误

① 记忆恍惚：包括似曾相识、旧事如新、重演性记忆错误等，与记忆减退过程有关。常见于癫痫、中毒、神经症、精神分裂症等。

② 错构：指患者记忆有时间顺序上的错误，如患者将过去生活中所经历的事件归之于另一无关时期，而并不自觉，并且坚信自己所说的完全正确。常见于更年期综合征、精神发育迟滞、乙醇中毒性精神病、脑动脉硬化症等。

③ 虚构：指患者将过去事实上从未发生的事情或体验回忆为确有其事，不能自己纠正错误。常见于科尔萨科夫综合征，可以由脑外伤、乙醇中毒、感染性脑病等引起。

4）记忆增强：对远事记忆的异常性增加。患者表现出对很久以前所发生的、似乎已经遗忘的时间和体验，此时又能重新回忆起来，甚至一些琐碎的毫无意义的事情或细微情节都能详细回忆。多见于躁狂症、妄想或服用兴奋剂过量。

（2）视空间障碍：指患者因不能准确地判断自身及物品的位置而出现的功能障碍，表现为停车时找不到停车位，回家时因方向判断错而迷路，铺桌布时因不能对桌布及桌角的位置进行正确判断而无法使桌布与桌子对齐，不能准确地将锅放在炉灶上而将锅摔到地上。患者不能准确地临摹立体图，严重时连简单的平面图也无法画出。生活中可有穿衣困难、不能判断衣服的上下和左右、衣服和裤子穿反等表现。

（3）执行功能障碍：执行功能是指确立目标、制订和修正计划、实施计划，从而进行有目的的活动的能力，是一种综合运用知识、信息的能力。执行功能障碍时，患者不能做出计划，不能进行创新性的工作，不能根据规则进行自我调整，不能对多件事进行统筹安排。检查时，不能按照要求完成较复杂的任务。执行功能障碍常见于血管性痴呆、阿尔茨海默病、帕金森病痴呆、进行性核上性麻痹、路易体痴呆、额颞叶痴呆等。

（4）计算力障碍：计算能力取决于患者本身的智力、先天对数字的感觉和数学能力及受教育水平。计算力障碍指计算能力减退，以前能做的简单计算无法正确做出，如"黄瓜8角1斤，3元2角能买几斤"这样的问题，患者难以回答，或者要经过长时间地计算和反复地更正。日常生活中，患者买菜购物时不知道该付多少钱，该找回多少钱。随着病情的进展，患者甚至不能进行"2＋3"等非常简单的计算，不能正确列算式，甚至不认识数字和算术符。

（5）失语（aphasia）：指在神志清楚、意识正常、发音和构音没有障碍的情况下，大脑皮质语言功能区病变导致的言语交流能力障碍，表现为自发谈话、听理解、复述、命名、阅读和书写6个基本方面能力的残缺或丧失，如患者构音正常但表达障碍，肢体运动功能正常但书写障碍，视力正常但阅读障碍，听力正常但言语理解障碍等。不同的大脑语言功能区受损可有不同的临床表现。迄今对失语症的分类尚未取得完全一致的意见，国内外较通用的是以解剖-临床为基础的分类法。由于汉语的特殊性，我国学者制定了汉语失语症分类法。下文简要介绍主要的失语类型。

1）外侧裂周围失语综合征：包括Broca失语、Wernicke失语和传导性失语。病灶位于外侧裂周围，共同特点是有复述障碍。

① Broca失语：又称"表达性失语"或"运动性失语"。临床表现以口语表达障碍最突出，谈话为非流利型、电报式语言，讲话费力，找词困难，只能讲一两个简单的词且用词不当，或者仅能发出个别的语音。口语理解相对保留，对单词和简单陈述句的理解正常，句式结构复杂时则出现困难。复述、命名、阅读和书写均有不同程度的损害。常见于脑梗死、脑出血等可引起Broca区损害的神经系统疾病。

② Wernicke失语：又称"听觉性失语"或"感觉性失语"。临床特点为严重听理解障碍，患者表现为听觉正常，但不能听懂别人和自己的讲话。口语表达为流利型，语量增多，发音和语调正常，但言语混乱而割裂，缺乏实质词或有意义的词句，难以理解，答非所问。复述障碍与听理解障碍导致患者存在不同程度的命名、阅读和书写障碍。常见于脑梗死、脑出血等可引起Wernicke区损害的神经系统疾病。

③ 传导性失语：临床表现为流利性口语，患者语言中有大量错词，但自身可以感知到其错误，欲纠正而显得口吃，听起来似非流利性失语，但表达短语或句子完整。听理解障碍较轻，在执行复杂指令时明显。复述障碍较自发谈话和听理解障碍重，二者的损害不成比例是本病的最大特点。命名、阅读和书写也有不同程度的损害。

2）经皮质性失语综合征：又称"分水岭区失语综合征"，病灶位于分水岭区，共同特点是复述相对保留。

① 经皮质运动性失语：主要由于语言运动区之间的纤维联系受损导致语言障碍，表现为患者能理解他人的言语，但自己只能讲一两个简单的词或短语，呈非流利性失语，类似于Broca失语，但程度较Broca失语轻，患者的复述功能可完整保留。本病多见于优势侧额叶分水岭区的脑梗死患者。

② 经皮质感觉性失语：表现为听觉理解障碍，对简单词汇和复杂语句的理解均有明显障碍，讲话流利，语言空洞、混乱而割裂，找词困难，经常是答非所问，类似于Wernicke失语，但障碍程度较Wernicke失语轻。复述功能相对完整，但常不能理解复述的含义。有时可将检查者故意说错的话完整复述，这与经皮质运动性失语患者复述时可纠正检查者故意说错的话明显不同。本病多见于优势侧颞、顶叶分水岭区的脑梗死患者。

③ 经皮质混合性失语：又称"语言区孤立"，表现为经皮质运动性失语和经皮质感觉性失语并存，突出特点是复述相对好，其他语言功能均严重障碍或完全丧失。本病多见于优势侧大脑半球分水岭区的大片病灶，累及额、顶叶。

3）完全性失语：又称"混合性失语"，是最严重的一种失语类型。临床上以所有语言功能均出现严重障碍或几乎完全丧失为特点。患者限于刻板言语，听理解严重缺陷，命名、复述、阅读和书写均不能。

4）命名性失语：又称"遗忘性失语"，由优势侧额中回后部病变引起。主要特点为命名不能，表现为患者把词"忘记"，多数是物体的名称，尤其是那些极少使用的东西的名称。如令患者说出指定物体的名称时，患者仅能叙述该物体的性质和用途。别人告知该物体的名称时，患者能辨别对方讲得对或不对。自发谈话为流利型，缺实质词，赘话和空话多。听理解、复述、阅读和书写障碍较轻。常见于脑梗死、脑出血等可引起优势侧额中回后部损伤的神经系统疾病。

5）皮质下失语：皮质下失语是指丘脑、基底核、内囊、皮质下深部白质等部位病损所致的失语。本病常由脑血管病、脑炎引起。

① 丘脑性失语：由丘脑及其联系通路受损所致。表现为急性期有不同程度的缄默和不语，后出现语言交流、阅读理解障碍，言语流利性受损，音量减小，可同时伴有重复语言、模仿语言、错语、命名不能等。复述功能可保留。

② 内囊、基底核损害所致的失语：表现为语言流利性降低，语速慢，理解基本无障碍，常用词不当。能看懂书面文字，但不能读出或读错，复述也轻度受损，类似于Broca失语。壳核后部病变时，可表现为听觉理解障碍，患者讲话流利，但语言空洞、混乱而割裂，找词困难，类似于Wernicke失语。

（6）失用（apraxia）：指在意识清楚、语言理解功能及运动功能正常的情况下，患者丧失完成有目的的复杂活动的能力。临床上，失用可大致分为以下5种。

1）观念性失用（ideational apraxia）：常由双侧大脑半球受累引起。观念性失用是对复杂精细的动作失去了正确概念，导致患者不能把一组复杂精细动作按逻辑次序分解和组合，使各个动作的前后次序混乱、目的错误，无法正确完成整套动作。如冲糖水，应是取糖—入杯—倒水—搅拌，而患者可能直接向糖中倒水。该类患者模仿动作一般无障碍。本病常由中毒、动脉硬化性脑病和帕金森综合征等导致大脑半球弥漫性病变的疾病引起。

2）观念运动性失用（ideomotor apraxia）：病变多位于优势半球顶叶。观念运动性失用是在自然状态下，患者可以完成相关动作，可以口述相关动作的过程，但不能按指令去完成这类动作。如向患者发出指令命其张口，患者不能完成动作，但给他苹果则会自然地张嘴去咬。

3）肢体运动性失用（melokinetic apraxia）：病变多位于双侧或对侧皮质运动区。主要表现为肢体（通常为上肢远端）失去执行精细熟练动作的能力，自发动作、执行口令及模仿均受到影响，如患者不能弹琴、书写、编织等。

4）结构性失用（constructional apraxia）：病变多位于非优势半球顶叶或顶枕联合区。结构性失用是指对空间分析和对动作概念化的障碍，表现为绘制或制作包含有空间位置关系的图像或模型有困难，不能将物体的各个成分连贯成一个整体。

5）穿衣失用（dressing apraxia）：病变位于非优势侧顶叶。穿衣失用是指丧失了习惯而熟悉的穿衣操作能力，表现为穿衣时上下颠倒，正反及前后颠倒，扣错纽扣，将双下肢穿入同一条裤腿等。

（7）失认（agnosia）：指患者无视觉、听觉和躯体感觉障碍，在意识正常的情况下，不能辨认以往熟悉的事物。临床上，失认可分为以下4种。

1）视觉失认：患者的视觉足以看清周围物体，但看到以前熟悉的事物时却不能正确地识别、描述及命名，通过其他感觉途径则可认出。例如，患者看到手机不知为何物，但通过手的触摸和听到电话的来电立刻就可辨认出是手机。这种视觉性失认不是由于视力方面的问题导致的，多与枕叶视中枢损害有关。视觉失认包括3种：物体失认，不能辨别熟悉的物体；面容失认，不能认出既往熟悉的家人和朋友；颜色失认，不能正确地分辨红、黄、蓝、绿等颜色。

2）听觉失认：听觉失认指患者听力正常但不能辨认以前熟悉的声音，如以前能辨认出的手机铃声、动物叫声、汽车声、钢琴声等。

3）触觉失认：触觉失认即实体觉缺失，患者无初级触觉和位置觉障碍，闭眼后不能通过触摸辨别以前熟悉的物品，如牙刷、钥匙、手机等，但如睁眼看到或用耳听到物体发出的声音就能识别。患者一般少有主诉，如不仔细检查很难发现。

4）体象障碍：体象障碍指患者基本的感知功能正常，但对自身躯体的存在、空间位置及各部位之间的关系失去辨别能力。临床可表现为：A. 偏侧忽视。对病变对侧的空间和物体不注意、不关心，似乎与自己无关。B. 病觉缺失。患者对对侧肢体的偏瘫全然否认，甚至当把偏瘫肢体出示给患者时，仍否认瘫痪的存在。C. 手指失认。不能辨别自己双手的手指和名称。D. 自体认识不能。患者否认对侧肢体的存在，或者认为对侧肢体不是自己的。E. 幻肢现象。患者认为自己的肢体已不复存在，自己的手脚已丢失，或者感到自己的肢体多出了一个或数个，如认为自己有三只手等。

5. 常见护理问题

（1）思想过程改变：记忆障碍。

（2）社交障碍：认知能力下降，表现为不愿参加社交活动。

（3）持家能力下降：表现为不能料理日常生活琐事。

（4）心理行为异常：表现为社会性异常或怪异行为，主要包括偏执、情绪不稳定、无目的地漫游、攻击、破坏、吵闹、大小便失禁等行为。

（5）语言沟通障碍：由于智力下降，患者常无法理解别人说的事，会话能力下降，言语不流利，常中断。

（6）照料者角色困难：患者给照料者造成很多困难和压力，严重影响照料者的身心健康，表现为生气、难堪、悲痛、疲倦、沮丧、失落等。

（三）任务小结

姓名：　　　　班级：　　　　学号：		
学习索引		学生自测
知识点	失智症	失智症的定义： 轻度认知障碍的定义： 痴呆的定义： 认知障碍的临床表现： 阿尔茨海默病的定义： 阿尔茨海默病的临床分期： 阿尔茨海默病的临床表现： 失智症的常见护理问题：
技能点	识别认知障碍	1. 2. 3. 4. 5. 6. 7. 8. 9. 10. 11. 12.

任务二 阿尔茨海默病老年患者照护计划的制订与实施

（一）任务导入

1. 任务描述　李奶奶，81岁，中专学历。记忆力减退3年。有高血压、糖尿病病史。3年前李奶奶出现精神不振，不愿意说话，记忆力减退，对新近发生的事容易遗忘，如记不起刚刚吃的什么饭，逐渐发展为出门后不认路，曾多次走失。李奶奶常自己不知如何穿衣服，不能计算，常走动不停。简易智力状态检查（MMSE）测试结果为17分，磁共振检查显示脑皮质萎缩明显，特别是海马及内侧颞叶。医师初步诊断为阿尔茨海默病。

李奶奶有两个儿子，一个是医师，另一个是公务员。儿子、儿媳是老年人的主要照料人员。老人生活不能自理，随时需要人照料，这就限制了子女的活动，与老年人的沟通困难给子女带来了巨大的压力，严重影响了子女的生活和工作，其大儿媳表示希望能带老人参加康复训练。

请结合实际，考虑给予李奶奶怎样的护理措施比较好？

2. 任务目标

（1）知识目标：掌握阿尔茨海默病的护理原则、护理目标、护理措施；熟悉认知功能的评估方法；了解改善患者居住环境的方法。

（2）技能目标：能为阿尔茨海默病患者制订一份护理计划书。

（3）素质目标：提高对阿尔茨海默病护理工作的认识，提高人文关怀的能力和意识。

（二）任务分析

1. 护理评估　全面评估患者是制订护理计划并给予患者护理措施的第一步。评估需覆盖患者的整体病情（如意识状态、认知状况、行为症状、精神状况及生活功能等），同时还应对患者生活的支持系统和决策能力、主要照料者的心理和身体健康，以及患者家庭的文化、信仰、语言、教育情况和家庭决策过程等方面进行评估。评估途径包括询问患者本人、主要照料者、其他亲友等与患者有接触的人。对痴呆患者的评估应至少每6个月1次，记录内容如下。

（1）认知功能评估：如记忆力、定向力、计算力、注意力等情况。采用以下量表进行评估。

1）简易精神状态检查（mini-mental state examination，MMSE）：国内外应用最广泛的认知筛查量表，内容覆盖定向力、记忆力、注意力、计算力、语言能力和视空间能力。多项研究表明，在记忆门诊等专业机构或社区医院中，MMSE对筛查痴呆有较好的价值，能区别正常老年人和痴呆患者，但对识别正常老年人和轻度认知障碍（MCI），以及区别MCI和痴呆的作用有限。

2）蒙特利尔认知评估量表（Montreal cognitive assessment，MoCA）：覆盖注意力、执行功能、记忆、语言、视空间结构技能、抽象思维、计算力、定向力等认知域，旨在筛查MCI患者。MoCA能有效识别正常老年人和MCI老年患者，以及正常老年人和轻度AD老年患者，效果明显优于MMSE。

3）阿尔茨海默病评估量表-认知部分（Alzheimer disease assessment scale-cog，ADAS-cog）：由12个条目组成，覆盖记忆力、定向力、语言、运用、注意力等，可评定AD认知症状的严重程度及治疗变化，常用于轻中度AD的疗效评估。

（2）日常能力评估：日常能力包括基本日常生活能力（basic activities of daily living，BADL）和工具性日常生活能力（instrumental activities of daily living，IADL），前者指独立生活所必需的基本功能，如穿衣、吃饭、如厕等，后者包括复杂的日常或社会活动能力，如出访、工作、家务能力等，需要更多认知功能的参与。

日常能力减退是痴呆的核心症状之一。评价日常能力常用的量表包括Lawton工具性日常活动能力量表、社会功能问卷（functional activities questionnaire，FAQ）、日常生活活动能力（activity of daily living，ADL）量表。FAQ和Lawton工具性日常活动能力量表涉及复杂的社会功能和日常活动，适用于症状较轻患者的评价。由于认知能力下降，大部分痴呆患者不能客观地评价自己的日常能力，应当根据患者本人和家属的报告综合评估患者的日常能力。

（3）精神行为症状的评估：如焦虑、抑郁等，可以采用老年抑郁量表（geriatric depression scale，GDS）进行评估，该量表专门用于老年人抑郁的筛查。

（4）患者病情变化的评估：如突发的生命指征变化、新发躯体症状，以及认知、日常活动能力及行为的变化等。

（5）其他

1）评估患者居住环境的舒适程度及其安全性，了解患者的生活习惯及护理需求。

2）评估患者的决策能力，决定患者是否需要代理人。

3）评估患者的服药情况及其对护理的需求，评估是否需要制订临终护理计划。

4）评估患者的家庭和社会支持系统，确认患者的主要照料者，并对照料者的心理和生理健康也予以评价。

2. 护理原则　提高患者的生活质量，延缓病情发展。具体内容如下。

（1）护士应帮助患者、照料者或患者家属掌握疾病相关知识和疾病发展规律，提高照料者照顾患者的意愿及其对患者的照料能力。

（2）鼓励家属参与支持性团体，使患者的家庭成员有足够的心理准备共同参与护理。

（3）协助照料者或家属为患者构建适宜的生活环境。保持患者所处的环境长期稳定，有助于增强患者的安全感和依存性。

（4）协助照料者或家属建立辅助支持系统，帮助患者最大化地保留生活能力，如利用各种提示物增加对患者的感官刺激等。

（5）充分尊重患者的尊严、隐私，杜绝一切剥夺、污蔑患者人格的事情发生。

（6）提高患者的自信心和成就感，护理中的鼓励和赞赏有助于护士顺利地接触患者并完成护理计划。

（7）向患者提供身心统一的整体护理，多使用肢体语言交流以增进亲和力，同时可以使用非药物方法处理患者的异常行为。

（8）保持患者与家属之间的亲密关系。

（9）注意潜在的危险和意外，不要让患者单独外出，以免迷路或走失。

3. 护理目标

（1）维持患者的适应水平。

（2）维持患者的尊严，提高患者的生活质量。

（3）护士能够给患者提供安全的环境。

（4）护士能表现出积极的情绪。

（5）维持患者家庭的完整性，减少其社会负担。

4. 护理措施

（1）轻度痴呆患者的护理：对于早期痴呆患者应采取与中、重度痴呆患者不同的护理方法。在痴呆早期，疾病进展相对缓慢，患者有较多机会改变和保持生活质量、参与治疗计划的制订，并对将来生活计划的制订提供意见。应当关注早期痴呆患者的特定需求，帮助患者建立家庭护理系统，向照料者提供疾病相关的知识和信息。轻-中度痴呆患者早期认知功能有一定保留，可以采用非药物方法维持和提高患者的功能，如开展认知训练、躯体锻炼、改善睡眠、个性化的活动指导等。早期痴呆患者要安排规律的生活，合理分配休息和活动时间。

1）建立辅助支持系统：用装饰物、图片或文字做出明显、直观、简单、具有吸引力的标记来提醒患者。例如，在房间墙上挂上钟和日历，提醒患者的时间观念；在床头、房间、浴室和如厕处放置适宜患者的提示物，帮助患者减轻迷惑，以免迷失方向。

2）认知训练：可帮助痴呆患者维持认知功能、促进其发挥最大潜能，使其病情相对稳定，其内容包括记忆训练、现实定向、回忆与生活回顾训练、认知矫正治疗等。

记忆训练是指根据患者的病情和文化程度，教他们记一些数字，由简单到复杂反复进行训练。具体方法包括顺叙数字、倒叙数字、图形记忆、词组记忆、数字运算等。顺叙数字和倒叙数字要求被试者记住一组阿拉伯数字，然后顺向或反向说出它们，数字的个数逐渐递增。图形记忆、词组记忆是将看过的图片、单词复述出来。还可利用扑克牌、智力拼图、练书法等方式帮助患者扩大思维和增强记忆。

现实定向训练包括时间定向、人物定向和地点定向等。在患者房间设置易懂、醒目的标志，设置患者熟悉的物品，反复训练，使其认识房间、厕所的位置。利用小黑板或日常生活护理时间反复向患者讲述日期、时间、上下午、地点、天气等，使患者逐渐形成时间概念。指导患者将每天要做的事情及活动写出来，提醒其去执行。

回忆与生活回顾训练是由于痴呆患者远期记忆在疾病的大部分时间内仍保存着，因而有许多回忆和整合过去的能力，表现为主动地回忆和重整过去。回忆内容可能很难记清，但患者会保持情感方面的记忆。促进回顾生活的方法是用小道具（相片、书籍或旧的物品）、激发物等，让患者通过剪贴簿、相册、收集旧信等建立个人的大事记，具体活动包括朋友旅行、聚会、口头或书面的生活、工作总结等。

认知矫正治疗（cognitive remediation therapy，CRT）是一种多维认知技巧强化训练方法，能特异性地针对各种认知功能缺陷进行治疗，能有效改善患者的注意力、记忆力、执行功能等认知功能，包括认知灵活性、记忆和计划3个主要模块。在治疗师一对一的帮助下，利用纸和笔等工具进行训练。

计算机化的认知矫正治疗（computerized cognitive remediation therapy，CCRT）包括认知转换、记忆、计划和社会认知4个模块，每个模块都特异性地针对不同的认知缺陷领域。应重点教会患者运用各种信息加工策略，提高其注意力、记忆力、执行功能及社会认知。每个模块都包含一系列的练习，每项练习有多个难度，每个难度有多个任务，在多节练习中反复出现。通过这种方法，任务和技巧就会得到集中强化。

3）躯体锻炼：在患者可耐受的范围内尽量进行关节锻炼，以提高患者的肌力、平衡力和协调性。

4）睡眠障碍的护理：AD患者的睡眠障碍又称"日落综合征"，是由患者的认知障碍带来的昼夜不分，患者可出现白天睡觉、夜间不睡及吵闹的现象，往往在每天太阳落山或夜晚时易激惹。对该类患者，可在日间为其安排丰富的活动，使其兴奋；增加日光照射，减少日间午睡；夜间应有壁灯照明，厕所有明显标识；睡前让患者上洗手间，避免起夜；如果患者以为是日间，切勿与之争执，可陪伴患者一段时间，再劝说其入睡。

5）综合的娱乐性治疗：包括回忆治疗、音乐治疗、视频治疗等，使用多种感官刺激的方法可改善轻-中度痴呆患者的生活质量，如组织患者和家属参与艺术欣赏、音乐欣赏、绘画、写作、社交、经验分享等活动。

（2）中度痴呆患者的护理：在痴呆中期，记忆力丧失、语言困难、失认、失用的症状及计划和决策能力的丧失均有所加重。精神行为改变在本阶段更加突出，随着疾病的进展还会出现行为和心理问题。在生活护理上应尽可能向患者提供舒适的环境，并以保证患者安全为第一位。根据评估结果帮助患者制订规律的生活计划，提供个性化护理，不必过度关注细节，定时评估患者的安全和潜在危险，是否存在药物管理不良及环境威胁（如接触火、电等）。此阶段虽然患者的精神行为改变较明显，但仍应以非药物干预的方法控制、减少患者的异常行为，谨慎使用或不使用身体约束。此时也应注意对家庭照料者进行训练，使其能协助医护人员处理患者的精神行为问题。

1）生活护理：患者穿着的衣服件数不要多且应按顺序排列；衣服简单、宽松、合适，颜色统一；选用不需要熨烫面料的衣服；外衣最好选用能双面穿的；避免纽扣过多，最好用拉链代替纽扣；用弹性松紧裤腰取代皮带；袜子成双放在一起，不易穿混；少佩戴装饰品，使衣着简单；鞋子大小合适，不选择系带鞋。患者穿衣出现错误不要责备，不要与之争执，如可告知患者这件上衣很适合她，然后再告知穿衣的步骤。

如厕途中及门上要有明显标记；经常强化患者的记忆，使其认识标记。随着病情的不断发展，患者开始出现大小便失禁，应在固定时间引导患者按时如厕。留意患者上洗手间前的种种迹象，如局促不安、拽衣服等。如果患者发生失禁，不要责备，要记录发生的时间，避免再次发生。为避免夜间失禁的发生，最好限制患者晚上饮用带有咖啡因的饮品。患者外出前提前做准备，穿衣要简便，容易穿脱，并随身携带备用衣物以便急用。

照顾痴呆老年人洗脸时，应从后面或旁边进行帮助，因面对面为患者洗脸常使患者感到压迫而拒绝或不合作。如患者不肯刷牙或不会刷牙，可用棉棒蘸盐水擦洗，以达到清洁的效果。每天要检查义齿和牙槽是否吻合，每天三餐后要摘下并清洗干净。头发要剪短，这样更易护理及清洁。指甲应剪短，以免伤人、伤己。洗澡时要有人陪伴，保持固定时间洗澡的习惯，为患者准备好水和洗浴用具。不用泡沫多的洗浴用品，以免滑倒。患者拒绝洗澡或不能洗澡时，可化整为零，分步进行或进行床上擦浴。

痴呆老年人一般以口服给药为主。照料患者服药时应注意，服药时必须有人在旁陪伴，并帮助患者将药全部服下，以免遗忘或错服。伴有抑郁症、幻觉和自杀倾向的老年痴呆患者，一定要把药品管理好，放到患者拿不到或找不到的地方。遇到患者拒绝服药时，要耐心说服，向患者解释，吃下药后，让患者张开口，看其是否咽下，防止患者在无人时将药吐掉，也可以将药研碎拌在饭中吃下。患者服药后常不能诉说其不适,要细心观察其有无不良反应,并及时调整给药方案。卧床患者、吞咽困难的患者不宜吞服药片,最好研碎后溶于水中服用。

2)饮食护理:一日三餐应定量、定时,最好是与他人一起进食,尽量保持患者平时的饮食习惯,不要给患者用尖锐的餐具进食。视力不好的患者,餐桌要放在明亮的地方,餐具最好颜色鲜明,食物品种不宜过多,过多会使患者不知所措。不要太介意进餐礼仪,以患者方便为准,不要责备患者。

食物要简单,最好切成小块,以软滑的食物较好。最好避免患者同食固体及液体食物,以避免患者把食物吞下、不加以慢慢咀嚼而导致窒息。每天饮水2000 ml左右,多吃水果、蔬菜以补充维生素C,避免或减少使用铝制品餐具。注意补锌,如牡蛎、肉、蛋、奶等。多食富含卵磷脂的食物,卵磷脂可改善思维能力、提高记忆力,如大豆、蛋黄、动物肝脏、鱼类、芝麻等。

患者出现因食欲缺乏而少食甚至拒食时,要选择营养丰富、清淡可口、无刺无骨、易消化的食物。吞咽有困难者应缓慢进食,不可催促,以防噎食及呛咳。少数食欲亢进、暴饮暴食者,要适当限制食量,可以把用过的餐具放在洗涤盆中,提醒患者在不久前才进餐完毕,以防止其因消化吸收不良而出现呕吐、腹泻等症状。

3)安全护理:环境设施中尽可能少改变房间内的布置。房间内最好不挂镜子,以免引起幻觉。布局要简洁,凌乱的环境会使患者感到不知所措。为患者保留一定的活动空间,不设置影响活动的障碍。拆除厕所和卧室的门锁。睡床要低,必要时可加床档。住院/家庭安全检查项目见表6-5-1。

表6-5-1 住院/家庭安全检查表

项目	是	否
地板是否防滑、有无扶手?	1	2
是否对患者吸烟有良好的看护(如收好打火机、火柴)?	1	2
卫生间有保护装置吗(如安全扶手、防滑垫等)?	1	2
房间、用物是否贴有标签?	1	2
患者是否可以安全散步?	1	2
热水的温度是否太高?	1	2
是否将药品、洗涤用品、刀、剪等尖锐物品保管好?	1	2
房间照明是否能足够消除黑暗带来的恐惧?	1	2
是否有什么东西让患者感到困惑(如相片、镜子等)?	1	2
患者是否穿着鲜明的衣服,并标有姓名、病房及电话号码?	1	2

注意潜在的危险。不要让患者独自使用煤气和热水器等电器,以免发生意外。不要让患者独自留在厨房,电器用过后把电器旋钮盖住或拔掉电源。体温计、火柴、药、热水瓶、刀剪等危险品应放在安全、不易拿到的地方。在患者洗澡时要把淋浴器或水温调至37 ℃以下,以免烫伤患者。

为患者制作写有姓名和联系电话的安全卡放在口袋内，或者让其佩戴防止走失的感应器，以免患者迷路。

4）行为心理问题的护理：患者的行为心理问题一般是指老年痴呆病患者经常出现的知觉紊乱及思维内容、心境或行为等症状。多达70%～90%的老年痴呆病患者会出现行为障碍。可以采用以下分析步骤。

① 确定问题发生的时间、地点和经过，以及事件中的关键人物和态度。

② 分析行为心理问题的原因或诱因（诱发事件）。A．认知因素。解决问题的能力下降；感觉/感知能力改变；判断力障碍；精神病样/妄想思维形态；注意力不能集中或定向力减弱。B．身体因素。身体不适（疼痛、感染）；过度兴奋；因疲倦、饥饿而影响耐力。C．情感因素。对挫折无应对能力；自卑感；对治疗不合作；有以进攻性行为作为应对方式的病史。D．环境因素。外界刺激（光度、噪声、温度）；更换陪伴者、居住环境，原有的生活习惯改变；与社会因素有关的护理稳定性、人与人之间的交流、患者的要求未得到满足；个人经历、受过去事件的影响。E．要达到的目的和需求。

③ 制定解决行为心理问题的方法。镇定应对、安抚患者情绪、运用沟通技术，采用奖励、疏导、等待、转移注意力等方法。

④ 定期总结并寻找最佳的改善行为心理问题的方法。

（3）重度痴呆患者的护理：在重度痴呆阶段，患者生活不能自理，移动困难，部分失去认知、理解和语言能力，抑郁、激惹等精神行为问题突出。重度痴呆患者晚期因长期卧床、大小便失禁，容易引起多种并发症，如泌尿系统感染、肺炎、压疮等，并发症是导致患者死亡的主要原因。针对此情况，晚期护理应强调降低并发症、保证营养、预防压疮、防止关节畸形和肌肉萎缩。针对痴呆患者进食障碍或厌食易致营养不良，可使用营养监测量表进行监测，如简化营养评估表（mini nutritional assessment short-form，MNA-SF）等，每月评估1次患者的营养状况，以防止营养不良的发生。对吞咽障碍的患者，在其进食时要预防呛咳和呛噎，或予以胃管进食，但胃管可能会增加患者肺部感染的机会，因此，应当与患者的家属充分讨论并参考患者以往的意见和计划并酌情选用。此外，要保护患者的皮肤，预防压疮，卧床患者应定时进行肢体关节的被动活动，保持肢体功能位，防止关节畸形和肌肉萎缩。提供患者与家属独处的时间，使痴呆患者享有家庭生活。

重度痴呆阶段患者的护理，除与患者家属讨论治疗选择和护理方案之外，还应与其家属充分讨论并制订临终护理计划。AD晚期阶段失去语言交流能力，因此，评估可能是非常困难的。某些量表［如简易痛苦状态测查表（mini suffering state examination，MSSE）］有助于预测患者6个月内的死亡率。MSSE分值越高，预示痴呆患者在近6个月内的死亡概率越大。此量表有助于判断患者临终前期并制订护理方案，应注意尊重患者与患者家庭的信仰及文化。

（三）任务实施

评估	对阿尔茨海默病患者进行评估，评估内容包括认知功能、日常能力、精神行为症状、病情变化、居住环境、决策能力、服药情况与护理需求、家庭与社会支持系统等。
沟通	与患者及其家属进行充分沟通，确认患者的主要照顾者，并取得其信任。与患者沟通时要注意沟通技巧，增强自身亲和力。
准备	1. 学习资料的收集：在网络上搜集阿尔茨海默病的相关知识、研究动态、新闻报道、视频、电影等信息。 2. 学习课本中的相关理论知识。
实施	1. 根据患者的评估结果、病例，结合沟通结果，完成护理计划书初稿。 2. 与患者、主要照护者、主管医师共同讨论护理计划内容，结合患者的实际情况与护理需求，确定护理计划书的内容。 3. 在护理工作中实施护理计划。 4. 在护理实践中根据患者的需求与病情变化，随时调整护理计划。
整理	整理理论知识和实施护理计划的心得体会。
记录	每天撰写工作日志，总结护理计划实施中的成果和不足，及时进行反思。

（四）任务评价

班级：	姓名：	学号：	成绩：		
评分项		分值	自我评价	教师评价	机构评价
阿尔茨海默病患者护理计划实施的评估	自我评估	10			
	职业素质评估	15			
	能力素质评估	20			
	业务素质评估	20			
	对职业素质的认知	20			
	评估与反馈	15			
总分		100			

（五）任务小结

姓名：		班级：	学号：
学习索引		学生自测	
知识点	阿尔茨海默病	评估项目与评估内容： 护理原则： 轻度痴呆患者的护理： 中度痴呆患者的护理： 重度痴呆患者的护理：	

续表

姓名:	班级:	学号:

学习索引		学生自测
技能点	制订阿尔茨海默病患者的护理计划书	1.
		2.
		3.
		4.
		5.
		6.
		7.
		8.
		9.
		10.
		11.
		12.

（刘继红）

第七章 老年人安全风险防控

第一节 老年人噎呛的护理

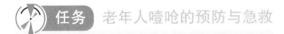

任务 老年人噎呛的预防与急救

（一）任务导入

1. 任务描述 董爷爷，84岁，住在某老年福利院，入院评估为中度认知障碍（阿尔茨海默病）。某日，董爷爷的儿子带荔枝来看望老人，儿子告知父亲等自己洗手后给老人剥开了吃，可就在老人儿子洗手时，他自己拿起荔枝开始吃，结果荔枝核卡在了喉部，立即脸涨得通红并很快面色青紫、双眼圆瞪，双手乱抓喉部，表情极为痛苦。一旁的照护人员立即判断老年人发生了噎呛，并利用在急救培训课上学到的技能沉着冷静地对老人进行紧急救助。

2. 任务目标

（1）知识目标：了解噎呛的含义与危害，熟悉老年人噎呛的常见原因，掌握预防老年人噎呛的护理措施、海姆立克急救法的原理。

（2）技能目标：掌握老年人噎呛的识别与处理，能够通过正确实施海姆立克急救法进行急救处理。

（3）素质目标：提升对老年人噎呛的风险识别与预防水平，降低老年人噎呛的发生率，能够对噎呛的发生进行及时、有效的应对处理。

（二）任务分析

1. 噎呛概述 噎呛（choking）是指在进餐时食物噎在食管的某一狭窄处，或呛到咽喉部、气管而引起的呛咳、呼吸困难，甚至窒息。医学上称"老年性食管运动障碍"，民间又称"食噎"或"噎食"。噎呛致死的主要原因是异物直接将食管壁刺破，使动脉破裂，引发大出血，或因长时间窒息而导致死亡，抑或是异物使喉头严重水肿，从而加重窒息感，引发死亡。随着年龄的增长，老年人的噎呛发生率在不断升高，尤其是65岁以上的老年人。据近年的报道，美国每年有4000多人因噎呛猝死，占猝死病因的第6位。因此，普及海姆立克急救法等气道异物的紧急救助技术，以及提高人们预防气道异物的理念与常识，有着非同寻常的意义。

2. 老年人噎呛的常见原因

（1）生理性因素：老年人大多数有牙病或牙齿残缺，口腔、咽、喉等部位的组织结构发生退行性改变，细胞发生老化，细胞之间的联系失调，对食物的刺激不灵敏，神经通路障碍，咽喉部感觉减退，防止异物进入气道的反射性降低，容易发生噎呛。

（2）疾病因素：大多数老年人都有不同程度的脑血管病变，吞咽反射可出现不同程度的障碍；阿尔茨海默病患者多数伴有吞咽障碍且没有饱食感，出现暴饮暴食、抢食的现象，易出现噎呛；癫痫患者在进食时若发生抽搐，会导致喉肌痉挛，造成噎食；一些多器官的慢性病变会导致老年人体质虚弱，面部肌肉长时间处于松弛状态，易发生反流，噎食时没有能力咳出。

（3）药物因素：患有脑血管疾病、阿尔茨海默病等疾病的老年人在服用抗精神病药物时，会因咽喉肌功能失调而产生饥饿的错觉，从而出现暴饮暴食、抢食等现象，易发生噎呛，也可能引起严重的呼吸困难，甚至窒息。

（4）食物因素：老年人大多数戴有义齿，无法对食物进行彻底的咀嚼，如年糕、汤圆等食物黏性较强，馒头、鸡蛋等水分较少，比较干硬，在吞咽这些食物时容易发生噎呛。

（5）意识状态因素：老年人意识不清或处于昏睡状态时更易发生噎呛，与张口反射下降及抵御咽喉部分泌物及胃内容物反流入呼吸道的能力下降有关。

（6）其他因素：年老或行动不便的老年人，平卧在床上进食，食管处于水平位，吞服时易引起噎呛。老年人的情绪不稳定，易引起食管痉挛，造成食物误入气管。家属在噎呛方面的知识缺乏，很多人都没有接受过照顾老年人基础护理常识和技能的培训，因此，知识缺乏加上老年人自我防护能力差，可增加噎呛的发生。进食过快或进食时注意力不集中也可引起吞咽动作不协调而致噎呛。

3. 喉头或气管异物（异物卡喉）的识别

（1）异物卡住喉头甚至进入气管后，如果部分堵塞气道，可出现突然呛咳、不能发音、喘鸣、呼吸困难、面色和口唇发绀等。双眼圆睁，双手掐住喉部，表情痛苦、恐怖，伴有濒死感。

（2）异物进入气道后，严重者可完全堵塞气道，迅速出现窒息，导致意识丧失，甚至呼吸、心搏骤停。

4. 老年人噎呛的预防

（1）体位

1）坐位：只要老年人情况允许，就应鼓励老年人坐起进食。头不要后仰，桌子不能太高，桌面高度与肚脐平行，椅子要深，有椅背比较安全。进食时，让老年人全身放松，头略向前倾，颈部微微弯曲，躯干直立。

2）半卧位：若老年人体弱无法坐起，可取半卧位，在身后垫靠垫，头部前倾，使食管变宽，气管变窄，也可取侧卧位。进餐后，不要过早改变体位，保持原有体位30 min再更换体位。

（2）饮食护理：合理调整饮食种类，以碎、细、软为原则。进食时指导老年人细嚼慢咽，尤其是戴有义齿的老年人，尽量避免进食容易噎呛的食物，如鱼刺、年糕、汤圆等。对脑卒中、食管癌等有吞咽困难的老年人，给予流质饮食。对较容易呛咳的老年人，可以在流质饮食中加入凝固粉（淀粉类）搅拌，使之呈糊状再食用。另外，应注意食物冷热适宜、色香味美，以增进老年人的食欲。进食后用温水漱口以清除口腔内的食物残渣，避免残留的食物引起噎呛及口腔感染。

（3）进食环境：老年人进食时，要为其创造安静、整洁、舒适、安全的进餐环境，便于其集中注意力。

（4）心理调适：噎呛常会危及老年人的生命，老年人和照顾者在噎呛发生时往往会焦虑和恐惧，所以当噎呛发生后，应及时稳定老年人及其家属的情绪，安慰他们，缓解其紧张情绪。在老年人脱离危险后，应及时给予心理疏导，安慰老年人及其照顾者，消除其恐惧心理。

（5）加强陪护和家属安全教育：加强照顾者对老年人进食时的安全教育工作，多数老年人进食较慢，要嘱其有耐心，不可以催促，避免一次进食过多，鼓励少食多餐。注意老年人的饮食及进食时的体位，避免老年人噎呛的发生。了解噎呛发生时的前兆和症状并学会简单的抢救方法，以便在老年人发生噎呛时能及时发现并呼救，在急救人员到来之前能进行抢救，挽救老年人的生命。

5. 海姆立克急救法　当异物进入喉或气道时，应立即采用海姆立克急救法（也称"海氏手技""海氏冲击法"）进行抢救，紧急排除进入气道的异物，保持呼吸道通畅。

如果将人的肺部设想成一个气球，气管就是气球的气嘴儿，假如气嘴儿被阻塞，可以用手快速捏挤气球，气球受压，球内空气上移，从而将出口的阻塞物冲出。

海姆立克急救法的具体操作步骤：照护人员环抱老年人，向其上腹部快速施压，造成膈肌突然上升、胸腔压力骤然增加。由于胸腔是密闭的，只有气管一个开口，故气管和肺内的大量气体（450～500 ml）就会突然涌向气管，将异物冲出，使老年人恢复气道通畅。该方法被称为"生命的拥抱"或"人工咳嗽"，但不如老年人主动咳嗽有效。

（三）任务实施

操作步骤		操作程序	注意事项
操作前	评估	评估老年人的身体情况，有无意识不清，是否能站立或坐起。	1. 老年人发生呼吸道堵塞时，首先用手指抠出或其他方法排除异物，在无效且情况紧急时才使用海姆立克急救法。 2. 因老年人胸腹部组织的弹性及顺应性差，因此易导致腹部或胸腔内脏破裂及出血、肋骨骨折等，故需严格把握冲击力度。
	沟通	请清醒老年人不必恐慌，务必积极配合照护人员的急救。	
	迅速准备	1. 照护人员准备：站于清醒老年人身后或双腿跪于昏迷老年人大腿两侧。 2. 环境准备：光线充足，室内安静。 3. 老年人准备：清醒者站在照护人员身前，倾身向前，头部略低、张嘴。昏迷者取仰卧位。	
操作中	清醒老年人	1. 若老年人咳嗽或照护人员用手指无法取出喉部异物时，应紧急采取海姆立克急救法，以帮助老年人去除气道异物。 2. 老年人取站立位或坐起。照护人员站在老年人身后，双臂分别从两腋下前伸并环抱老年人，一手握拳于脐上方两横指处，另一手从前方握住手腕（剪刀、石头、布），双手向后、内上快速地用力挤压，迫使其上腹部下陷。反复实施，直至阻塞物排出为止。	在平时的健康教育中，可告知老年人若发生噎呛且身边无人时，可自己用力咳嗽，也可以自己实施腹部冲击（手法同海姆立克急救法），或者将上腹部压向任何坚硬、突出的物体（如椅背等）上，反复实施，使异物冲出。
	意识不清老年人	不能站立的老年人可就地仰卧，头偏向一侧，照护人员两腿分开跪于其大腿外侧，双手叠放，用手掌根顶住腹部（脐部上方），有冲击性地、快速地向后上方压迫，然后打开下颌，如异物已被冲出，应迅速将其掏出并清理。	1. 对于极度肥胖的噎食老年人，应采用胸部冲击法，姿势不变，将左手的虎口贴在胸骨下端，不要偏离胸骨，以免造成肋骨骨折。 2. 若老年人已经发生心搏骤停，清除气道异物后立即实施心肺复苏。 3. 喉异物与气管异物的处理方法简单且有效，利于异物咳出，但无法咳出食管内的异物。经以上处理后，异物仍未咳出，且仍处于窒息状态时，应行手术治疗。
操作后		询问老年人有无不适，检查老年人有无并发症的发生。	必要时将老年人转送至医院继续诊疗。

（四）任务评价

班级： 姓名： 学号： 成绩：				
评分项		分值	自我评价	教师评价
老年人噎呛任务实施的评价	操作前	30		
	操作中	60		
	操作后	10		
总分		100		

（五）任务小结

姓名： 班级： 学号：			
学习索引		学生自测	
知识点	噎呛	噎呛的定义与危害：	
		老年人噎呛的常见原因：	
		老年人噎呛的预防措施：	
	海姆立克急救法	海姆立克急救法的原理：	
技能点	老年人噎呛的处理	老年人噎呛的处理措施：	
	海姆立克急救法的运用	海姆立克急救法的步骤：	

（刘继红）

第二节 老年人跌倒的护理

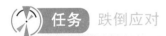 **任务** 跌倒应对

（一）任务导入

1. 任务描述 张爷爷，72岁，自理老年人，6个月前为陪伴脑卒中的老伴而住进养老院。某日上午，张爷爷在室外晾晒衣服时不慎摔倒。照护人员急忙跑过去询问情况并嘱咐他先不要乱动，但是张爷爷边说"没事"边站了起来。照护人员看到张爷爷的右脚在滴血，经检查发现老人因右脚皮肤擦破而导致出血。照护人员及时通知医师并向部门主管汇报，医师到场检查后安排护士为老年人右脚伤口进行清创处理并联系家属，要求家属陪同老年人到医院做进一步检查。经检查，老年人除右脚受伤外无其他不良后果。

2. 任务目标

（1）知识目标：了解跌倒的概念，熟悉老年人跌倒的危险因素及危害。

（2）技能目标：熟悉老年人跌倒风险评估工具，做好老年人跌倒风险评估和预防，能够正确救治跌倒老年人。

（3）素质目标：提升跌倒风险识别与评估水平，加强老年人防跌倒的风险防范，降低老年人跌倒发生率与跌倒后的不良结果。

（二）任务分析

1. 老年人跌倒概述与现状　跌倒（fall）是指因突发的、非自主的体位改变而导致摔倒在较低的平面或地面上，不包括突然出现的瘫痪、癫痫发作或压倒性外力所致的跌倒。国际疾病分类（international classification of diseases，ICD）-10将跌倒分为两类，一类是从一个平面至另一个平面的跌落，另一类是同一平面的跌倒。

跌倒是全球老年人关注的重要问题，是我国65岁以上老年人伤害死亡的首位原因。跌倒的发生率和死亡率随年龄的增长而逐渐升高。全世界每年有28%～35%的≥65岁老年人发生跌倒，其中有68.4万老年人因跌倒而死亡。在我国，老年人跌倒的发生率为19.3%，男性、女性老年人跌倒的发生率分别为16.1%、21.9%。研究报道，约30%的社区老年人每年至少发生1次跌倒意外事件，其中50%的老年人会反复发生跌倒，养老机构老年人跌倒的发生率为30%～50%，是社区老年人的3倍，而医疗机构中的跌倒发生率更高。患者住院期间跌倒的发生率是医院护理管理质量的重要评价指标之一。

2. 老年人跌倒的危害　老年人跌倒的死亡率随年龄的增长而上升。跌倒是老年人受伤的主要原因，会给老年人自身及其家庭带来很多负面影响。一方面，跌倒会危害身体健康，跌倒除了导致老年人因脑血管意外等原因而直接死亡外，还会因骨折或其他损伤而导致残疾与长期卧床，可并发肺部感染、压力性损伤等严重后果，跌倒后数月死亡的老年人在跌倒老年人中也比较常见。另一方面，跌倒会影响心理健康，老年人跌倒会严重影响身心健康，如跌倒后的恐惧心理可能会影响老年人的活动能力，使其活动范围受限、生活质量下降，且可能成为再次跌倒的危险因素。此外，每年因跌倒所致的直接医疗费用可达50亿元以上，给每个家庭带来了沉重的经济负担。但是，大多数情况下老年人跌倒事件存在可预知的潜在危险因素，因此，可以通过积极评估和干预进行控制。

3. 导致老年人跌倒的危险因素

（1）生理因素

1）年龄与性别：跌倒的发生率随着年龄的增长而增高，这可能与老年人身体功能的逐渐衰退有关。女性比男性更容易发生跌倒，这可能与老年女性绝经后雌激素水平匮乏、骨量快速丢失及其发生骨质疏松症的概率比男性高有关，也可能与老年女性的肌力下降比男性明显，以及体重增加（肥胖）、骨关节炎、脊柱压缩性骨折等姿势不良的身体特性有关。

2）步态和平衡功能受损：步态的稳定性下降和平衡功能受损是引发老年人跌倒的主要原因。老年人为弥补其活动能力的下降可能会采取更加谨慎的缓慢蹭步行走，这样会造成步幅变短、行走不连续、脚不能到一个合适的高度，使跌倒发生的危险性增加。另外，老年人的中枢控制能力下降，对比感觉降低，躯干摇摆加大，反应能力下降，反应时间延长，平衡能力、协同运动能力下降，从而导致跌倒危险性增加。

3）感觉系统功能下降：保持直立姿势的能力取决于感觉系统的输入，包括本体感觉系统和前庭系统。衰老时下肢出现本体感觉敏感性丧失，导致跌倒危害性增加，迷路毛细胞、前庭神经节细胞和神经纤维的缺失会损害前庭系统的功能性。老年人常伴有视力、视觉分辨率、视觉的空间或深度感及视敏度的下降，同时传导性听力损失、老年性聋等会影响听力，难以听到有关跌倒危险的警告声音，或者反应时间延长，从而增加了跌倒的危险性。

4）中枢神经系统退行性变：中枢神经系统的退行性变可影响老年人的认知功能、肌力、肌张力、感觉、反应能力、反应时间、平衡能力、步态及协同运动能力，使跌倒的危险性增加。

5）骨骼肌肉系统的改变：老年人骨骼、关节、韧带及肌肉的结构、功能损害和退化是引发跌倒的常见原因。骨骼肌肉系统功能退化会影响老年人的活动能力、步态的敏捷性、力量及耐受性，使老年人举步时脚抬不高，行走缓慢、不稳，导致跌倒的危险性增加。老年人骨质疏松会使与跌倒相关的骨折危险性增加。

（2）病理因素

1）神经系统疾病：如脑卒中、帕金森病、脊椎病、小脑疾病、前庭疾病、外周神经系统病变等。其原因可能是神经系统疾病会影响机体的感觉、中枢神经系统功能及骨骼肌肉的力量，导致平衡功能障碍、运动功能减退、认知功能障碍、日常生活能力依赖等，易发生跌倒。

2）心血管疾病：如高血压、直立性低血压、小血管缺血性病变等。其原因可能是小脑和大脑功能的损害，导致运动感觉功能、平衡功能等下降而引发跌倒，重者可出现共济失调和短小步态，从而增加跌倒的发生。直立性低血压可能导致大脑灌注降低，从而增加跌倒的危害。许多老年人也会因潜在的血管疾病损害静息时脑灌注而引发跌倒的发生。

3）影响视力的眼部疾病：如白内障、偏盲、青光眼、黄斑变性等。其原因可能是患有视力障碍的老年人对环境危险因素变化的灵敏度变弱，感觉信息传导出现异常，因而造成意外跌倒的发生。

4）心理及认知因素：如痴呆、抑郁症、轻度认知障碍等。其原因可能是患者的步行及姿势控制能力不佳，注意力无法集中，也无法对环境变化做出适时的反应，有调查表明认知功能障碍者跌倒的发生率是认知功能完整者的2.861倍。

5）其他因素：足部疾病及足或足趾的畸形等都会影响机体的平衡功能、稳定性、协调性，导致神经反射时间延长和步态紊乱。感染、肺炎及其他呼吸系统疾病、血氧不足、贫血、脱水及电解质平衡紊乱均会导致机体的代偿能力不足，常使机体的稳定能力暂时受损。老年人泌尿系统疾病，或者因尿频、尿急、尿失禁等症状匆忙去洗手间而出现排尿性晕厥等因素也会增加跌倒的危险性。2型糖尿病老年人由于周围血管病变和神经病变导致下肢感觉、血液循环障碍及足部病变，可引起步态异常、体态不稳及行走摇摆，容易引起视力异常等并发症，从而导致跌倒的发生，或者因为其血糖水平高，"三多一少"症状较为突出，导致夜间频繁排尿，因夜间光线暗淡及陪护减少，跌倒风险会增加。此外，关节病变、骨质疏松、颈椎病、腰椎病等慢性疾病都可能引起跌倒。

（3）药物因素：很多药物可以影响老年人的神志、精神、视觉、步态、平衡等，从而引起跌倒。可能引起跌倒的药物包括精神类药物（如安定、抗焦虑药等）、心血管类药物（如抗高血压药等）和其他药物（如降糖药、镇痛药、抗帕金森病药物等）。同时，老年人生理功能逐渐衰退，对药物的吸收、代谢及排泄能力明显降低，对药物的敏感性也会发生变化，易出现谵妄、头晕等不良反应，从而增加跌倒的发生风险。

（4）心理因素：如沮丧可能会削弱老年人的注意力，导致老年人对环境危险因素的感知和反应能力下降。存在跌倒史的老年人，跌倒再次发生的风险较高，可能原因是老年人跌倒后多伴有不同程度的焦虑、抑郁及害怕等不良情绪，对自我效能的认识不足，使其自身活动受限，从而影响步态和平衡能力而增加跌倒的危险。此外，心理问题与躯体问题之间有相互作用，会共同促使跌倒的发生，如孤独感会使心血管疾病的发病率增加，而心血管疾病的继发性症状（如晕厥、直立性低血压等）都会增加老年人跌倒的风险。

（5）环境因素：昏暗的灯光，湿滑或不平坦的路面，在步行途中的障碍物，不合适的家具高度和摆放位置，楼梯台阶、走廊及卫生间没有扶手，只有蹲式便池等，这些因素都可能增加跌倒的危险性，不合适的鞋子、过大过长的裤子和不适宜的行走辅助工具也与跌倒有关。室外的危险因素，如台阶和人行道缺乏修缮、雨雪天气、拥挤等因素都可能引起老年人跌倒。

（6）社会因素：老年人的教育和收入水平、卫生保健水平、享受社会服务和卫生服务的途径、室外环境的安全设计，以及老年人是否独居、与社会的交往和联系程度都会影响跌倒的发生率。此外，家庭及社会支持系统的缺乏会引起老年人的心理问题，老年人被动孤立、人际交往减少，容易产生焦虑、抑郁等负性情绪，严重影响其心理健康水平，从而间接地导致跌倒的发生。此外，照护人员的能力及照护质量的优劣也与老年人跌倒的发生息息相关。

（7）生活方式：不健康的生活方式，不仅会影响老年人的肌肉和骨骼功能、活动能力等，还会影响老年人的认知功能，从而增加跌倒的风险。过量饮酒、吸烟、饮食、缺乏锻炼、睡眠障碍等都会增加老年人跌倒的风险。过多的咖啡因摄入也会刺激中枢神经，降低老年人的注意力、平衡能力和肌力，增加老年人跌倒的发生风险。

4. 老年人跌倒的风险评估工具 目前，国内外已有大量的跌倒风险评估工具，各种评估工具的适用场所及适用人群有所不同，准确地选择跌倒风险评估工具已成为跌倒风险评估领域的重点研究内容。

医院常采用跌倒（坠床）危险因素评估表（表7-2-1）对住院患者进行高危患者的评估和筛选，总分≥4分为跌倒（坠床）高危患者，须引起高度警惕。此表同样适用于养老机构，对总分≥4分的老年人，照护人员应将其列为重点照护对象。

表7-2-1 老年人跌倒（坠床）危险因素评估

老年人跌倒（坠床）危险因素	分值
年龄≥70岁	1
最近1年曾有不明原因的跌倒（坠床）史	2
阿尔茨海默病	2
意识障碍	1
烦躁不安	4
肢体残缺或偏瘫	1
移动时需要帮助	1
视力障碍	2
听力障碍	1
体能虚弱	2
头晕、眩晕、直立性低血压	2
不听劝告或不寻求帮助	1
服用影响意识或活动的药物，如镇静催眠药、降压药、利尿药、降糖药、镇静药、抗癫痫药、麻醉镇痛药等	1～2

Morse等于1989年研制了Morse跌倒评估量表（Morse fall assessment scale，MFS）（表7-2-2）。该量表目前在我国老年住院患者中使用最多，包括跌倒史、超过1个医疗诊断、行走辅助、静脉输液/置管、步态和认知状态6个条目。总分0～125分，得分越高表示跌倒风险越大。>45分为跌倒高风险，25～45分为跌倒中风险，<25分为跌倒低风险。该量表的评估时间为1～5 min，适合对任何老年人进行跌倒风险初步评估。

表7-2-2　Morse跌倒评估量表

项目	评价标准	得分
跌倒史	近3个月内无跌倒史	0
	近3个月内有跌倒史	25
超过1个医疗诊断	没有	0
	有	15
行走辅助	不需要/完全卧床/有专人扶	0
	拐杖/手杖/助行器	15
	扶家具行走	30
静脉输液/置管	没有	0
	有	20
步态	正常/卧床休息/轮椅代步	0
	虚弱乏力	10
	平衡失调/不平衡	20
认知状态	了解自己的能力，量力而行	0
	高估自己的能力/忘记自己受限制/意识障碍/躁动不安/沟通障碍/睡眠障碍	15

　　Morse跌倒评估量表在不同国家地区甚至不同病区的运用中所对应的最佳诊断界值有所差异，内部一致性低，条目相关性及内容效度不均衡，并且该量表仅识别因生理因素改变所造成的跌倒，对于环境因素、药物因素、心理因素等方面的评估均未涉及，无法预估一些因环境设置不合理、药物使用不规范等原因所造成的意外跌倒。另外，使用该量表评估时以患者的回忆和护士的主观判断为主，因此，加强临床护士的培训对评估患者跌倒风险的准确性亦很重要。

　　5. 老年人跌倒的预防

　　（1）跌倒风险评估：跌倒风险评估是老年人健康评估的一个重要内容。将跌倒风险筛查作为入院筛查的一部分以便及时发现跌倒的高风险患者，并予以有效的预防措施是减少或杜绝跌倒发生的第一步，也是非常重要的环节。评估方法包括询问跌倒史、识别患者是否有步行或平衡困难及临床判断。对有跌倒风险的老年人，应选择合适的或经证实可信的工具进行评估。

　　（2）环境改善

　　1）居家环境：加强环境建设，进行无障碍改造，提高居住环境及周围设施的质量安全，向老年人提供安全、无障碍的居家环境可以有效降低跌倒的发生率。老年人房间要保持充足的照明，保持地面清洁、平坦，消除生活空间、入口和走廊的杂乱物品。居家环境的通道和地面要换上防滑地砖，在卫生间或淋浴房等必要的地方安装扶手，增加防滑面或防滑垫，频繁使用的物品应存放在触手可及的地方。把地毯和垫子贴在地板上，确保边缘不会产生绊倒的危险。对住宅中可致跌倒的危险因素（如栏杆、浴室等）进行必要的安全改造可以有效预防跌倒的发生。此外，可以使用商业智能家居技术，帮助老年人有效地控制灯、电器、门、窗户等家居用品，也能减少跌倒事件的发生。

2）社区公共环境：对社区外环境进行整改，如在台阶处安装扶手，张贴警示标志，检查人行道砖块等是否脱落，适当增加社区绿化环境，增设锻炼中心等，能够促使老年人走出住所，进行户外散步和锻炼，增强老年人的身体素质，从而降低跌倒的发生风险。

3）住院病房环境：住院病房的环境要求地面干燥无水渍，浴室地面铺设防滑垫，任何地方的地面有水渍时需放置"小心地滑，预防跌倒"之类的提示牌。将经常使用的物品放在伸手可及的地方，不要登高取物，室内光照充足，应放置夜灯。房间和走廊上应有坚固的扶手。在病房内将病床的高度设置为最低，床头安装呼叫信号灯。病床边改变体位最多的地方和厕所的布局应合理。定期检查和维修坐便器、扶手、轮椅或辅助步行工具等，使其处于完好的备用状态。针对存在药物相关性跌倒风险的患者，于患者床头或药盒上粘贴防跌倒标识。应用跌倒风险检测系统远程监测患者，以预防跌倒的发生。

（3）合理用药：指导老年人按医嘱正确服药，不要随意加药或减药，更要避免自行同时服用多种药物，并且尽可能减少用药的剂量，了解药物的不良反应，注意用药后的反应。用药后动作宜缓慢，以防跌倒。根据老年人的症状来合理搭配慢性疾病药物的种类和剂量，调整药物的服用频率和持续时间。在适当的情况下，应尽量减少或停用精神活性药物（包括镇静催眠药、抗焦虑药、抗抑郁药）和抗精神病药（包括新服用的抗抑郁药或抗精神病药）。降压药可引起低血压、脑部血流灌注减少、肌肉无力、晕眩等，降糖药过量可引起低血糖，整个用药期间需预防患者跌倒的发生。此外，对社区的家庭医生进行规范化用药培训，也能帮助老年人减少跌倒事件的发生。

（4）营养支持：老年人应加强膳食营养，保持均衡的饮食。可采取适当延长用餐时间、选择喜欢的食物或零食等营养干预的措施；建议跌倒风险较高的老年人适当补充维生素D和钙剂，绝经期老年女性必要时应进行激素替代疗法，以改善骨代谢情况，维持骨骼健康，同时增强骨骼、肌肉强度，从而降低跌倒事件的发生及跌倒后的损伤程度。

（5）保护工具的使用

1）帮助老年人选择适当的行走辅助工具，使用长度适宜、接触地面面积较大的拐杖。

2）推荐虚弱的老年人在适宜的环境下使用髋关节保护器。

3）建议老年人穿着大小合适的有防滑鞋底的低跟鞋，以减少跌倒的发生。

4）对意识不清或躁动不安者应加床栏，征求患者及其家属同意后可采取合适的保护性约束，并有专人巡视。

5）如有视觉、听觉及其他感知障碍的老年人，应佩戴视力补偿设施、助听器及其他补偿设施。

（6）合理运动：指导老年人坚持参加适宜的、规律的体育锻炼，运动强度一般在中等水平，应根据个人具体情况制订渐进和个性化的训练方案。适宜的力量训练可以改善肌肉功能，增强肌肉力量，提高身体的柔韧性、协调性、平衡能力、步态稳定性及灵活性，这对预防老年人跌倒有很大的作用。适合老年人的运动包括太极拳、散步、慢跑、游泳、平衡操等。常见的肌力训练包括有氧耐力训练、等速肌力训练、抗阻肌力训练等。推荐老年患者进行纠正异常步态的训练，包括反应性步态训练和意志性步态训练。对住院时间超过4个月和没有跌倒骨折病史的老年人，推荐其进行太极拳训练以预防跌倒。

（7）跌倒风险教育：加强防跌倒知识和技能的宣教，帮助老年人及其家属增强预防跌倒的意识，告知老年人及其家属发生跌倒时不同情况的紧急处理措施，同时告知其在发生紧急情况时应如何寻求帮助等，做到有备无患。风险教育的内容如下。

1）避免走过陡的楼梯或台阶，上下楼梯、行走时尽量靠有扶手的一边。如厕、沐浴时要扶好扶手，使用坐厕。

2）乘坐交通工具时，应等车辆停稳后再上下车。

3）避免去人多及湿滑的地方，避免在他人看不到的地方独自活动。

4）走路保持步态平稳，尽量慢走，避免携带沉重物品。步态不稳时可借助助行器或拐杖，拐杖选择三脚或四脚拐杖。

5）穿长度适中的裤子，穿着大小合适的鞋（底部平坦带有纹理、后跟最后部斜面设计，鞋后圈较高，使用坚固材料制作），穿衣要坐稳后再进行。

6）上下床、变换体位时动作要缓慢，生活起居要做到3个30 s，即醒后30 s再起床，起床后30 s再站立，站后30 s再行走，以防止发生直立性低血压。

7）避免睡前饮水过多而导致夜间多次起床如厕，习惯性夜尿或有尿失禁的患者应使用床旁便器。

8）患者使用轮椅时要上好保护带，卧床时上好床栏。

9）在使用强镇静抗精神病药或镇静催眠药后且意识未清醒之前，不要下床活动。

（8）心理调适：重点针对跌倒后出现恐惧心理的老年人进行心理护理。帮助其分析产生恐惧的原因，探讨导致恐惧情绪的原因，共同制定针对性的措施，以减轻或消除其恐惧心理。

（三）任务实施

操作步骤		操作程序	注意事项
操作前	沟通	照护人员发现老年人跌倒，立即来到老年人身边，安慰老年人，给予心理支持。	老年人跌倒后，不要急于扶起，要先判断情况，酌情处理。
	评估	照护人员应评估老年人的意识、生命体征、身体状况，是否能站立或坐起，初步判断损伤部位及程度。	
操作中	救助意识不清者	1. 紧急求助：指定人员拨打120急救电话。 2. 止血包扎：有外伤、出血，应立即止血、包扎。 3. 保持呼吸道通畅：有呕吐物，将头偏向一侧，并清理口、鼻腔分泌物，保持呼吸道通畅。 4. 抽搐的处置：对抽搐者，应将其移至平整的软地面或身体下垫软物，防止碰擦伤，必要时牙间垫清洁毛巾、被子角、较厚的衣服等，以防止舌咬伤。不要硬掰抽搐的肢体，以防肌肉、骨骼损伤。 5. 胸外心脏按压：如呼吸、心搏停止，应立即进行胸外心脏按压、人工呼吸等急救措施。 6. 如需搬动患者，应保证平稳，尽量将患者平卧。注意骨折、外伤部位的保护。	1. 若老年人跌倒后意识不清或虽意识清醒，但初步判断情况较严重，应立即正确拨打急救电话。注意以下6项： （1）Who：我是谁（求救者信息）。 （2）What：什么事。 （3）When：出事时间，急救车到达时间。 （4）Where：出事地点（标志性建筑）。 （5）How：伤病员的性别、人数、联系方式。 （6）让接线员先挂电话。 2. 胸外心脏按压时按压的部位、频率、手法等必须正确，否则会导致肋骨骨折、损伤大血管及胃内容物反流等后果。
	救助意识清楚者	1. 休息。受伤程度较轻者，可搀扶患者或使用轮椅将患者送回病床，嘱其卧床休息并观察。 2. 止血包扎。对于皮肤出现瘀斑者应进行局部冷敷，皮肤擦伤渗血者给予消毒包扎。 3. 有外伤、出血者，应立即止血、包扎并护送其就医。 4. 查看老年人有无肢体疼痛、畸形、关节异常、肢体位置异常等提示骨折的情形，若有或无法判断，不要随便搬动老年人，以免加重病情，应立即拨打急救电话。 5. 查询老年人有无腰、背部疼痛，双腿活动或感觉异常及大小便失禁等提示腰椎损害，若有或无法判断，不要随便搬动老年人，以免加重病情，应立即拨打急救电话。 6. 询问老年人跌倒的情况及其对跌倒过程是否有记忆，如不能记起跌倒的过程，出现记忆丧失、头痛等情况，可能为晕厥甚至脑血管意外，应立即护送老年人就医或拨打急救电话。 7. 询问老年人有无剧烈头痛或口角歪斜、言语不利、手脚无力等提示脑卒中的情况，若有，应立即拨打急救电话，不可立即将其扶起。	1. 救护过程中随时观察老年人的意识状态。 2. 识别异常情况并及时报告，酌情处理。 3. 不随意扶起或搬动老年人，若需搬动，应保证平稳，尽量让老年人平卧休息。

续表

操作步骤		操作程序	注意事项
操作后	风险防范	1. 注意环境安全。对于衰弱或行动不便的老年人来说，养老院的环境安全对预防跌倒举足轻重。床单元应设置合理，确保地面干燥，灯光照明适宜，走廊两侧及卫生间要安有扶手，浴室放置防滑垫，过道上不要堆积杂物，夜间要有必要的照明，安装必要的报警和监控设备。 2. 物品放置。将热水瓶、拖鞋、便器等物品摆放在老年人方便使用的位置。 3. 关爱老年人。肢体功能严重缺陷或功能障碍的老年人如厕时要注意安全防范，原则上协助其床上大小便，必要时由照护人员专人陪同如厕。 4. 变换体位。患有高血压的老年人起床、变换体位时动作要缓慢。 5. 鼓励老年人坚持体育锻炼，保持精神愉悦，多参加社交活动，治疗并控制高血压、糖尿病等老年慢性疾病，避免使用不适当的药物等，这些措施均可减少老年人跌倒的发生。 6. 跌倒高危老年人、照护人员及家属要知晓"预防跌倒十知道"。①行动不便、虚弱、无法自我照顾、智力下降的老年人，请照护人员或家属在旁陪伴，协助其活动。②下床时请慢慢起来，特别是在服用某种特殊药物时，如降压药、催眠药等。③当需要协助时，请按呼叫铃，医护人员会来到身边。④保持地面干净，如地面弄湿，应及时请医护人员处理。⑤将物品收纳于柜中，保持过道通畅。⑥卧床时请拉起床栏，特别是躁动不安、意识不清时。⑦请穿合适尺码的衣裤，以免绊倒。⑧将生活用品放在容易取的地方。⑨房间保持灯光明亮，使行动更方便。⑩如厕时如需要帮忙，请按呼叫铃。	养老机构要避免易致老年人跌倒的环境因素是管理的重点之一，目标是减少老年人跌倒的风险或减轻跌倒引起的损害。

（四）任务评价

			班级： 姓名： 学号： 成绩：		
	评分项		分值	自我评价	教师评价
老年人跌倒干预过程评价	沟通、安慰老年人		10		
	立即拨打急救电话		10		
	评估老年人的意识状态、摔伤经过及受伤情况		30		
	依据受伤情况，轻伤给予相应的处理，保持舒适体位，受伤肢体要制动，重伤进一步治疗		40		
	随时巡视老年人的情况，观察并询问老年人有无不适		10		
总分			100		

（五）任务小结

姓名：		班级：	学号：
学习索引		学生自测	
知识点	跌倒	跌倒的定义：	
		老年人跌倒的危害：	
		老年人跌倒的危险因素：	
		老年人跌倒的预防：	
		老年人跌倒的风险评估工具及运用：	
技能点	老年人跌倒干预措施	老年人跌倒干预的具体措施：	

（刘继红）

第八章　老年人安宁疗护

第一节　临终老人的安宁疗护

 任务 安宁疗护的理念及意义

（一）任务导入

1. 任务描述　张某，男性，78岁，肺癌患者，全身多处淋巴结、骨转移，恶病质，左侧肢体轻度水肿，因双侧肩胛骨区严重疼痛1年余在家4次自杀未遂。患者家属因无法承担好照顾任务而痛苦不堪。张某于2021年3月入住某医院安宁疗护病房。经过安宁疗护病房医护人员的全方位照护，张某于入院后1个月平静、安详地离世。

问题：①该老人在安宁疗护病房接受的是哪种类型的照护？②此照护类型有什么意义？

2. 任务目标

（1）知识目标：掌握安宁疗护的概念及服务内涵。

（2）技能目标：能阐述对老年人实施安宁疗护的意义。

（3）素质目标：提升自我职业技能水平，能够为生命末期的老年人提供安宁疗护服务，帮助老年人安详、舒适地走完人生最后一程。

（二）任务分析

人生都要经历生、老、病、死，生与死是人类生命发展的自然规律，老年即是生命的最后一个阶段，是每个人都必须接受的最终结果。老年人在走完人生最后一程的时候，不但意味着与家庭、亲人、社会永远地分别，而且还会经受难以想象的痛苦和折磨。如何更好地为老年人提供服务，使其能够坦然、安详、无憾、有尊严地走完人生最后的旅程，是护理人员的责任，也是义务。护士应帮助老年人减轻痛苦，树立正确的死亡观，维护生命尊严，从而改善其临终生命质量。

1. 安宁疗护的概念　安宁疗护是指以疾病终末期的患者和家属为中心，以多学科协作模式进行临床实践，主要内容包括对患者的疼痛及其他不适症状进行控制，同时向其提供舒适照护，以及心理、精神、社会支持等。

2. 安宁疗护的服务内涵　安宁疗护的服务内涵主要体现在五个方面，即全人、全家、全程、全队、全社区。

（1）全人照顾：终末期患者在生命最后阶段一般会面临疼痛、呼吸困难、水肿等各种不适症状，同时面对病情与生命的不确定性，常会产生焦虑、抑郁、伤心等负性情绪，加上家庭社会支持网络的改变或不足，易导致患者觉得人生缺乏意义及价值感，感到无力、无助，甚至有轻生的危机。因此，对于终末期患者，安宁疗护需要向其提供身体、心理、社会及精神多维度的全人照顾。

（2）全家照顾：终末期患者最后会走向死亡，而死亡是整个家庭甚至整个家族的大事，家属也是安宁疗护团队需要关注的重点。在照顾终末期患者时，由于照顾时间长、照顾技能缺乏等多方面因素，家属也会出现身体、心理多方面的问题。因此，除了照顾患者之外，也要照顾家属，解决家属的体力、心理、悲伤等问题。

（3）全程照顾：安宁疗护不仅局限于住院的终末期患者，从患者入住安宁疗护病房直至接受患者死亡（包括住院及居家照顾），安宁疗护工作人员都会全程对患者进行管理，同时也包括对家属的哀伤辅导。

（4）全队照顾：安宁疗护是一个多学科团队合作的工作，成员包括医师、护理师、社工师、志愿者、营养师、心理师、宗教人员等。当然这些成员并不是固定的，凡是患者所需要的都可以是团队的成员。在团队中，每个成员都负责终末期患者照护的一部分，如症状控制、心理辅导、社会支持、精神照护等。凡是与患者照护有关的人员都需要加入团队服务，并不是只依靠某一专科人员就可以做好安宁疗护的工作。

（5）全社区照顾：安宁疗护不仅是医疗机构、护理院的责任，也是全社会的职责。作为安宁疗护工作者，应积极寻找和联结社会资源，动员全社会的力量，为贫困的终末期患者和家庭提供实际救助，奉献爱心。

3. 老年人安宁疗护（临终关怀）的现状　现代临终关怀的建立，是以1967年英国桑德斯博士在伦敦创办的世界上第一所临终关怀医院——圣克里斯多弗临终关怀医院为标志的。该临终关怀医院使垂危患者在人生旅途的最后一程得到了需要的满足和舒适的照顾，被誉为"点燃了临终关怀运动的灯塔"。之后，在其影响和带动下，世界许多国家和地区开展了临终关怀服务，并进行了相关的理论和实践研究。自20世纪70年代起，临终关怀被传入美国和日本，20世纪80年代后期被引入中国。我国对临终关怀有许多翻译方式，如"济病院""死亡医院""安息护理""终末护理"等。中国香港学者一般称之为"善终服务"，中国台湾学者一般称之为"安宁照顾""安宁疗护"。1988年7月15

日，中国首个临终关怀研究机构——天津医学院临终关怀研究中心成立，该中心由美籍华人黄天中博士、天津医学院院长吴咸中教授、副院长崔以泰教授合作建成，是中国第一家临终关怀研究机构。同年10月，上海成立第一家临终关怀医院，标志着我国已跻身世界临终关怀研究与实践的行列。

在过去的半个世纪里，英国是对老年人的临终关怀伦理学提出最早和实践最多的国家，2004年首次提出把2005年10月8日作为第一个世界临终关怀及舒缓治疗日，其临终关怀以慈善为主。中国临终关怀事业起步较晚，其发展大体经历了3个阶段，即理论引进及研究起步阶段、宣传普及和专业培训阶段、学术研究和临床实践全面发展阶段。我国在20世90年代开始探索性地在全国大城市的综合医院、肿瘤专科医院开设临终关怀病区200余家，近1万名人员从事临终关怀工作。2006年发布的《城市社区卫生服务机构管理办法（试行）》提出在全国的社区卫生服务机构中开展临终关怀。同年4月，中国生命关怀协会成立，临终关怀有了一个全国性行业管理的社会团体。2011年国家卫生健康委员会（原国家卫生部）下发护理院的基本标准，全国护理院开展临终关怀工作。2012—2014年上海市政府新填舒缓疗护（临终关怀）项目，住院床位890张，居家850张，共1740张。2014年国家卫生健康委员会（原国家卫生和计划生育委员会）医政医管局委托中国生命关怀协会开展临终关怀服务医疗体系研究。2015年国务院有关文件明确鼓励社会力量举办临终关怀医院，并将其列为稀缺资源。2016年全国234家医疗机构设立临终关怀科，其中三甲医院占12.06%，一、二级医院占40.05%，其他医疗机构占47.89%。

目前，我国安宁疗护的组织形式主要有3种：①独立的临终关怀医院，如1987年在北京建立的北京松堂关怀医院；②综合医院附设的安宁疗护病房或病区，这是目前最主要的形式，如中国医学科学院肿瘤医院的"温馨病房"、北京市朝阳门医院的老年临终关怀病区、四川大学华西第四医院姑息关怀科等；③家庭式安宁疗护病床，一般是以社区为基础、家庭为单位开展的安宁疗护服务，如香港新港临终关怀居家服务部。

随着我国老龄化进程的加快，居我国居民死因前三位的恶性肿瘤、心血管疾病、脑血管疾病的发病率也在逐年增高，每年约有750万人死亡，其中80%（600万）需要临终关怀服务，临终关怀的服务需求逐渐增加。我国的临终关怀事业在20多年的发展中取得了长足的进步，但在发展过程中还存在比较大的困难和障碍，主要体现在以下3个方面：①临终关怀教育尚未形成。目前的医学教育普遍缺乏对临终关怀专门课程的设置，专业人才不足，同时现有的医务人员往往偏重于对临终患者的治疗和抢救，而对临终患者的心理需求、精神需求等重视不够，因此，国家和社会应加大对临终关怀服务知识和技能的教学与培训、普及与推广。②传统文化的制约。受长期传统死亡观、伦理观的影响，人们对于死亡往往采取否定、回避的态度，甚至有人误将临终关怀理解为"安乐死"。由于不了解死亡的有关知识，人们忌讳谈论死亡的话题，许多人缺乏对死亡的精神准备。另外，家属受传统"孝道"的影响，认为若放弃对濒死者的治疗及抢救，会背上不孝之名。同时，许多医务人员对临终关怀的概念没有真正理解，也不愿打击患者继续治疗的信心，对临终老人仍然以治疗的方法为主，尽量运用现代的医疗技术去挽救临终者的生命，但往往忽略了患者的生存质量，不仅给临终者造成了身体及心理上的痛苦，也造成了医疗资源的浪费。这些生死观在某种程度上给中国临终关怀事业的发展带来了消极的影响。③缺少政策支持和资金资助。我国是发展中国家，经济水平制约着临终关怀事业的发展，国家投入、医疗和护理保险的双重不足使许多临终关怀机构难以维持。目前，绝大多数私营临终关怀机构没有纳入国家医疗保险范畴。综合医院临终关怀病房也受到诸多因素的困扰而不能普及，由于缺少当地政府的政策支持和社会资助，使不少开设临终关怀服务的医疗机构在当今自负盈亏的市场经济中陷入尴尬的境地。为了进一步推进临终关怀的发展，满足人民群众的健康需求，2017年国家卫生健康委员会（原国家卫生和计划生育委员会）家庭发展司启动北京、上海、河南、四川和吉林5个省的安宁疗护试点项目，在全国推进安宁疗护（临终关怀）的合法性。这是把安宁疗护列入我国卫生体系政策和制度中的新举措，并成为卫生系统的重点工作，为在全国开展安宁疗护提供支持。

4. 老年人安宁疗护（临终关怀）的意义 我国进入老龄化社会后，家庭规模的缩小、功能的弱化，使老年人的照护尤其是临终关怀问题日益凸显。老年人对安宁疗护的需求更为普遍、更为迫切，因而发展老年人安宁疗护事业，对老年人及其家属均有重要的意义。

（1）提高生存质量，维护生命尊严：目前很多临终老人在生命的最后一段日子里，不是在舒适、平静中度过，而是处于现代医疗技术、麻醉及药物的控制下，在死亡之前均有接受各种侵入性治疗手段的痛苦经历。临终关怀是从提高临终老人生命质量出发，通过对老年人实施整体护理，用科学的心理关怀方法和高超精湛的临床护理手段，以及姑息、支持疗法，最大限度地帮助临终老人减轻和解除躯体上的痛苦，缓解其心理上的恐惧，提升临终老人生命最后阶段的生存质量，使其平静、从容、安详、有尊严、无痛苦地抵达人生的终点。

（2）安抚家属，减轻家属照料困难：社会化的老年人照顾，尤其是对临终老人的照顾，不仅是老年人自身的需要，同时也是其家属和子女的需要。对于一些家庭，特别是低收入的家庭来说，临终关怀将家庭成员的照护转移到社会，既能让家属摆脱沉重的医疗负担，也注重了对临终老人家属的心理支持，使其家属能坦然地面对老人的临终过程，并较好地协调自己的工作与照顾临终者之间的关系。因此，临终关怀是解决临终老人家庭照料困难的一个重要途径。

（3）节省费用，合理分配医疗资源：临终关怀不追求可能给患者增添痛苦的或无意义的治疗，而是要求医务人员以熟练的业务和良好的服务来控制患者的症状。对丁那些身患不治之症且救治无效的患者，对家庭而言接受临终关怀服务可以减少医疗费用。在我国医疗资源有限的情况下，如果将这些费用转移到其他有救助希望的患者身上，将发挥更大的价值。因此，临终关怀为节约、利用有限的医疗资源成为可能。

（4）转变观念，彰显人道主义精神：临终关怀是人们在观念上的一场革命。给予临终患者全面的关怀与照顾，使之欣慰地走向生命的终点，这是医学人道主义精神的真正体现，也是伦理道德的高度体现。一方面，要教育人们改变对死亡的传统观念，临终者和家属都要面对现实，承认死亡，承认进一步的治疗无效；另一方面，临终关怀改变了无法救治的患者被拒之门外或在医院得不到真正的关心照顾、被动地等待死亡的医疗状态。不仅如此，专业的团体指导、帮助家属完成应尽的义务，可以使患者家属的心灵得到慰藉。这不仅彰显了医学人道主义精神，更体现了以人为本的精神，是社会发展与进步的标志。

（三）任务评价

班级：	姓名：	学号：	成绩：		
评分项		分值	自我评价	教师评价	临床评价
临终老人的安宁疗护	自我评估	20			
	职业素质评估	20			
	临终老人的安宁疗护能力素质评估	20			
	业务素质评估	20			
	评估与反馈	20			
总分		100			

（四）任务小结

姓名：		班级： 学号：
学习索引		学生自测
知识点	安宁疗护	安宁疗护的概念：
		安宁疗护的内涵：
		老年人安宁疗护的意义：

续表

姓名：		班级：	学号：
学习索引			学生自测
技能点	实施前准备	1.	
		2.	
		3.	
		4.	
	实施步骤	1.	
		2.	
		3.	
		4.	
		5.	
		6.	

（高　爽）

第二节　临终老人的身心特点

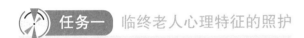 **任务一** 临终老人心理特征的照护

（一）任务导入

1. 任务描述 陈某，女性，68岁，3个月前确诊胆管癌多处转移，经介入治疗效果欠佳，1天前转入安宁疗护病房。老人目前消瘦、黄疸、腹水，疼痛及失眠等症状已得到控制，自己感觉到病情严重，因而情绪低落。自转入安宁疗护病房以来，不愿与人沟通，每天眼神空洞地看着天花板，其子女很着急，到护士站寻求帮助。

问题：作为安宁疗护病房的护理人员，你考虑如何为老人提供帮助？

2. 任务目标

（1）知识目标：掌握临终老人的心理特征。

（2）技能目标：掌握对临终老人进行心理护理的方法。

（3）素质目标：能进一步提升对临终老人的照顾能力。

（二）任务分析

1. 临终老人的心理特征和心理护理

（1）临终老人的心理特征：对大多数老年人来说，当得知自己要面临死亡的

时候，其心理发展大致要经历震惊否认期、愤怒期、讨价还价期、抑郁期、接受期5个阶段，这5个阶段并无明显的界限。一般这5个阶段的心理过程因每个老年人情况的不同而有所差异。有的老年人可能只停留在某一心理阶段，有的老年人可能在极短时间内同时出现两三种不同的心理反应，而且每个个体所经历的各个阶段之间也有一定的差异。临终老人除有以上各种心理体验外，还具有个性化的心理特征。

1）心理障碍加重：临终老人会出现各种心理障碍，如孤僻，暴躁，抑郁，意志薄弱，依赖性增强，自我控制变差，遇事大发脾气，事后又后悔莫及、自责道歉。有的老年人固执己见，不配合治疗和护理。当进入临终期时，身心日益衰竭，精神和肉体忍受着双重折磨，感到求生不能、求死不能，这时心理特点以忧郁、绝望为主要特征。

2）思虑后事、留恋亲人：大多数老年人倾向于个人思考死亡问题，比较关心死后的遗体安葬，如土葬还是火葬、是否有合适的墓地等。还会考虑家庭安排，如房子、财产分配等。有的老年人担心配偶今后的生活和子女儿孙的工作、学业等。

（2）临终老人的心理护理：心理护理是临终老人护理的重点。可根据老年人心理发展阶段给予针对性的关怀和护理，又由于不同老年人的心理表现有差别，也可根据心理表现的不同类型采取相应的方法和措施。不同阶段的心理护理措施如下。

1）震惊否认期：在此阶段，医护人员及老人家属都要认真仔细地听老年人诉说，热心、坦诚地关怀老年人，使其感到被支持和理解。医护人员之间、医护人员与家属之间必须取得协调，通过交谈弄清老年人对自己的病情到底了解到什么程度，及时了解老年人真实的想法和临终前的心愿，尽量照顾老年人的自尊心，尊重他们的权利及信仰，尽可能满足他们的各种需求和愿望，使其没有遗憾地离开人世。对一些心照不宣、内心痛苦的老年人，尽量给予安慰。如果老年人极力否认，医护人员也没有必要破坏这种心理防御，谈话的时候可尽量顺着老年人的语言和思路，让其保持一线希望，可有利于延长老年人的生命。关爱的倾听和交谈是临终老人陪护工作中最重要的内容。

2）愤怒期：此期医护人员要把老年人的愤怒和怨恨看成是一种健康的适应性反应，要理解与宽容老年人，对其不友好的言行应忍让克制、好言相劝、耐心相待，切不可与之争执。护理上要尽量做到认真仔细、动作轻柔。触摸护理是大部分临终患者愿意接受的一种方法。护士在护理过程中，针对不同情况，可以轻轻抚摸临终老人的身体，抚摸时动作要轻柔，手部的温度要适宜。通过对老年人的触摸能获得他们的信赖，减轻其孤独和恐惧感，使他们有安全感和亲切温暖感。不要让老年人认为别人会因他脾气不好而生气，从而感到内疚和不安。

3）讨价还价期：护士应明确此期的心理反应对老年人是有益的，应抓住时机，与老年人一起制订护理计划，允许家属陪护并参与临终护理是老年人和家属最需要的。这是一种有效的心理支持和情感交流，可使老年人获得安慰，减轻孤独感，增强安全感，有利于稳定情绪。尽量减轻疼痛等各种不适症状也是必需的。老年人也容易接受、依赖自己亲人的照顾。

4）忧郁期：忧郁和悲痛对临终老人而言是正常的表现，护士应允许其用自己的方式去表达悲哀。鼓励老年人的亲朋好友、单位同事等社会成员多探视老年人，不要将老年人隔离开来，要尽量满足其要求，尽力安抚和帮助他们，并尽量帮助他们完成未完成的事宜，以体现老年人的生存价值，减少孤独和悲哀。

5）接受期：这个时期应当允许老年人自己安静地待着，不必过多打扰，也不要勉强与之交谈。家属可陪伴在老人身边，不断地对临终或昏迷老年人讲话是很重要且有意义的。护理人员应始终表达积极的、温馨的尊重和关怀之情，协助临终老人完成未尽事宜，使其在安详中离去。

虽然临终老人的心理变化不尽相同，但各个过程都包含了"求生"的希望。他们需要的是脱离痛苦和恐惧，获取精神上的舒适和放松。因此，及时了解临终老人的心理状态，满足他们的身心需求，使老年人在安静舒适的环境中以平静的心情告别人生，这是临终心理护理的关键。

2. 临终老人常用心理护理技能——家庭会议 家庭会议英文名为"family meeting"或"family conference"，是一种医护人员向患者及其家属传递患者疾病相关信息、评估患者及其家属的需求、给予情感支持、讨论照护目标和照护策略并达成共识的有效方法。家庭的特征是应至少包含2个或2个以上的成员，以及组成家庭的成员应以共同生活、有较密切的经济和情感交往为条件。

（1）实施目标

1）商讨并解决家庭正面临的困难和危机。

2）协调家庭因患者导致的变化关系。

3）协助患者获得较为适宜的休养环境和居家照顾，提高终末期生活质量。

4）传播宁养服务理念，动员家庭发现优势，改善认知，提高应对困境的能力，促进家庭正常运转及发展。

（2）实施时机：一般情况下出现复杂状况的患者才需要召开家庭会议，如症状难以控制、病情发生变化、公布难以接受的诊断信息、制订预立医疗计划、患者的家庭社会情况较为复杂且难以在治疗方案上达成一致、患者的合并症较多、伦理上的冲突、患者的照护目标比较具有挑战性、需要对患者的生活质量或临终事宜做艰难的决定等情况时。

（3）实施前准备

1）人员准备：医师、护士、安宁疗护团队其他成员、患者、家属。

2）确定会议主持人和参与人：主持人可以是医师、护士、社会工作者，也可以是患者和家庭都信任并对相关问题和家庭成员有足够了解的人。除相关人员外，关系密切的亲友，以及医师、护士、社会工作者、服务该患者的义工等均可出席家庭会议。

3）场地准备：家庭会议应该是在一个安静独立且不被打扰的房间内进行，最好是以圆桌的方式举行会议，以便参与者能面对面地交流。房间内应该备有足够的椅子，并且参与者能随意选择自己的座位。最好房间内能配备视频设备，这样可以让不能到场的重要家属或多学科团队成员通过电话或视频的形式参加会议。

4）物品准备：需要为患者及其家属准备健康教育的资料，以作为口头信息的补充。这些资料应该包括介绍医疗机构所提供的服务、治疗及药物信息的宣传册等。

5）会议目标和议程的准备：在家庭会议开展前，必须有明确的目标和合适的计划。没有明确的目标，将会导致会议不成功。

6）采集信息和问题归类：通常从了解患者开始，之后是照顾者和其他家庭成员。获得真实、有价值信息的基础是建立信任关系。需要说明的是，信息的获得并非一劳永逸，随着工作的深入，双方信任度增加，还会有新的或更多的信息补充进来，这些信息也许就是家庭问题的症结所在。

（4）实施步骤

1）介绍和开场：首先由参加会议的医护人员向患者及其家属进行自我介绍，解释自己在医疗团队中的职责，并请患者家属进行自我介绍。然后介绍会议的目标、持续的时间（一般不超过2 h）及会议的基本要求（如每位参与者都有发言和提问的机会，一位参与者发言时其他人不要打断等）。

2）交换信息：挖掘患者家属对患者疾病现况的了解程度，回顾患者的病情、目前的治疗方案及预后，与患者及其家属讨论患者的照护目标、期望的治疗方案等，了解患者及其家属遇到的问题并探讨解决的方式，对患者及其家属的情绪反应（如生气、焦虑、伤心等）给予疏导，并引导患者及其家属做出决定。

3）总结：总结会议的内容，并感谢和肯定家属的参与，对接下来的工作做简要的计划。

4）结束：家庭会议结束后将患者及其家属送至床旁，协助患者取舒适卧位。完成文本记录，记录的内容包括参加的人员、患者存在的问题、症状评估信息、患者家属对患者现状的了解程度、患者家属的担忧、达成的共识和接下来的计划等，并分发给患者的照护团队。

（5）注意事项

1）着装：穿着职业服饰，整洁、协调、便于工作。

2）态度：合乎礼节，大方且稳重，能表示对参会人员的尊重和对患者及其家属的关心。同时，医护人员应积极地聆听，并且要有同理心，能及时察觉到患者或家属的情绪变化并给予安慰。

3）掌握沟通技巧：用平实易懂的语言向患者及其家属解释患者的病情及治疗措施，确保患者及其家属能充分理解。使用开放性的问题，不要回避患者及其家属提出的问题，注意照顾到每位参加会议的家属，并鼓励其说出自己的想法和感受，尽可能多地向患者及其家属提供提问和发表感想的机会，允许会议过程中出现沉默或哭泣。

4）尊重：认真收集家庭会议参与者的各项信息和资料，尊重原生家庭的沟通方式、文化背景、社会经历，保守家庭的秘密，确保决策的自主性。

5）保持一定界限：护士注意不要让自己的态度、价值观、信仰等影响会议对象做出决策，应以客观的态度考虑问题，操作者不可带入主观意识来干预会议及影响患者家庭功能。

6）时间：会议时间一般控制在2 h内。操作者需要具备掌控会议全过程的能力，引导参会人员围绕议题展开讨论并取得最终的结果，尽量使患者满意。

7）环境：在医院单独的中小型会议室，操作者只能提供建设性建议，尽量避免介入因经济纠纷引起的家庭矛盾和决策，避免被打扰或由于会议室过大而影响效果。

家庭会议可以为医护人员提供全面了解患者及其家庭的平台，有利于深入评估患者面临的困境，及时向其提供具体有效的帮助，使患者与家庭、家庭与社会之间保持良好的互动。家庭会议还可以促进患者家庭成员之间的情感交流，体现对患者的人文关怀，让患者及其家属能够"善终、善生、善别"。

3. 临终老人常用心理护理技能——尊严疗法　尊严疗法（dignity therapy）是一种个体化的心理治疗干预方法，由受过专业尊严疗法培训的医务人员引导，以尊严疗法问题提纲为指导，通过访谈录音的形式为疾病终末期患者提供一个讲述重要人生经历及分享内心感受、情感和智慧的机会，从而减轻患者心理和精神上的痛苦，提高个人价值感和意义感，使其有尊严地度过人生的最后时光。可以把访谈录音转换为文本文档，让患者分享给所爱之人，用以缓解家属丧亲之痛并给予慰藉，患者的个人价值也能够超越自身的死亡持续存在。

（1）确定适用人群：尊严疗法的应用很广泛，从极度悲痛的患者到自称毫无悲痛感的患者，均为其适用对象，要让患者认为尊严疗法能在他们有限的几个月、几周、几天的生存期内提供安慰，增强他们生存的意义与目的。

（2）排除标准

1）对于病情过于严重、预计生存期不超过2周（通常用于完成整个干预所需时间）的患者，在正常情况下，不应向其实施尊严疗法。

2）将患者排除尊严疗法的重要原因之一是其认知能力受损，因其限制了患者提供有意义的信息及反思性回应的能力。

（3）向患者介绍尊严疗法：尊严疗法是谈话疗法，专门被用来帮助那些面临重大健康挑战的人们。一些已经完成的有关尊严疗法的研究表明，它可以帮助人们应对和改善自我感觉及自身情况，甚至提高生活质量，而且对患者家属也有很大的帮助。尊严疗法通常只需要1次面谈，有时候是2次。它给人们一个机会去谈论那些对他们来说最重要的事情，那些他们想与亲近人分享的事情，以及那些他们觉得必须说出和想要说出的事情。这些对话会被录音、转换为文字并编辑，最后返给患者的是一份打印出来的纸。大多数参与者觉得这种体验很有意义，他们知道该文件将会被保留，而且他们可以与自己在乎的人分享，这给了他们很大的安慰。

（4）回答患者提出的任何问题：患者可能会提出一些问题，回答者对每个问题都必须进行确认，并且进行适当地解答，对问题的回应可以促进双方建立一种舒适感和信任感。一些常见的问题及回答的原则如下。

1）"有哪些问题是需要我回答的"：可告知患者不会有任何问题是必须回答的，尽量使患者能够自由地谈论想谈论的事情。对一些不愿谈论的事情可以选择跳过不谈，以打消患者的顾虑，使其敞开心扉。

2）"你会问我什么问题"：尊严疗法有一份既定的问题提纲，这份提纲可以提前提供给患者，以便患者有时间去充分考虑是否愿意或如何回答其中的问题，同时可以思考是否遗漏了一些想要借此机会谈论的话题。

3）"如果我感觉累了或开始感到身体极为不适以致无法继续，该怎么办"：请患者放心，如果累了或需要休息，只要说一句，就会停下来。在实施过程中也会定期地询问患者是否需要休息或想要休息。同样，治疗时间完全决于患者的体力。

4）"为什么必须录音，如果我对录音机感觉不适应该怎么办"：向患者解释，录音很重要，这样才能记录下谈话的内容，然后利用记录的内容建立文本文档，患者可以与生命中重要的人一起分享该文档。向患者保证录音不会侵犯患者的隐私，更不会作为他用。

5）"尊严疗法只是提供给濒死的患者吗，这就是您让我参与的原因吗"：向患者解释尊严疗法最初是为接受姑息治疗的患者开发的，它无法预测患者的病情或身体状况会如何发展，但无论是临近生命终点还是情况好一些的患者，谈论尊严疗法中的问题通常都会给人带来安慰。

6）"我并没有很特别的人生故事可叙述，我的人生并不是非常有趣"：每个叙事者本身的故事都是独特的。没有两种人生是完全一样的，也没有两个故事是完全一样的，甚至是被患者描述为"普通"或"无趣"的人生都是独一无二的。这些人生故事只有自己能叙述，包括医师、律师、农民、家庭主妇、农场主、艺术家、工人、记者、商业大亨在内，目前并没有一种简单的方法来概括对哪类人来说尊严疗法是有帮助的。如果尊严疗法的点子听起来很吸引人，很有意义，应该尝试一下。

（5）提供尊严疗法问题提纲：给患者一份尊严疗法问题提纲可以达到多种目的。它能够给患者提供一个更清晰的有关治疗内容的描述，使治疗流程明朗化。它可以让患者有时间来思考这些问题，权衡如何回答问题。尊严疗法的问题提纲是基于尊严模型衍生出来的问题组成，每一个问题都是为了引出患者人格的特点，向患者提供一个自我肯定的机会，帮助患者重新寻回自我，保持自己的人生意义与价值。尊严疗法更多的是引导患者，而非简单地依次罗列这些问题。

1）重要回忆：回想一下您的过去，哪部分您记忆最深刻，或者您认为最重要？您觉得什么时候活得最充实？

2）关于自我：有哪些关于您自己特别的事情想让家人了解或记住？

3）人生角色：您人生中承担过哪些重要角色（如家庭、职业或社会角色）？为什么这些角色是重要的？在这些角色中，您都做了什么？

4）个人成就：您这一生中最大的成就是什么？最令您感到自豪的是什么？

5）特定事情：有什么特别的事情您想要告诉您爱的人吗？有哪些事情您想和他们再说一次？

6）期望祝愿：您对您爱的人有什么期望或祝愿吗？

7）经验之谈：您有哪些人生经验想告诉别人吗？您有什么建议和忠告想告诉您的子女、配偶、父母或其他您关心的人？

8）教导嘱咐：您对家人有什么特殊叮嘱，以便于他们过好以后的生活？

（6）收集患者信息：在进行尊严疗法之前应了解的基本信息包括患者的姓名和年龄、他们希望的称呼、婚姻状况、同居人和住处、是否有子女或孙辈（包括他们的名字和年龄）等。此外，询问患者的职业和当前的就业状况也有助于治疗。治疗师还要了解患者的病程、疾病的性质，以及他们对疾病严重程度的理解。这些信息可以提供一个无形的框架。

（7）预约尊严疗法：将尊严疗法介绍给患者，回答患者的问题，且患者同意参与治疗后，应尽快预约治疗时间，理想时间范围是1～3天。及时跟进整个尊严疗法的进程很重要，它体现了尊严疗法即时性的特点，并向患者传达了一个重要的信息，即患者所述的内容是极为重要的，治疗师会迅速捕捉患者最重要的想法和言语。当然，最终应根据每个患者的需要和愿望来灵活掌握。

（8）实施尊严疗法

1）安排治疗环境：在初步会面结束时需要确定尊严疗法的程序。在实际进行尊严治疗时，应试图尽可能最大化地保证患者的隐私和舒适。尊严疗法通常在1 h内完成，在此期间应尽量减少探视，关闭电视或收音机，减少干扰。可以选择办公室或会议室，如果有必要，可以在患者床旁把围帘拉上。治疗时尽可能接近患者，这样更容易交谈，并建立一种亲密感和隐私感。在尊严疗法开始之前应确保患者尽可能舒适，向其提供饮料，并在其手边准备面巾纸。

2）录音机：使用一台优质的录音机，在会话之前，保证录音机正常工作。因为患者身体虚弱，如果录音机出故障，可能没有第二次机会。有些患者可能会对自己的想法转换为语言而感到惊恐，因为他们知道什么都会被记录下来。为了消除患者的焦虑，可提醒患者会谈会被录音，然后转录为文本，他们可以对文本进行修改，可以添加或删除任何信息。患者知道治疗师将负责把记录的访谈转换为最终的传承文档并征求自己的同意时，患者往往会觉得更加安慰。

3）尊严治疗师的角色：一名优秀的治疗师，不应该简单地给患者读问题，并被动地等他们回应，有些患者在治疗中完全不知所措，不知道如何总结他们是怎样的人，或者表达他们想说的。打个比方，这个过程类似探索的人不确定要走哪条路，而治疗师的作用是通过积极的倾听确保患者不迷路，并成功到达目的地。治疗师应该是富有同情心的倾听者，能让患者感觉到他们是谁、他们说的话很重要。在治疗师与患者的关系中，这种精神的关怀和支持，以及接受和公正是尊严疗法成功的基础。

（9）传承文档：尊严疗法的一个重要方面是创建传承文档。该文档始于尊严治疗师与患者沟通过程中逐字逐句进行的录音文本。有时候它是一个非常散漫的文档，伴随着各种意料之中的停顿与再开始，以及一些杂乱或不连贯的内容。知道如何处理以上问题是文档编辑任务的一部分。文档编辑应要求患者加入，以纠正其中的错误，并确保文件的最终版本令其满意。高效、敏锐、谦敬的文档编辑可以将一段疑惑的对话转变为一个纯朴的故事。

1）转录访谈录音：转录文档中常包含着爱、遗憾、痛苦、渴望及忧伤的文字，本质上这是人类经历的全景。逐字逐句地转录通常要花费实际谈话时间的2~3倍来完成。转录员必须理解时效性的重要性，这项任务必须在1~3天完成。

2）编辑逐字转录文档：编辑者需要富有责任感和尊重感，理想的编辑是尊严疗法的采访者，实际编辑工作包含整理记录、澄清记录、纠正时间顺序和找到合适的结尾4个任务。

（10）注意事项

1）治疗师向患者介绍尊严疗法时用语需谨慎，绝不能假设患者已经了解疾病预后的情况。因此，在介绍尊严疗法时应避免直接应用"终末期""临死""死亡""濒死"等词语。

2）治疗师在治疗过程中需要高度参与，做一个积极的聆听者。

3）任何时候，对任何患者，在任何情况下，治疗师都必须保持尊重、肯定的立场。

4）疾病终末期患者一般没有足够的精力和主观能动性去完好地组织自己的

回答，因此，治疗师需要把握开放式问题（问题提纲）和细节性问题（探索细节信息的提问）的平衡。一般来说，越虚弱的患者，需要越多的细节性提问。

5）允许患者保留那些使其内心极度脆弱的回忆，因为有些故事说出来可能太痛苦。

（三）任务小结

姓名：　　　　　班级：　　　　　学号：		
学习索引		学生自测
知识点	临终老人的心理	临终老人心理发展的5个阶段：
		临终老人的心理特征：
技能点	实施前准备	1.
		2.
		3.
		4.
	实施步骤	1.
		2.
		3.
		4.
		5.
		6.

任务二　临终老人躯体症状的照护

（一）任务导入

1. 任务描述　李某，男性，61岁，肺癌Ⅳ期。此次因背部持续疼痛、呼吸困难1天、咳嗽咳痰5天入住某安宁疗护病房。入院后给予高流量面罩吸氧10 L/min，予以吗啡片口服等对症处理。

问题：李某出现了哪些躯体症状？该如何对其进行照护？

2. 任务目标

（1）知识目标：掌握临终老人常见的症状。

（2）技能目标：熟悉临终老人常见症状的护理。

（3）素质目标：了解临终老人常见症状的相关评估方法，能够及时准确地对临终老人的症状进行评估，以更好地帮助临终老人。

（二）任务分析

大多数临终患者都是因身体逐渐衰竭而死亡，在此期间通常会有相应的临床表现。此类患者的家属常希望医护人员能够根据这些症状估计患者的死亡时间。因此，医护人员应该预先向患者家属解释临终的常见症状，并能够做出合适的处置，以帮助患者舒适、安宁地离开。临终患者常见症状包括疼痛、睡眠障碍、呼吸异常、体温异常、排便异常、排尿异常、躁动等。

并非所有的临终患者都会同时出现这些症状，也不是所有的症状都会出现，下文主要介绍疼痛、睡眠障碍和呼吸困难。

1. 疼痛 国际疼痛研究学会（International Association for the Study of Pain, IASP）疼痛术语分类委员会将疼痛定义为：疼痛是与实际的或潜在的组织损伤有关的一种不良感受和情感体验，是发生和引起各种组织损伤及持续组织损伤的特殊表现，疼痛具有主观性。疼痛是晚期患者最常见的症状之一，是最痛苦的感受。疼痛能否得到有效控制直接关系到晚期患者的生命质量，也对晚期患者的家属有着重要的影响。因此，国际临终关怀专家主张将疼痛作为晚期患者的第五生命体征，即护理人员应该像每天测量体温、脉搏、呼吸、血压一样充分评估晚期患者的疼痛，向其提供相应的镇痛措施并做出尽量详细的记录。

（1）疼痛的评估原则

1）倾听患者的主诉，教会患者及其家属有关疼痛的评估方法。

2）全面、详细地收集疼痛史：包括疼痛的发生时间、部位、程度、性质、病程、治疗史、对患者及其家属的影响等。对镇痛药成瘾的患者，还需向其家属核实患者主诉的真实性。

3）心理及社会因素：注意患者的精神状态并分析有关的心理社会因素。

（2）常见的疼痛评估工具

1）疼痛文字描述评分量表：将一直线平均分成5等份，在每个点用文字注明不同的描述语言，由患者根据自己的疼痛感受，选择合适的描述标准。

2）数字评分量表：将一直线平均分成10份，在每个点上用数字0～10依次表示疼痛加重的程度，患者为自己打分。

3）视觉模拟评分表：在一条直线的两端分别用文字注明不痛和剧痛，让患者根据自身痛觉，在线上标记疼痛的程度。

4）Wong-Banker面部表情量表：提供6种面部表情简图，分别代表疼痛的不同程度，从微笑到哭泣依次为不痛、有点痛、轻微疼痛、疼痛明显、疼痛严重、剧痛，由患者选择能代表自己当前疼痛水平的面部表情简图。

（3）疼痛的护理

1）遵医嘱给予镇痛药，密切观察用药效果（以癌性疼痛为例）：国内外研究实践证明，严格按照"三阶梯疗法"原则实施规范化治疗，90%的癌痛患者会得到有效缓解，75%以上的晚期癌症患者的疼痛得以解除。所谓三阶梯疗法，是根据轻、中、重不同程度的疼痛，单独和/或联合用药。第一阶段主要针对轻度疼痛的患者，可选用非麻醉类（非阿片类）药物、解热镇痛药、抗感染药，如阿司匹林、布洛芬、对乙酰氨基酚等。WHO推荐的代表药物是阿司匹林。第二阶段主要适用于中度疼痛的患者，可选用弱麻醉类（弱阿片类）药物，如可待因、曲马多等。WHO推荐的代表药物是可待因。可待因在体内可转变为吗啡，作用于吗啡受体而发挥镇痛作用，其镇痛效能为吗啡的1/6，持续时间与吗啡相似，欣快感及成瘾性较吗啡弱，对呼吸中枢的抑制轻微，无明显便秘、尿潴留及直立性低血压等不良反应。第三阶段主要用于剧烈和重度疼痛的患者。可选用强麻醉性镇痛类（如强阿片类）药物，如吗啡、哌替啶、美沙酮等。WHO推荐的代表药物为吗啡。吗啡作用于中枢阿片受体，具有较强的镇痛、镇静和镇咳作用。

2）心理护理：晚期患者大多数存在不同程度的恐惧、焦虑、悲观、失望等负性心理，个别患者甚至还会产生轻生的念头，这些不良情绪会降低其对疼痛的耐受力。因此，护理人员应了解、理解患者的心态，在适当的时候陪伴患者，认真倾听患者的想法，保持良好的护患关系，同时为患者创造舒适、安全的环境，减少患者的精神负担，有意识地教会患者处理疼痛的方法，如采用打哈欠、换气的方法缓解短暂性的疼痛，采取屈髋屈膝、闭目养神、倾听喜欢的音乐、深呼吸放松等动作缓解持续性的疼痛，尽量帮助患者消除不良情绪。

3）加强基础护理：晚期患者本身因高龄因素导致机体的防御能力下降，再加上患病后药物尤其是化疗药物的应用，使身体逐渐趋于衰弱状态，乃至出现全身脏器功能的衰竭，这使大多数患者丧失自理能力。因此，护理人员应该加强各项基础护理，注意患者皮肤、呼吸道、口腔、泌尿生殖道的管理，防止各种并发症的发生。尽量满足患者的生活需求，为其提供一个安静、舒适、无痛苦的环境，从而提高患者对疼痛的耐受性。

4）做好家属的指导：患者的疼痛会使家属产生焦虑、烦躁等情绪，而这些状态又与患者密切相关，会使患者的心理受到不同程度的影响。因此，护理人员应该与家属积极沟通，向其介绍病情并提出指导性建议，以稳定家属的心理状态，使其能够与护理人员共同合作并做好患者的心理护理，减轻患者的心理压力。

2. 睡眠障碍 睡眠障碍是指睡眠质及量的异常，或者在睡眠时发生某些临床症状，也包括影响入睡或保持正常睡眠能力的障碍，以及异常的睡眠相关行为，是睡眠和觉醒的正常节律性发生交替紊乱的表现。可由多种因素引起，常与躯体疾病有关。其中在老年人中最常见的是失眠。失眠是指患者对睡眠的时间和/或质量不满足并且影响白天社会功能的一种体验。睡眠质量的下降可直接影响机体的活动状况，增加疲劳感，降低工作效率，减弱抵抗能力，加速机体迈向衰老。

（1）原因：影响晚期患者睡眠的主要因素包括很多方面，如年龄、内分泌失调、焦虑等心理因素、环境因素、疼痛等。

（2）护理措施

1）为患者创造良好的休息环境：保持病室环境安静、干净，根据患者的习惯调节病室的温度、湿度及光线，保持床单位清洁、干燥、无异味，棉被厚薄适宜，衣物松紧适宜。在进行各项操作和夜间巡视时，坚持做到"四轻"，既说话轻、走路轻、操作轻、开关门轻。

2）尊重患者的睡眠习惯：护理人员应尊重患者的睡眠习惯，并尽可能地为患者的需求提供方便。做好晚间护理，协助患者处于舒适卧位，可适当给予背部按摩，促进肌肉放松。同时注意检查患者身体各部位的引流管、牵引物及包扎敷料的状况。对于疼痛患者应根据医嘱酌情给予镇痛药，帮助患者做好睡眠前的准备工作。

3）心理支持：根据不同情况采用针对性的心理支持和疏导，安抚患者的情绪，消除其焦虑感。

4）遵医嘱合理用药：上述方法无效时，可在医师指导下选择合适的药物。理想的药物应该具备迅速催眠、维持充足睡眠时间、提高睡眠质量、无成瘾性和宿醉反应等特点。晚期患者常使用的药物是短效苯二氮䓬类药物和唑吡坦类药物。药物治疗应遵循短期用药（一般不超过1个月）、间断用药（每周2～4次）、小剂量用药（常采用成人剂量的1/3～1/2）、缓慢停药、尽量避免同服同类药物的原则，同时注意监测药物不良反应，发现异常及时通知医师并协助处理。

5）健康教育：与患者讨论有关休息与睡眠的知识，让其了解睡眠的重要性。鼓励患者建立规律的日常生活方式，白天不要睡太多。鼓励患者进行适当的体育锻炼和参加力所能及的日常活动和体力劳动，坚持规律锻炼，睡前不饮咖啡、不过量饮水、不吸烟饮酒等，以放松身心、利于睡眠。

3. 呼吸困难 对于临终老人来说，呼吸困难是最常见的症状之一，70%的晚期肿瘤患者在死亡前几周会出现呼吸困难，25%的肿瘤患者在临终前1周可出现严重的呼吸困难，具体表现为呼吸频率由快变慢，呼吸深度由深变浅，甚至出现潮式呼吸、张口呼吸、点头呼吸等。呼吸困难是不可逆转的。临终前若为老年人进行气管插管以改善呼吸困难，只能增加患者的痛苦和家属的经济负担，对提高老年人的生命质量并无意义。因此，要采取措施控制患者的呼吸困难，缓解与呼吸困难相关的痛苦，使患者及其家属感到舒适。

（1）药物干预：针对不同病因选择合适的药物，以缓解呼吸困难。例如，支气管扩张药对可逆性气流受限有帮助；阿片类药物可通过降低机体对高碳酸血症、低氧血症及运动的通气需要量，减少呼吸费力和呼吸困难；皮质类固醇能降低肺组织的炎症反应，使支气管扩张，缓解呼吸困难。

（2）氧疗：根据患病的不同情况调整吸氧的浓度。例如，COPD和各种原因引起的伴有高碳酸血症的呼吸衰竭患者，吸氧流量为1～2 L/min，吸氧浓度为25%～29%。

4. 谵妄 有的老年人死前会出现谵妄等意识的变化，需考虑癌症脑转移、代谢性脑病变、营养异常、电解质不平衡或败血症等因素。症状在下午或晚上会更严重，患者的躁动不安需密切观察，找出可治疗的原因，如疼痛、脑缺氧、气喘、膀胱充盈或直肠胀满等，并给予对症处理。

5. 大出血 大出血是指严重急性的呕血、便血、阴道出血等，且一次出血量在800 ml以上，可出现休克现象，是造成患者死亡的直接原因，需迅速予以控制。应准备好镇静药、止血药及吗啡，以便随时遵医嘱给予镇静、止血及镇痛。呕血患者的床头应抬高10°～15°或将其头偏向一侧，以防止误吸，配合医师进行其他止血处理。胃肠道出血者一般应禁食24～48 h，胃部冷敷。如便血频繁，可在患者肛周垫上纸垫，患者每次排便后应拭净，保持臀部清洁。当患者有大出血时，应陪伴患者并握住其手，可减轻或消除患者的精神紧张和情绪波动。总之，护理人员要密切观察患者的病情变化，加强巡视，做好预后的估测及抢救的准备，同时让家属做好思想和物质准备，安排善后事宜。

（三）任务实施

评估	1. 评估患者疼痛的部位、性质、程度、发生及持续的时间，以及疼痛的诱发因素和伴随症状，评估患者的既往史及心理反应。 2. 评估患者对疾病症状的了解程度和患者的治疗意愿。
沟通	注重患者的主观感受和意愿。
准备	1. 操作者自身仪表端庄，掌握疼痛处理的相关知识。 2. 患者理解并配合医护工作。 3. 保持环境安静、舒适、清洁，必要时保护患者的隐私。 4. 用物准备：疼痛评估尺、疼痛健康教育资料。
实施	1. 协助患者取舒适体位。 2. 遵医嘱给予合适的镇痛药和镇痛途径。 3. 观察镇痛药的不良反应并积极处理，遵医嘱预防性给予通便、止吐药物。 4. 评估镇痛治疗效果：静脉注射、肌内注射镇痛药后30 min内评估。口服镇痛药或物理治疗后60 min内评估并记录。 5. 使用镇痛泵治疗的患者，护士应定期查看管路是否通畅，告知患者可根据疼痛控制情况按压手控开关以增加镇痛药的剂量。 6. 根据患者的疼痛情况、爆发痛发生次数及用药情况填写疼痛滴定表，配合医师及时进行药物剂量和方案的调整。 7. 根据患者意愿选择适宜的非药物干预方法，如音乐疗法、注意力分散法、自我暗示法等放松技巧，以及经皮电刺激、按摩、穴位按压、冷热敷等物理疗法。 8. 健康教育 （1）鼓励患者主动讲述疼痛，告知患者疼痛评估工具的使用方法，使其准确报告疼痛。 （2）告知患者及其家属疼痛的原因或诱因，告知非药物治疗方法及注意事项。 （3）告知镇痛药的使用方法及不良反应的防治措施，以及阿片类药物应用的顾虑和误区。 （4）告知患者应在医务人员指导下进行镇痛治疗并规律用药，不宜自行调整剂量和方案。 9. 给予患者心理指导，缓解焦虑情绪。

续表

评价	1. 患者的疼痛得到有效缓解，情绪安定。 2. 沟通良好，健康教育到位。
记录	详细记录疼痛评估记录单。

（四）任务小结

姓名：		班级：	学号：
学习索引		**学生自测**	
知识点	临终老人的躯体症状	临终老年人的常见症状： 常见的疼痛评估工具：	
技能点	实施步骤	1.	
		2.	
		3.	
		4.	
		5.	
		6.	
		7.	
		8.	
		9.	
		10.	
		11.	
		12.	

（高　爽）

第三节　临终老人的家庭支持

 任务 临终老人家属的哀伤辅导

（一）任务导入

1. 任务描述　孙阿姨的老伴因胃癌离世，尽管老伴已久卧病榻，但当死亡真正来临时，孙阿姨先前的心理准备及悲伤并没有取代死亡来临时的那种生离死别的悲伤。担心孙阿姨因悲伤而出现意外，护士把她安排在安静的房间，并有专人陪伴，尊重家庭的习俗和意愿对其老伴进行遗体护理，给予时间与老伴说再见。

问题：①对急性悲伤期的家属，护士应该提供哪些支持？②如何帮助家属顺利度过正常悲伤期？

2. 任务目标

（1）知识目标：掌握丧偶老人的心理反应。

（2）技能目标：熟悉如何对丧偶老人进行照护。

（3）素质目标：进一步提升对临终老人家属的照护能力，充分体现对临终老人的"全程"照顾。

（二）任务分析

丧偶是生活中最震撼心灵的事件，对老年人来说更是沉重的打击。一旦遭遇老伴亡故，常会悲痛欲绝、不知所措，继而引发包括抑郁症在内的各种精神疾病，加重原有的躯体疾病，甚至导致死亡。有资料报道，在近期内失去配偶的老年人因心理失衡而导致死亡的人数是一般老年人的7倍。

1. 丧偶老人的心理反应　老年人丧偶后会陷入哀伤。哀伤的常见心理反应见表8-3-1。丧偶老人的心理反应一般要经过以下4个阶段。

（1）承认阶段：很多老年人在得知老伴亡故的消息后，会表现得麻木不仁、呆若木鸡。这种麻木不仁并不意味着情感淡漠，而是情感休克的表现。麻木不仁可以看作是对噩耗的排斥，也是对自己无力驾驭的强烈情感的制服。这个阶段可能持续几个小时至一星期。

（2）内疚阶段：在接受了老伴亡故的消息后，很多老年人会出现内疚、自责的现象。总觉得自己对不起逝者，有时甚至认为自己要为对方的死负主要责任。内疚在所有居丧者中或多或少都存在，只要不太强烈，最终会度过这一阶段。

（3）怀念阶段：居丧的老年人在强烈的悲哀之情稍稍平息后，又会产生对死者的深深怀念。这时候在他们的头脑中会反复出现老伴的身影，时而感到失去他（她）之后，自己是多么的孤独。这种状态可能持续几个星期甚至几年。

（4）恢复阶段：当老年人逐渐认识到"生、老、病、死是无法抗拒的自然规律""对老伴最好的寄托和思念是保重身体、更好地生活下去"时，理智最终战胜了感情，身心也会逐渐恢复常态。

表8-3-1　哀伤的常见反应

反应	表现
情感反应	激越性躁动、愤怒、焦虑、抑郁、内疚/负罪感、孤独、解脱
态度反应	无望、自卑、自责、不真实的感觉、社会隔离、怀疑、想念逝者/对死者的追忆
行为反应	酗酒、疲乏、哭泣
生理反应	口干、脱发、头痛、消化不良、失眠、食欲缺乏、体重减轻、肌肉疼痛、心悸、呼吸短促、压力相关疾病、感染、药物滥用、显而易见的抱怨

2. 护理措施

（1）陪伴和聆听：或许丧偶老人通常最需要的是一位能够理解他们的"听众"，泰语中"理解"被释为"进入内心"，可以说理解是能给他人最珍贵的礼物。因此，周围人应该在丧偶者居丧照护过程中成为一名好的听众，而不是成为一名好的劝导者。

（2）协助丧偶老人办理丧事

1）帮助丧偶老人接受"逝者已逝"的事实。

2）为使老年人尽快地从悲痛氛围中解脱出来，可以让老年人用诗文、书信、日记等形式表达眷恋、怀念之情，并作为永久的纪念。可以将亲朋好友聚集在一起，向丧偶老人提供社会支持和帮助。

（3）协助丧偶老人表达内心的悲痛感：释放悲痛最常用的方式往往是哭泣。哭泣是一种缓解内心伤痛情绪的有效方式，但从心理学角度来看，无休止的悲伤必然会造成人为的精神损耗。因此，一段时间之后，要设法转移老年人的注意力，鼓励他们多接触外面的世界，多参加有益的文体活动，逐渐淡化精神上的痛苦，必要时寻求心理医生的帮助。

（4）协助丧偶老人处理实际问题：特别是空巢丧偶老人的日常生活会面临更多困难，因此，护理人员应深入了解老年人的情况，与其子女一起商讨日后的养老问题，安排长期或不定期的养老服务，确保老年人老有所养、老有所依，让老年人体会到生活的安全。

（5）促进丧偶老人适应新生活：人只有体会到失去生活意义的绝望感，在时光流逝中经历一次蜕变，才会领悟到自己在失去所爱的人时，并未失去爱的能力。然而，个人的力量是有限的，他人的援助可以使个体的潜能无限增长。因此，要让丧偶老人学会寻求和利用家庭、社会支持系统，重建人际关系，鼓励丧偶老人参加社会活动，积极投入新的生活。

（三）任务实施

评估	1. 评估丧偶老人家庭的一般情况，如社会家庭关系、经济情况、文化背景及信仰等。 2. 评估老人去世对其家庭产生的影响及社会功能障碍。
沟通	1. 尊重家属独特的感受及表达方式。 2. 与家属沟通过程中注意不说教、不评判、不回避问题、不随意转换主题。

续表

准备	1. 自身仪表端庄。 2. 了解居丧期事务的相关知识。 3. 环境安静、舒适。
实施	1. 向家属介绍居丧期服务的目的和相关事宜。 2. 鼓励家属倾诉目前的心理生理状态，收集基本信息，了解人格特点，对其日常生活护理进行指导，帮助其学会一些简单的自我放松技术及促进睡眠的方法，建立初步的信任关系。 3. 帮助家属接受亲人死亡的事实，鼓励其倾诉、宣泄不良情绪。 4. 通过情境回忆，引发家属的悲伤反应，协助其整理死亡事件发生之后的感受。 5. 帮助家属认识适度痛苦、悲伤、抑郁等情绪是正常的应激反应，并能坦然接纳自己的情绪和行为变化。 6. 告知亲友在帮助家属度过悲伤、恢复正常情绪过程中要注意的事项，使其了解哀伤反应的认知、情绪及行为表现。 7. 协助家属将与死者的关系重新进行定位，转化为记忆的一部分，学习接受与亲人死亡有关的信息和场合。 8. 促进家属学习积极的应对方式，鼓励其应用社会资源，开始新的生活，如积极参与社区活动、寻找重新就业的机会等。 9. 将注意力集中到当下，引导家属制订今后的生活计划，并鼓励其采取具体化的行动，如参加体育锻炼、学习职业技能等。 10. 定期随访并评估居丧期服务的效果。
评价	1. 家属正常度过哀伤期。 2. 家属能够以积极的心态和行动面对未来的生活。
记录	填写哀伤辅导记录，定期总结，反思不足。

（四）任务小结

		姓名： 班级： 学号：
学习索引		学生自测
知识点	哀伤辅导	哀伤的常见心理反应：
		丧偶老人的心理反应：
技能点	相应的照护方案	1.
		2.
		3.
		4.
		5.

（高 爽）

参 考 文 献

［1］ 冯丽华，史铁英. 内科护理学［M］. 4版. 北京：人民卫生出版社，2018.

［2］ 孙建萍，张先庚. 老年护理学［M］. 4版. 北京：人民卫生出版社，2018.

［3］ 中国老年医学学会高血压分会，国家老年疾病临床医学研究中心，中国老年心血管病防治联盟. 中国老年高血压管理指南2019［J］. 中国心血管杂志，2019，24（1）：1-23.

［4］ 中华医学会，中华医学会杂志社，中华医学会全科医学分会，等. 稳定性冠心病基层诊疗指南（2020年）［J］. 中华全科医师杂志，2021，20（03）：265-273.

［5］ 中华医学会糖尿病学分会. 中国2型糖尿病防治指南（2020年版）［J］. 中华糖尿病杂志，2021，4：319-405.

［6］ 中国老年2型糖尿病防治临床指南编写组，中国老年医学学会老年内分泌代谢分会，中国老年保健医学研究会老年内分泌与代谢分会，等. 中国老年2型糖尿病防治临床指南（2022年版）［J］. 中华内科杂志，2022，61（1）：12-50.

［7］ 国家老年医学中心，中华医学会老年医学分会，中国老年保健协会糖尿病专业委员会. 中国老年糖尿病诊疗指南（2021年版）［J］. 中华糖尿病杂志，2021，13（1）：14-46.

［8］ 中国痴呆与认知障碍诊治指南写作组，中国医师协会神经内科医师分会认知障碍疾病专业委员会. 2018中国痴呆与认知障碍诊治指南（三）：痴呆的认知和功能评估［J］. 中华医学杂志，2018，98（15）：1125-1129.

［9］ 中国痴呆与认知障碍指南写作组，中国医师协会神经内科医师分会认知障碍疾病专业委员会. 2018中国痴呆与认知障碍诊治指南（一）：痴呆及其分类诊断标准［J］. 中华医学杂志，2018，98（13）：965-970.

［10］ 贾建平，王荫华，杨莘，等. 中国痴呆与认知障碍诊治指南（六）：痴呆患者护理［J］. 中华医学杂志，2011（15）：1013-1015.

［11］ ALBERT M S, DEKOSKY S T, DICKSON D, et al.The diagnosis of mild cognitive impairment due to Alzheimer's disease: Recommendations from the National Institute on Aging-Alzheimer's Association workgroups on diagnostic guidelines for Alzheimer's disease[J].Alzheimers Dement, 2011, 7(3):270-279.

［12］ 贾建平，陈生弟. 神经病学［M］. 8版. 北京：人民卫生出版社，2018.

［13］ 杨莘. 神经疾病护理学［M］. 2版. 北京：人民卫生出版社，2011.

［14］ 毛壬佩，沈旭慧，林梅. 浅谈老年人常见噎呛的原因及护理干预［J］. 黑龙江科技信息，2017，17：70.

［15］ 邓云，王小红．异物卡喉怎么办［J］．健康必读，2020，9：225．

［16］ 刘晓红，吴淼，牛茜．老年人跌倒危害因素分析［J］．北京医学，2021，43（6）：533-534，538．

［17］ 杨怡菁，贺佩青．老年住院患者跌倒风险评估量表及工具的研究进展［J］．老年医学与保健，2022，28（1）：215-220．

［18］ 康宁，于海军，陆晓敏，等．中国老年人跌倒发生率的Meta分析［J］．中国循证医学杂志，2022，22（10）：1142-1148．

［19］ 王志灼，谷莉，周谋望．中国老年人跌倒风险因素识别及评估工具应用的研究进展［J］．中国康复医学杂志，2021，36（11）：1440-1444．

［20］ 罗园，邓雨茜，冉海烨，等．养老机构老年人跌倒风险评估的研究进展［J］．军事护理，2022，39（9）：81-84．

［21］ 李静．生活化身体功能锻炼对老年人跌倒风险和平衡功能的影响［D］．长春：吉林大学，2022．

［22］ MORSE J M,BLACK C,OBERLE K, et al. A prospective study to identify the fall-prone patient [J].Soc Sci Med,1989, 28 (1): 81-86.

［23］ 王玉梅，李凌，熊莉娟，等．老年人跌倒预防临床实践指南的质量评价及内容分析［J］．中华护理杂志，2019，54（11）：1729-1734．

［24］ 李金梅，贺梦妍，叶成荫．社区老年人跌倒干预研究进展［J］．中国老年学杂志，2021，41（22）：5158-5164．

［25］ 赵红，刘春兰，李清．医院内老年患者跌倒的预防措施研究进展［J］．现代医药卫生，2019，35（8）：1190-1193．

［26］ 殷磊．老年护理学［J］．护士进修杂志，2001（4）：249-250．

［27］ 林桂永，梁创银，梁伟仪．老年人跌倒预防措施研究进展［J］．医学理论与实践，2021，34（1）：34-37．

［28］ 谌永毅，刘翔宇．安宁疗护专科护理［M］．北京：人民卫生出版社，2020．

［29］ 谌永毅，李旭英．安宁疗护护理工作标准流程指引［M］．北京：人民卫生出版社，2021．

［30］ Twycross R，Wilcock A．引领姑息关怀［M］．李金祥，译．5版．北京：人民卫生出版社，2017．

［31］ 哈维·麦斯·乔奇诺．尊严疗法：临终寄语［M］．刘巍，郭巧红，译．天津：天津科技翻译出版有限公司，2018．

［32］ 张玲娟，张雅丽，皮红英．实用老年护理全书［M］．上海：上海科学技术出版社，2019．

［33］ 周芬华，潘卫群．养老护理（医疗照护）［M］．上海：上海科学技术出版社，2019．

［34］ 徐桂华，何桂娟．老年护理学［M］．2版．北京：人民卫生出版社，2022．

［35］ 田秋娇，谢家兴. 老年人常见功能障碍的护理［M］. 北京：中国医药科技出版社，2021.

［36］ 刘梦婕. 老年护理［M］. 2版. 北京：人民卫生出版社，2021.

［37］ 董翠红，吕颖. 老年护理［M］. 北京：中国医药科技出版社，2021.

［38］ 李善玲，刘浩. 失能老年人居家照护［M］. 武汉：湖北科学技术出版社，2021.

［39］ 杨琼，钱耀荣，高希海. 老年照护［M］. 上海：同济大学出版社，2020.

［40］ 郭闽. 老年照护（初级分册）［M］. 北京：中国劳动社会保障出版社，2016.

附 录

附录 1 巴塞尔指数评定

生活能力	评分细则
进食	0分：需要极大的帮助或完全依赖他人，或有留置营养管 5分：需部分帮助（如夹菜、盛饭等） 10分：可独立进食
洗澡	0分：依赖 5分：自理
修饰	0分：依赖 5分：自理，能独立洗脸、梳头、刷牙、剃须等
穿衣	0分：依赖 5分：需部分帮助 10分：自理（能系纽扣、拉上拉锁、穿鞋等）
控制大便	0分：完全失禁 5分：偶尔失禁（每周<1次），或需要他人提示 10分：能控制
控制小便	0分：失禁或需导尿 5分：偶尔失禁（<1次/天，或>1次/周），或需他人提示 10分：能控制
如厕	0分：需极大的帮助或完全依赖他人 5分：需部分帮助 10分：可独立完成
床椅转移	0分：完全依赖他人，不能坐 5分：需极大的帮助（2人），能坐 10分：需少量帮助（1人）或他人的监督指导 15分：自理
行走（平地）	0分：不能走 5分：需极大的帮助或在轮椅上独立行动 10分：需部分帮助（体力或语言督导） 15分：独自步行（可用辅助器具，如支具、拐杖等）
上下楼梯	0分：不能 5分：需帮助（他人的体力或语言督导） 10分：自理

评定标准：总分为10个项目的分值之和，范围为0～100分。0～40分提示存在重度功能障碍；41～60分提示存在中度功能障碍；61～99分提示存在轻度功能障碍；100分提示基本的日常生活能力良好。

附录2　日常生活活动能力量表

项目	自己完全可以做	有些困难但自己尚能完成	需要帮助	根本无法做
使用公共车辆	1	2	3	4
行走	1	2	3	4
做饭菜	1	2	3	4
做家务	1	2	3	4
吃药	1	2	3	4
吃饭	1	2	3	4
穿衣	1	2	3	4
梳头、刷牙等	1	2	3	4
洗衣	1	2	3	4
洗澡	1	2	3	4
购物	1	2	3	4
定时上厕所	1	2	3	4
打电话	1	2	3	4
处理自己的钱财	1	2	3	4

　　评定标准：总分为14个项目的分值之和，最低为14分，最高为56分。14分代表完全正常；>14分表示有不同程度的功能下降。单项分1分为正常，2~4分为功能下降。凡有2项或2项以上单项分≥3分，或总分≥22分，表明有明显的功能障碍。

附录3　Lubben社会网络量表

分量表1

条目	0个	1个	2个	3~4个	5~8个	9个或更多
你有多少亲戚1个星期至少联系1次？	0	1	2	3	4	5
你有几个觉得亲近的亲戚（可以向他们倾诉心事或请他们帮忙）？	0	1	2	3	4	5
你有几个觉得亲近的朋友（可以向他们倾诉心事，或请他们帮忙）？	0	1	2	3	4	5
在这些亲近的朋友中你最少1个月联系1次的有几个？	0	1	2	3	4	5

分量表 2

条目	少于每个月1次	每个月1次	每个月数次	每星期1次	每星期数次	每天都有
你与最常接触的亲戚多久联系1次？	0	1	2	3	4	5
你与最常接触的朋友多久联系1次？	0	1	2	3	4	5

分量表 3

条目	从来没有	很少	偶尔	很多次	几乎每次	每次都会
当有重要的事情要做决定时，你是否有人可以商量？	0	1	2	3	4	5
当你身边的人要做重要的决定时，他们会跟你商量吗？	0	1	2	3	4	5

分量表 4

条目	没有	有
有没有人需要每天依赖你去替他们办事（如买东西、煮饭、打扫房子、照顾孩子等）？	0	5

分量表 5

条目	从未	很少	有时	经常	几乎每天
你有没有帮助他们（如买东西、煮饭、打扫房子、照顾孩子等）？	0	1	2	3	4

分量表 6

条目	独居	与其他没有关系的人同住	与亲戚朋友同住	与配偶同住
你的居住情况如何？	0	1	4	5

评定标准：总分为各分量表条目得分之和。如果得分≤19分，表示老年人面临与人隔离的危险，且得分越低，危险越大。

附录4　社会健康量表

条目	评分细则
对于在生活、学习和工作中发生在自己身上的不愉快事情，您能够妥善地处理好吗？	完全不能0—1—2—3—4—5—6—7—8—9—10完全可以
您能够较快地适应新的生活、学习和工作环境吗？	完全不能0—1—2—3—4—5—6—7—8—9—10完全可以
您如何评价自己在工作、学习和生活中担当的角色？	非常不称职0—1—2—3—4—5—6—7—8—9—10非常称职
您的家庭生活和睦吗？	非常不和睦0—1—2—3—4—5—6—7—8—9—10非常和睦
与您关系密切的同事、同学、邻居、亲戚或伙伴多吗？	根本没有0—1—2—3—4—5—6—7—8—9—10非常多（包含10个以上）
您有可以与您分享快乐和忧伤的朋友吗？	根本没有0—1—2—3—4—5—6—7—8—9—10非常多

续表

条目	评分细则
您与您的朋友或亲戚在一起谈论问题吗？	从来不谈 0—1—2—3—4—5—6—7—8—9—10 经常交谈
您与亲朋好友经常保持联系（如互相探望、电话问候、通信等）吗？	从不联系 0—1—2—3—4—5—6—7—8—9—10 一直联系
您经常参加一些社会、集体活动（如党团、工会、学生会、宗教、朋友聚会、体育比赛、文娱活动等）吗？	从不参加 0—1—2—3—4—5—6—7—8—9—10 一直参加
在您需要帮助的时候，您在很大程度上能够依靠家庭吗？	根本不能 0—1—2—3—4—5—6—7—8—9—10 完全可以
在您需要帮助的时候，您在很大程度上能够依靠朋友吗？	完全不能 0—1—2—3—4—5—6—7—8—9—10 完全可以
在您遇到困难时，您主动去寻求他人的帮助吗？	从不主动 0—1—2—3—4—5—6—7—8—9—10 非常主动

评定标准：该量表包含4个方面的内容，条目1～4反映的是角色活动与社会适应，条目5～9反映的是社会资源与社会接触，条目10～12反映的是社会支持。总分为各条目得分之和，范围为0～120分，得分越高表明个体的社会健康状况越好。

附录5　健康调查简表（SF-36）

1. 总体来讲，您的健康状况

□非常好　□很好　□好　□一般　□差

2. 跟一年以前比您觉得自己的健康状况

□比一年前好多了　□比一年前好一些　□跟一年前差不多

□比一年前差一些　□比一年前差多了

3. 以下这些问题都与日常活动有关。请您想一想，您的健康状况是否限制了这些活动？如果有限制，程度如何？请在适合您情况的分值上打"√"。

活动	限制很大	有点限制	毫无限制
（1）重体力活动，如跑步、举重、参加剧烈运动等	1	2	3
（2）适度的活动，如移动一张桌子、扫地、打太极拳、做简单的体操等	1	2	3
（3）手提日用品，如买菜、购物等	1	2	3
（4）上几层楼梯	1	2	3
（5）上一层楼梯	1	2	3
（6）弯腰、屈膝、下蹲	1	2	3
（7）步行1500米以上的路程	1	2	3
（8）步行1000米的路程	1	2	3
（9）步行100米的路程	1	2	3
（10）自己洗澡、穿衣	1	2	3

4. 在过去4个星期里，您的工作和日常活动有无因为身体健康的原因而出现以下问题？请在适合您情况的分值上打"√"。

问题	是	否
（1）减少了工作或其他活动时间	1	2
（2）本来想要做的事情只能完成一部分	1	2
（3）想要干的工作或活动种类受到限制	1	2
（4）完成工作或其他活动时的困难增多（比如需要额外的努力）	1	2

5. 在过去4个星期里，您的工作和日常活动有无因为情绪的原因（如压抑或忧虑）而出现以下问题？请在适合您情况的分值上打"√"。

问题	是	否
（1）减少了工作或其他活动时间	1	2
（2）本来想要做的事情只能完成一部分	1	2
（3）做事情或其他活动时不如平时仔细	1	2

6. 在过去4个星期里，您的健康或情绪不好在多大程度上影响了您与家人、朋友、邻居或集体的正常社会交往？
□完全没有影响　□有一点影响　□中等影响　□影响很大　□影响非常大

7. 在过去4个星期里，您有身体疼痛吗？
□完全没有疼痛　□有一点疼痛　□中等疼痛　□严重疼痛
□非常严重的疼痛

8. 在过去4个星期里，您的身体疼痛影响了您的正常工作（包括上班、工作及家务活动）吗？
□完全没有影响　□有一点影响　□中等影响　□影响很大　□影响非常大

9. 以下这些问题是关于过去1个月里您自己的感觉。对每一个条目，您的情况是怎样的？请在适合您情况的分值上打"√"。

条目	所有时间	大部分时间	比较多时间	一部分时间	小部分时间	没有此感觉
（1）您觉得生活充实	1	2	3	4	5	6
（2）您是一个精神紧张的人	1	2	3	4	5	6
（3）您的情绪非常不好，什么事都不能使您高兴起来	1	2	3	4	5	6
（4）您的心里很平静、安适	1	2	3	4	5	6
（5）您做事精力充沛	1	2	3	4	5	6
（6）您的情绪低落	1	2	3	4	5	6

条目	所有时间	大部分时间	比较多时间	一部分时间	小部分时间	没有此感觉
（7）您觉得筋疲力尽	1	2	3	4	5	6
（8）您是个快乐的人	1	2	3	4	5	6
（9）您感觉厌烦	1	2	3	4	5	6
（10）您的健康影响了您的社会活动（如走亲访友）	1	2	3	4	5	6

10. 请看下列每一个问题，哪一种答案最符合您的情况？请在适合您情况的分值上打"√"。

条目	完全符合	大部分符合	不能肯定	大部分不符合	完全不符合
（1）我好像比别人更容易生病	1	2	3	4	5
（2）我跟我认识的人一样健康	1	2	3	4	5
（3）我认为我的健康状况在变坏	1	2	3	4	5
（4）我的健康状况非常好	1	2	3	4	5

评定标准：首先进行量表各个条目的计分，在此基础上计算出量表各维度的原始分数并进行换算，使各维度的分数在0~100分。得分换算的基本公式：换算得分=（原始分数-该维度可能的最低得分）/（该维度可能的最高得分-该维度可能的最低得分）×100。其中各维度可能的最低得分和最高得分分别为生理功能（10，30）、生理职能（4，8）、躯体疼痛（2，11）、总体健康（5，25）、活力（4，24）、社会功能（2，10）、情感职能（3，6）、精神健康（5，30）。得分越高，表示与健康相关的生活质量越好，反之，表示与健康相关的生活质量越差。